神经内科常见疾病诊疗要点

SHENJING NEIKE CHANGJIANJIBING ZHENLIAO YAODIAN

胡春荣　主编

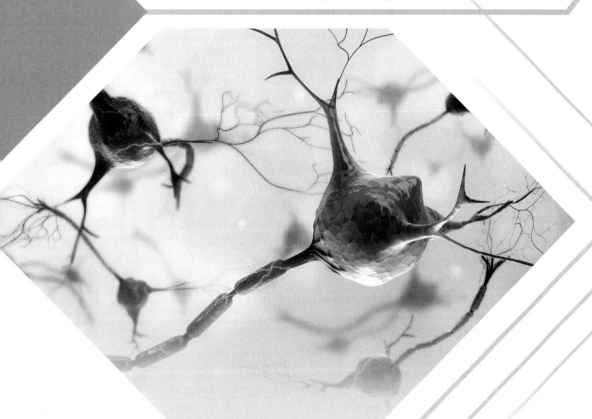

中国纺织出版社有限公司

图书在版编目（CIP）数据

神经内科常见疾病诊疗要点 / 胡春荣主编. -- 北京：中国纺织出版社有限公司, 2022.2

ISBN 978-7-5180-9338-0

Ⅰ.①神⋯ Ⅱ.①胡⋯ Ⅲ.①神经系统疾病—常见病—诊疗 Ⅳ.①R741

中国版本图书馆CIP数据核字（2022）第024474号

责任编辑：樊雅莉　　　责任校对：高　涵　　　责任印制：王艳丽

中国纺织出版社有限公司出版发行

地址：北京市朝阳区百子湾东里A407号楼　邮政编码：100124

销售电话：010—67004422　传真：010—87155801

http://www.c-textilep.com

中国纺织出版社天猫旗舰店

官方微博 http://weibo.com/2119887771

唐山玺诚印务有限公司印刷　　　各地新华书店经销

2022年2月第1版第1次印刷

开本：889×1194　1/16　印张：10.5

字数：313千字　定价：78.00元

凡购本书，如有缺页、倒页、脱页，由本社图书营销中心调换

编　委　会

前　言

近年来，随着神经科学的飞速发展，新的发现接踵而至，新的成就层出不穷，使得许多神经内科疾病诊疗上的难点和盲点逐步被攻克和改善，也使得神经系统疾病的检查、诊断和治疗更加科学、有效、规范化。

本书不仅对神经内科学的基本理论进行阐述，还着重对神经内科临床常见病的诊治以及介入治疗进行介绍，并在其中融入了编者大量宝贵的临床经验，因而具有较强的实用性；同时，还广泛吸收国外现代神经内科学理论的最新进展，具有一定的先进性。本书紧扣临床，简明实用，内容丰富，资料新颖，适用于临床相关科室的医护人员，也适合医药院校的学生参考阅读。

本书编者均是高学历、高年资、精干的专业医务工作者，拥有扎实的理论知识和丰富的临床经验，但由于编写时间和篇幅有限，难免有不足乃至纰漏之处，恳请广大读者予以批评、指正，以便再版时修正。

编　者
2021 年 11 月

目　录

第一章

神经内科疾病诊断与检查

第一节 采集病史

一、意义和要求

（一）意义

诊断疾病的基础是准确而完整地采集病史。起病情况、首发症状、病程经过和目前患者的临床状况等全面、完整的病史资料配合神经系统检查，基本上能初步判定病变性质和部位。进一步结合相关的辅助检查，运用所掌握的神经内科学知识多能做出正确的诊断，并制订出有效的治疗方案。

（二）要求

遵循实事求是的原则，不能主观臆断、妄自揣度；要耐心和蔼，避免暗示，注重启发；要善于描述某些症状，分析其真正含义，如疼痛是否有麻木等，患者如有精神症状、意识障碍等不能叙述病史，需知情者客观地提供详尽的病史。

二、现病史及重点询问内容

现病史是病史中最重要的部分，是对疾病进行临床分析和诊断的最重要途径。

（一）现病史

1. 发病情况　如发病时间、起病急缓、病前明显的致病因素和诱发因素。

2. 疾病过程　即疾病进展和演变情况，如各种症状自出现到加重、恶化、复发或缓解甚至消失的经过，症状加重或缓解的原因，症状出现的时间顺序、方式、性质，既往的诊治经过及疗效。

3. 起病急缓　可为病因诊断提供基本的信息，是定性诊断的重要线索，如急骤起病常提示血液循环障碍、急性中毒、急性炎症和外伤等；缓慢起病多为慢性炎症、肿瘤和发育异常性疾病等。

4. 疾病首发症状　常提示病变的主要部位，可为定位诊断提供依据。

5. 疾病进展和演变情况　提供正确治疗依据和判断预后。

（二）重点加以询问

1. 头痛　头痛是指额部、顶部、颞部和枕部的疼痛，询问病史应注意。

（1）部位：全头痛或局部头痛。

（2）性质：如胀痛、隐痛、刺痛、跳痛、紧箍痛和割裂痛等。

（3）规律：发作性或持续性。

（4）持续时间及发作频率。

（5）发作诱因及缓解因素：与季节、气候、头位、体位、情绪、饮食、睡眠、疲劳及脑脊液压力暂时性增高（咳嗽、喷嚏、用力、排便、屏气）等的关系。

（6）有无先兆：如恶心、呕吐等。

（7）有无伴发症状：如头晕，恶心、呕吐，面色潮红、苍白，视物不清、闪光、复视、畏光，耳鸣，失语，嗜睡，瘫痪，晕厥和昏迷等。

2. 疼痛　询问与头痛类似的内容，注意疼痛与神经系统定位的关系，如放射性疼痛（如根痛）、局部性疼痛、扩散性疼痛（如牵涉痛）等。

3. 抽搐　询问患者的全部病程或询问了解抽搐发作全过程的目睹者。

（1）先兆或首发症状：发作前是否有感觉异常、躯体麻木、视物模糊、闪光幻觉、耳鸣或闻到怪味等，目击者是否确证患者有失神、瞪视、无意识言语或动作等。

（2）发作过程：局部性或全身性，阵挛性、强直性或不规则性，意识有无丧失，有无舌咬伤、口吐白沫及尿失禁等。

（3）发作后症状：有无睡眠、头痛、情感变化、精神异常、全身酸痛和肢体瘫痪等，发作经过能否回忆。

（4）病程经过：如发病年龄，有无颅脑损伤、脑炎、脑膜炎、高热惊厥和寄生虫等病史；发作频率如何，发作前有无明显诱因，与饮食、情绪、疲劳、睡眠和月经等的关系；既往治疗经过及疗效等。

4. 瘫痪

（1）发生的急缓。

（2）瘫痪部位（单瘫、偏瘫、截瘫、四肢瘫或某些肌群瘫痪）。

（3）性质（痉挛性或弛缓性）。

（4）进展情况（是否进展、速度及过程）。

（5）伴发症状（发热、疼痛、失语、感觉障碍、肌萎缩、抽搐或不自主运动）等。

5. 感觉障碍

（1）性质：有无痛觉、温度觉、触觉或深感觉缺失，有无完全性或分离性感觉缺失，有无感觉过敏，有无感觉过度等。

（2）范围：末梢性、后根性、脊髓横贯性、脊髓半离断性。

（3）发作过程如何。

（4）感觉异常：有无麻木、痒感、沉重感、针刺感、冷或热感、蚁走感、肿胀感、电击感和束带感等，其范围具有定位诊断价值。

6. 视力障碍

（1）视力减退程度或失明。

（2）视物不清，是否有视野缺损、复视或眼球震颤；应询问复视的方向、实像与虚像的位置关系和距离。

7. 语言障碍　如发音障碍，言语表达、听和理解、阅读和书写能力降低或丧失等。

8. 睡眠障碍　如嗜睡、失眠（入睡困难、早醒、睡眠不实）和梦游等。

9. 脑神经障碍　如口眼㖞斜、耳鸣、耳聋、眼震、眩晕、饮水呛咳、构音障碍等。

10. 精神障碍　如焦虑、抑郁、惊恐、紧张等神经症，偏执及其他精神异常等。

三、既往史

指患者既往的健康状况和曾患过的疾病、外伤、手术、预防接种及过敏史等，神经系统疾病着重询问如下内容。

（一）感染史

是否患过流行病、地方病或传染病，如脑膜炎、脑脓肿、脑炎、寄生虫病和上呼吸道感染、麻疹、腮腺炎或水痘等。

（二）外伤及手术史

头部或脊柱有无外伤、手术史，有无骨折、抽搐、昏迷或瘫痪，有无后遗症状等。

（三）过敏及中毒史

有无食物、药物过敏及中毒史，有无金属或化学毒物如汞、苯、砷、锰、有机磷等接触和中毒史，有无放射性物质、工业粉尘接触和中毒史。

（四）内科疾病史

有无高血压、糖尿病、动脉粥样硬化、血液病、癌症、心肌梗死、心律不齐、大动脉炎和周围血管栓塞等病史。

四、个人史

详细了解患者的社会经历、职业及工作性质，个人的生长发育，母亲妊娠时健康状况，生活习惯与嗜好（烟酒嗜好及用量，毒麻药的滥用情况等），婚姻史及治疗史，饮食、睡眠的规律和质量，右利、左利或双利手等，妇女需询问月经史和生育史。

五、家族史

询问家族成员中有无患同样疾病，如进行性肌营养不良症、癫痫、橄榄核脑桥小脑萎缩、遗传性共济失调症、周期性瘫痪、肿瘤、偏头痛等。

第二节　神经系统检查

神经系统检查所获得的体征是诊断疾病的重要临床依据。

一、一般检查

检查和评估患者的一般状况如意识、精神状态、脑膜刺激征、头部、颈部、躯干和四肢等。

（一）意识状态

通常根据清醒程度将意识障碍分为 5 级。

1. 嗜睡

（1）意识障碍：早期表现，较轻。

（2）临床特征：精神萎靡，表情淡漠，动作减少，持续处于睡眠状态；能被大声唤醒，能正确回答简单问题及配合身体检查，但刺激停止后又进入睡眠。

2. 昏睡

（1）意识障碍：较嗜睡严重。

（2）临床特征：需较强烈疼痛刺激或高声喊叫方能唤醒，醒后表情茫然，虽能简单含混地回答问话，但不能配合身体检查，刺激一旦停止，旋即进入熟睡状态。

3. 浅昏迷

（1）意识障碍：抑制水平达到皮层，较昏睡严重。

（2）临床特征：患者意识丧失，对强烈疼痛刺激如压眶可有反应，但高声喊叫不能唤醒；无意识的自发动作较少；腹壁反射消失，但角膜反射、光反射、咳嗽反射、吞咽反射、腱反射存在，生命体征无明显改变。

4. 中度昏迷

（1）意识障碍：抑制达到皮层下，较浅昏迷严重。

（2）临床特征：对强烈疼痛刺激无反应，四肢完全瘫痪，病理反射阳性，腱反射减弱；角膜反射、光反射、咳嗽反射和吞咽反射减弱，呼吸和循环功能尚稳定。

5. 深昏迷

（1）意识障碍：抑制达到脑干，意识障碍程度最严重。

（2）临床特征：四肢弛缓性瘫痪；腱反射、病理反射均消失；眼球固定，瞳孔散大，角膜反射、光反射、咳嗽反射和吞咽反射均消失；呼吸、循环和体温调节功能障碍。

（二）特殊意识障碍

（1）谵妄状态。

（2）模糊状态。

（三）精神状态

检查认知、意识、情感、行为等方面，如错觉、幻觉、妄想、情感淡漠和情绪不稳等。通过检查理解力、定向力、记忆力、判断力、计算力等，判定是否有智能障碍。

（四）脑膜刺激征

检查颈强、克尼格（Kernig）征、布鲁津斯基（Brudzinski）征等，脑膜刺激征常见于脑膜炎、脑炎、蛛网膜下隙出血、脑水肿及颅内压增高等情况，深昏迷时脑膜刺激征可消失。

检查方法包括以下 3 种。

1. 屈颈试验　有不同程度的颈强表现、被动屈颈受限，排除颈椎疾病方可确认为脑膜刺激征。

2. 克尼格（Kernig）征　仰卧位，检查者先将大腿与膝关节屈曲成直角，然后检查者由膝关节处试行伸直其小腿，若出现疼痛而伸直受限，大、小腿间夹角 <135°，称为克尼格征阳性。

颈强 - Kernig 征分离，即颈强阳性而 Kernig 征阴性，见于后颅窝占位性病变如小脑扁桃体疝。

3. 巴宾斯基（Brudzinski）征　仰卧位，屈颈时出现双侧髋、膝部屈曲（颈部征）；叩击耻骨联合时双侧下肢屈曲和内收（耻骨联合征）；一侧下肢膝关节屈曲，检查者使该侧下肢向腹部屈曲，对侧下肢也发生屈曲（下肢征），皆为巴宾斯基征阳性。

（五）头部

1. 头颅部

（1）视诊：观察头颅是否有大头、小头畸形；外形是否对称，有无尖头、舟状头畸形，有无凹陷、肿块、手术切口、瘢痕等；透光试验对儿童脑积水常有诊断价值。

（2）触诊：头部有无压痛、触痛、隆起、凹陷，婴儿囟门是否饱满，颅缝有无分离等。

（3）叩诊：有无叩击痛，脑积水患儿弹击颅骨可有空瓮音（Macewen 征）。

（4）听诊：颅内血管畸形、血管瘤、大动脉部分阻塞时，在病灶上方可闻及血管杂音。

2. 面部　面部有无畸形、面肌萎缩或抽动、色素脱失或沉着，脑 - 面血管瘤病的面部可见血管色素斑痣，结节硬化症的面部可见皮脂腺瘤。

3. 五官　眼部眼睑有无下垂，眼球有无外凸或内陷，角膜有无溃疡，角膜缘有无黄绿色或棕黄色的色素沉积环（见于肝豆状核变性）等；口部有无唇裂、疱疹等，鼻部有无畸形、鼻窦区有无压痛。

（六）颈部

双侧是否对称，有无颈强、疼痛、活动受限、姿态异常（如强迫头位、痉挛性斜颈）等；后颅窝肿瘤、颈椎病变可见强迫头位及颈部活动受限，颈项粗短，后发际低。颈部活动受限可见颅底凹陷症和颈椎融合症；双侧颈动脉搏动是否对称。

（七）躯干和四肢

检查脊柱、骨骼、四肢有无叩痛、压痛、畸形、强直等；肌肉有无萎缩、疼痛、握痛等；肌营养不良见于肌肉萎缩、翼状肩胛及腰椎前凸等；脊髓型共济失调和脊髓空洞症可见脊柱侧凸。

二、脑神经检查

（一）嗅神经（Ⅰ）

1. 有无主观嗅觉障碍　如嗅幻觉等。

2. 检查嗅觉障碍　患者闭目，闭塞一侧鼻孔，用牙膏或香烟等置于受检者的鼻孔，令其说出是何气味。醋酸、酒精和福尔马林等刺激三叉神经末梢，不能用于嗅觉检查；鼻腔如有炎症或阻塞时不做此检查。

3. 嗅觉减退或消失　嗅神经和鼻本身病变时出现。幻嗅见于嗅中枢病变。

（二）视神经（Ⅱ）

主要检查视力、视野和眼底。

1. 视力　分远视力和近视力，分别用国际远视力表或近视力表（读字片）进行检查。视力极其严重减退时，可用电筒检查光感，光感消失则为完全失明。

2. 视野　眼睛正视前方并固定不动时看到的空间范围称为视野。

检查时分别测试双眼，正常人均可看到向内约 $60°$，向外 $90° \sim 100°$，向上 $50° \sim 60°$，向下 $60° \sim 75°$，外下方视野最大。

视野检查法：常用手动法和较为精确的视野计法。临床上常粗略地用手动法（对向法）加以测试，患者背光于检查者对面而坐，相距 $60 \sim 100\ cm$。测试左眼时，患者以右手遮其右眼，以左眼注视检查者的右眼，检查者以示指或其他试标在两人中间位置分别从上内、下内、上外和下外的周围向中央移动，直至患者看见为止，并与检查者本人的正常视野比较。

3. 眼底　无须散瞳，否则将影响瞳孔反射的观察。患者背光而坐，眼球正视前方。正常眼底的视神经盘呈圆形或椭圆形，边缘清楚，颜色淡红，生理凹陷清晰。动脉色鲜红，静脉色黯红，动静脉管径比例正常为 $2 : 3$。注意视盘的形态、大小、色泽、边缘等，视网膜血管有无动脉硬化、充血、狭窄、出血等，视网膜有无出血、渗出、色素沉着和剥离等。

（三）动眼、滑车和外展神经（Ⅱ、Ⅳ、Ⅵ）

由于三者共同支配眼球运动，故可同时检查。

1. 外观　上眼睑是否下垂，睑裂是否对称，眼球是否前突或内陷、斜视、同向偏斜，以及有无眼球震颤。

2. 眼球运动　手动检查是最简便的复视检查法，患者头面部不动，眼球随检查者的手指向各个方向移动；检查集合动作，注意眼球运动是否受限及受限的方向和程度，观察是否存在复视和眼球震颤。

3. 瞳孔　注意瞳孔的大小、形状、位置及是否对称，正常人瞳孔呈圆形、边缘整齐、位置居中，直径 $3 \sim 4\ mm$，直径 $< 2\ mm$ 为瞳孔缩小，$> 5\ mm$ 为瞳孔扩大。

4. 瞳孔反射

（1）瞳孔对光反射：光线刺激瞳孔引起瞳孔收缩。直接对光反射是指光线刺激一侧瞳孔引起该侧瞳孔收缩；间接对光反射是指光线刺激一侧瞳孔引起该侧瞳孔收缩的同时，对侧瞳孔也收缩。如受检侧视神经损害，则直接及间接对光反射均迟钝或消失。

（2）调节反射：两眼注视远处物体时，突然注视近处物体引起两眼会聚、瞳孔缩小的反射。

（四）三叉神经（Ⅴ）

三叉神经属于混合神经。

1. 感觉功能　分别采用圆头针（痛觉）、棉签（触觉）及盛有冷热水（温觉）的试管检测面部三叉神经分布区域的皮肤，进行内外侧和左右两侧对比。若面部呈葱皮样分离性感觉障碍为中枢性（节段性）病变；若病变区各种感觉均缺失为周围性感觉障碍。

2. 运动功能　患者用力做咀嚼动作时，检查者以双手压紧颞肌、咬肌，感知其紧张程度，观察是否有肌无力、肌萎缩及是否对称等。然后嘱患者张口，以上下门齿中缝为标准判定其有无偏斜，如一侧翼肌瘫痪时，下颌则偏向病侧。

3. 反射

（1）角膜反射：将棉絮捻成细束，轻触角膜外缘，正常表现为双侧的瞬目动作。直接角膜反射是指受试侧的瞬目动作发生；间接角膜反射为受试对侧发生瞬目动作。

角膜反射径路：角膜—三叉神经眼支—三叉神经感觉主核—双侧面神经核—面神经—眼轮匝肌；如

受试侧三叉神经麻痹，则双侧角膜反射消失，健侧受试仍可引起双侧角膜反射。

（2）下颌反射：患者略张口，叩诊锤轻轻叩击放在其下颌中央的检查者的拇指，引起下颌上提现象，脑干的上运动神经元病变时呈增强表现。

（五）面神经（Ⅶ）

面神经属于混合神经，主要支配面部表情肌的运动和舌前 2/3 的味觉。

1. 运动功能　注意额纹、眼裂、鼻唇沟和口角是否对称及有无瘫痪，嘱患者做皱额、皱眉、瞬目、示齿、鼓腮和吹哨等动作。一侧中枢性面神经瘫痪时引起对侧下半面部表情肌瘫痪；一侧周围性面神经麻痹则引起同侧面部的所有表情肌瘫痪。

2. 味觉检查　以棉签蘸取少量食盐、食糖等溶液，嘱患者伸舌，涂于舌前部的一侧，识别后用手指出事先写在纸上的甜、咸等字之一，其间不能讲话、不能缩舌、不能吞咽。每次试过一种溶液后，需用温水漱口，并分别检查舌的两侧以对照。

（六）位听神经（Ⅷ）

位听神经包括蜗神经和前庭神经。

1. 蜗神经　是传导听觉的神经，损害时出现耳鸣和耳聋。使用表声或音叉进行检查，声音由远及近，测量患者单耳时（另侧塞住），辨别能够听到声音的距离，再与另一侧耳相比较，并和检查者比较。如使用电测听计进行检测可获得准确的资料。

传导性耳聋：主要是低频音的气导被损害；感音性耳聋：主要是高频音的气导和骨导均下降；通过音叉测试 Rinne 试验和 Weber 试验鉴别传导性耳聋和感音性耳聋。

（1）Rinne 试验（骨导气导比较试验）：将震动音叉（128 Hz）置于患者一侧后乳突上，当骨导（BC）不能听到声音后，将音叉置于该侧耳旁，直至患者的气导（AC）听不到声音为止，再测另一侧。正常时气导约为骨导 2 倍；Rinne 试验阳性即感音性耳聋时，气导长于骨导；Rinne 试验阴性即传导性耳聋时，骨导长于气导。

（2）Weber 试验（双侧骨导比较试验）：放置震动的音叉于患者的颅顶正中，正常时感觉音位于正中。Weber 试验阳性即传导性耳聋时声响偏于患侧；Weber 试验阴性感音性耳聋时声响偏于健侧。传导性耳聋与感音性耳聋的鉴别见表 1-1。

表 1-1　传导性耳聋与感音性耳聋的音叉试验结果

音叉试验	正常耳	传导性耳聋	感音性耳聋
Rinne 试验	AC > BC	BC > AC	AC > BC（两者均缩短或消失）
Weber 试验	居中	偏患侧	偏健侧

2. 前庭神经　损害时眩晕、眼震、平衡障碍、呕吐等症状出现。

注意观察有无自发性症状，前庭功能还可通过诱发试验观察诱发的眼震加以判定，常用的诱发试验如下。

（1）温度刺激（Baranuy）试验：用热水或冷水灌注外耳道，引起双侧前庭神经核接受冲动的不平衡即产生眼震。测试时患者仰卧，头部抬起 30°，灌注冷水时眼震的快相向对侧，热水时眼震的快相向同侧；正常时眼震持续 1.5 ~ 2 秒，前庭受损时该反应减弱或消失。

（2）转椅试验（加速刺激试验）：患者坐在旋转椅上，闭目，头前屈 80°，快速向一侧旋转后突然停止，然后让患者睁眼注视远处。正常时快相与旋转方向一致的眼震，持续大约 30 秒，< 15 秒提示有前庭功能障碍。

（七）舌咽神经、迷走神经（Ⅸ、Ⅹ）

两者的解剖和功能关系密切，常同时受累，故常同时检查。

1. 运动功能检查　观察说话有无鼻音，或声音嘶哑，或失声，询问有无吞咽困难、饮水发呛等；观察悬雍垂是否居中，双侧腭咽弓是否对称；嘱患者发"啊"音，观察双侧软腭抬举是否一致，悬雍垂是否偏斜等。

一侧麻痹时，病侧腭咽弓低垂，软腭不能上提，悬雍垂偏向健侧；双侧麻痹时，悬雍垂仍居中，但双侧软腭抬举受限甚至完全不能。

2. 感觉功能检查　用压舌板或棉签轻触两侧软腭或咽后壁，观察感觉情况。

3. 味觉检查　舌后1/3味觉由舌咽神经支配，检查方法同面神经味觉。

4. 反射检查

（1）咽反射：张口，用压舌板分别轻触两侧咽后壁，正常时咽部肌肉收缩和舌后缩出现，伴有恶心等反应。

（2）眼心反射：该反射由三叉神经眼支传入，迷走神经心神经支传出，迷走神经功能亢进者此反射加强（脉搏减少12次以上），迷走神经麻痹者此反射减退或缺失，交感神经亢进者脉搏不减慢甚至加快（称倒错反应）。

检查方法：检查者使用示指和中指对双侧眼球逐渐施加压力20~30秒，正常人脉搏减少10~12次/分。

（3）颈动脉窦反射：一侧颈总动脉分叉处被检查者以示指和中指按压可使心率减慢，此反射由舌咽神经传入，由迷走神经传出；按压部分患者如颈动脉窦过敏者时引起心率过缓、血压降低、晕厥甚至昏迷，须谨慎行之。

（八）副神经（XI）

检查方法：检查者加以阻力让患者向两侧分别做转颈动作，比较两侧胸锁乳突肌收缩时的坚实程度和轮廓。斜方肌的功能是将枕部向同侧倾斜，抬肩和旋肩并协助臂部上抬，双侧收缩时导致头部后仰。检查时在耸肩或头部向一侧后仰时加以阻力。

损害一侧副神经时同侧胸锁乳突肌及斜方肌萎缩、垂肩和斜颈，无力或不能耸肩（病侧）及转颈（向对侧）。

（九）舌下神经（XII）

观察舌在口腔内的位置及形态，嘱伸舌，有无歪斜、舌肌萎缩和舌肌颤动。

一侧舌下神经麻痹时，伸舌向患侧偏斜；核下性损害时，患侧舌肌萎缩，核性损害见明显的肌束颤动，核上性损害则伸舌向病灶对侧偏斜；双侧舌下神经麻痹时，伸舌受限或不能。

三、运动系统检查

包括肌营养、肌力、肌张力、不自主运动、共济运动、姿势及步态等。

（一）肌营养

观察和比较双侧对称部位的肌肉外形及体积，及时发现肌萎缩及假性肥大。下运动神经元损害及肌肉疾病时发生肌萎缩，进行性肌营养不良症的假肥大型，腓肠肌和三角肌多见假性肥大即肌肉外观肥大，触之坚硬，力量减弱。

（二）肌张力

肌张力指在肌肉松弛状态下，做被动运动时检查者所遇到的阻力。

静止肌张力指患者静止状态下的肌肉力量。用手握其肌肉观察其紧张程度，肌肉柔软弛缓为肌张力低，肌肉较硬为肌张力高。用叩诊锤轻敲受检肌肉听其声音，声调低沉则肌张力低，声调高而脆则肌张力高。手持患者的肢体做被动屈伸运动并感受其阻力，阻力减低或消失、关节活动范围较大为肌张力降低；阻力增加、关节活动范围缩小则为肌张力增高。

轻微的肌张力改变可用辅助方法如头部下坠试验、肢体下坠试验和下肢摆动试验等检查。

肌张力减低：见于下运动神经元病变、小脑病变及肌原性病变。

肌张力增高：见于锥体束病变和锥体外系病变。

锥体束病变表现为痉挛性肌张力增高，即上肢屈肌及下肢伸肌肌张力增高明显，开始做被动运动时阻力较大，然后迅速减小，称折刀样肌张力增高。锥体外系病变表现为强直性肌张力增高，即伸肌和屈肌的肌张力均增高，做被动运动时向各个方向的阻力呈均匀一致，称铅管样肌张力增高（不伴震颤），如伴有震颤则出现规律而断续的停顿，称齿轮样肌张力增高。

（三）肌力

指肢体随意运动时肌肉收缩的力量。

1. 上运动神经元病变及多发性周围神经损害　瘫痪呈肌群性分布，可对肌群进行检查，以关节为中心检查肌群的屈、伸、外展、内收、旋前、旋后等。

2. 周围神经损害和脊髓前角病变　瘫痪呈节段性分布，分别检查单块肌肉。检查者施予阻力，肌肉作相应的收缩运动，患者用力维持某一姿势，检查者用力使其改变，以判断肌力。

3. 肌力分级　神经内科学采用0～5级的6级记录法。

0级：完全瘫痪。

1级：肢体肌肉可收缩，但不能产生动作。

2级：肢体能在床面上移动，但不能抬起，即不能抵抗自身重力。

3级：肢体能离开床面，能抵抗重力。但不能抵抗阻力。

4级：肢体能做抗阻力的动作，但未达到正常。

5级：正常肌力。

4. 检查肌群的肌力　指关节、腕关节、肘关节、膝关节的屈和伸功能；肩关节的内收、外展功能；髋关节的屈、伸、内收、外展功能；趾关节、踝关节的背屈和距屈功能；颈部的后仰和前屈功能；检查躯干的肌肉可嘱患者仰卧位抬头并抵抗检查者的阻力，查其腹肌收缩力；或俯卧位抬头查其脊旁肌收缩力。

5. 主要肌肉的肌力检查　方法见表1-2。

表1-2　主要肌肉的肌力检查方法

肌肉	节段	神经	功能	检查方法
三角肌	$C_{5\sim6}$	脑神经	上臂外展	上臂水平外展位，检查者将肘部向下压
肱二头肌	$C_{5\sim6}$	肌皮神经	前臂屈曲、旋后	屈肘并使旋后，检查者加力
肱桡肌	$C_{5\sim6}$	桡神经	前臂屈曲、旋前	前臂旋前，之后屈肘，检查者加阻力
肱三头肌	$C_{7\sim8}$	桡神经	前臂伸直	肘部做伸直动作，检查者加阻力
腕伸肌	$C_{6\sim8}$	桡神经	腕背屈、外展、内收	检查者自手背桡侧或尺侧加阻力
腕屈肌	$C_7\sim T_1$	正中神经、尺神经	屈腕、外展、内收	检查者自掌部桡侧或尺侧加阻力
指总伸肌	$C_{6\sim8}$	桡神经	2～5指掌指关节伸直	屈曲末指节和中指节后，检查者在近端指节处加压
拇伸肌	$C_{7\sim8}$	桡神经	拇指关节伸直	伸拇指，检查者加阻力
拇屈肌	$C_7\sim T_1$	正中神经、尺神经	拇指关节屈曲	屈拇指，检查者加阻力
指屈肌	$C_7\sim T_1$	正中神经、尺神经	指关节伸直	屈指，检查者于指节处上抬
桡侧腕屈肌	$C_{6\sim7}$	正中神经	腕骨屈曲和外展	指部松弛，腕部屈曲，检查者在手掌桡侧加压
尺侧腕屈肌	$C_7\sim T_1$	尺神经	腕骨屈曲和内收	指部松弛，腕部屈曲，检查者在手掌尺侧加压
髂腰肌	$L_{2\sim4}$	腰丛神经、股神经	髋关节屈曲	屈髋屈膝，检查者加阻力
股四头肌	$L_{2\sim4}$	股神经	膝部伸直	伸膝，检查者加阻力
股收肌	$L_{2\sim5}$	闭孔神经、坐骨神经	股部内收	仰卧、下肢伸直，两膝并拢，检查者分开之
股展肌	$L_4\sim S_1$	臀上神经	股部外展并内旋	仰卧、下肢伸直，两膝外展，检查者加阻力
股二头肌	$L_4\sim S_2$	坐骨神经	膝部屈曲	俯卧，维持膝部屈曲，检查者加阻力
臀大肌	$L_5\sim S_2$	臀下神经	髋部伸直并外旋	仰卧、膝部屈曲90°，将膝部抬起，检查者加阻力
胫前肌	$L_{4\sim5}$	腓深神经	足部背屈	足部背屈，检查者加阻力
腓肠肌	$L_5\sim S_2$	胫神经	足部跖屈	膝部伸直，跖屈足部，检查者加阻力
拇伸肌	$L_4\sim S_1$	腓深神经	拇趾伸直和足部背屈	拇趾背屈，检查者加阻力

肌肉	节段	神经	功能	检查方法
拇屈肌	$L_5 \sim S_2$	胫神经	拇趾跖屈	拇趾跖屈，检查者加阻力
趾伸肌	$L_4 \sim S_1$	腓深神经	足 $2 \sim 5$ 趾背屈	伸直足趾，检查者加阻力
趾屈肌	$L_5 \sim S_2$	胫神经	足趾跖屈	跖屈足趾，检查者加阻力

6. 常用的轻瘫检查法

（1）上肢平伸试验：患者手心向下，平伸上肢，数分钟后轻瘫侧上肢逐渐下垂而低于健侧，同时轻瘫侧自然旋前，掌心向外，故又称手旋前试验。

（2）Barre 分指试验：患者两手相对，伸直五指并分开，数秒钟后轻瘫侧手指逐渐并拢和屈曲。

（3）轻偏瘫侧小指征：手心向下，双上肢平举，轻瘫侧小指轻度外展。

（4）Jackson 征：患者仰卧，两腿伸直，轻瘫侧下肢呈外展外旋位。

（5）下肢轻瘫试验：患者仰卧，将两下肢膝、髋关节均屈曲成直角，数秒钟后轻瘫侧下肢逐渐下落。

（四）不自主运动

是否存在不自主的异常动作，如震颤（静止性、姿势性、动作性）、舞蹈样动作、肌束颤动、肌阵挛、颤搐、手足徐动等，注意出现的部位、范围、规律、程度，其与情绪、动作、饮酒、寒冷等的关系，注意询问家族史和遗传史。

（五）共济运动

观察患者日常活动，如吃饭、取物、书写、穿衣、系扣、讲话、站立及步态等，因瘫痪、不自主动作和肌张力增高也可导致随意动作障碍，故应先予排除然后检查。

1. 指鼻试验　患者上肢伸直，用示指指尖以不同速度和方向反复触及自己的鼻尖，比较睁眼闭眼，比较左右两侧，共济运动障碍时，动作笨拙，越接近目标时，动作越迟缓及（或）手指出现动作性震颤（意向性震颤），指鼻不准，常超过目标或未及目标即停止（辨距不良）。感觉性共济失调者睁眼做此试验时正常或仅有轻微障碍，闭眼时则明显异常。

2. 对指试验　患者上肢向前伸直，用示指指尖指向检查者伸出的示指，进行睁眼、闭眼对比，左右两侧对比。正常人睁眼、闭眼相差不超过 $2 \sim 5$ cm，小脑性共济失调者患侧上肢常向患侧偏斜；感觉性共济失调者睁眼时尚可，闭眼时偏斜较大，但无固定的偏斜方向；前庭性共济失调者两侧上肢均向病侧偏斜。

3. 快复轮替试验　嘱患者反复做快速的重复性动作，如前臂的内旋和外旋，或足趾反复叩击地面，或一侧手掌、手背快速交替连续拍打对侧手掌等。共济失调者动作不协调、笨拙、快慢不一，称快复轮替运动不能。

4. 跟-膝-胫试验　分 3 个步骤完成该试验：仰卧，伸直抬起一侧下肢；然后将足跟置于对侧下肢的膝盖下方；接着足跟沿胫骨前缘直线下移。小脑性共济失调者抬腿触膝时出现辨距不良（意向性震颤），向下移时常摇晃不稳；感觉性共济失调者闭眼时常难以寻到膝盖。

5. 反跳试验　患者用力屈肘，检查者用力握其腕部使其伸直，然后突然松手。小脑性共济失调者因不能正常控制拮抗肌和主动肌的收缩时限和幅度，使拮抗肌的拮抗作用减弱，在突然松手时，屈曲的前臂可反击到自己的身体，称反跳试验阳性。

6. 闭目难立（Romberg）征　平衡性共济失调的检查方法，患者双足并拢站立，双手向前平伸，然后闭目。共济失调者摇摆不稳或倾斜。有临床意义。

（1）后索病变：睁眼站立较稳，闭眼时不稳，即通常的 Romberg 征阳性。

（2）小脑病变：睁眼闭眼均不稳，闭眼更明显，蚓部病变时易向后倾倒，小脑半球病变向患侧倾倒。

（3）前庭迷路病变：闭眼后身体不立即摇晃或倾倒，经过一段时间后出现身体摇晃，身体多两侧倾倒，摇晃的程度逐渐加强。

7. **无撑坐起试验** 仰卧，不用手臂支撑而试行坐起时，正常人躯干屈曲同时下肢下压；小脑性共济失调者髋部和躯干同时屈曲，双下肢抬离床面，坐起困难，称联合屈曲征。

（六）姿势及步态

1. 痉挛性偏瘫步态

（1）特征：患侧上肢旋前、内收，肘、腕、指关节屈曲，下肢伸直、外旋，足尖着地，行走时患侧上肢的协同摆动动作消失，患侧骨盆抬高，呈向外的划圈样步态。

（2）常见疾病：急性脑血管病后遗症。

2. 痉挛性截瘫步态

（1）特征：肌张力增高，引起双下肢强直内收，行走时呈交叉到对侧的剪刀样步态。

（2）常见疾病：双侧锥体束损害和脑性瘫痪等。

3. 慌张步态

（1）特征：行走时起步及止步困难，步伐细小，双足擦地而行，碎步前冲，躯干僵硬前倾，双上肢协同摆动动作消失。

（2）常见疾病：帕金森综合征或帕金森病。

4. 醉酒步态

（1）特征：步态蹒跚、前后倾斜、摇晃，似乎会随时失去平衡而跌倒。

（2）常见疾病：酒精中毒或巴比妥类中毒。醉酒步态与小脑性步态的区别：醉酒严重者行走时向许多不同方向摇晃，极少或根本不能通过视觉来纠正其蹒跚步态，小脑性或感觉性共济失调者可通过视觉来纠正其步态。醉酒者可在短距离的狭窄基底平面上行走并保持平衡。

5. 小脑性步态

（1）特征：行走时双腿分开较宽，走直线困难，左右摇晃，常向患侧方倾斜，状如醉汉，易与醉酒步态混淆，但绝非醉酒步态。

（2）常见疾病：小脑性共济失调如多发性硬化、小脑肿瘤（如成神经管细胞瘤累及蚓部的病变）、脑卒中及遗传性小脑共济失调、橄榄-桥脑-小脑萎缩、迟发性小脑皮质萎缩症等。

6. 感觉性共济失调步态

（1）特征：表现为踏步即下肢动作粗大沉重，高抬足而后突然抛出，足踵坚实地打在地面上，可听到踏地声，长短高低不规则的步伐，闭目时或黑夜里行走更明显，甚至依靠拐杖支撑着体重。

（2）常见疾病：见于累及脊髓后索的疾病，如脊髓亚急性联合变性、脊髓结核、多发性硬化、Friedreich 共济失调、脊髓压迫症（如脑脊膜瘤和强直性椎关节炎等）。

7. 跨阈步态

（1）特征：足下垂，行走时高抬患肢，如跨越门槛样，患者平衡不失调，但常被脚下的小物体绊倒。

（2）常见疾病：腓总神经麻痹、腓骨肌萎缩症、慢性获得性轴索神经病、进行性脊肌萎缩症和脊髓灰质炎等。

8. 肌病步态

（1）特征：行走时臀部左右摇摆，故称摇摆步态或鸭步。

（2）常见疾病：进行性肌营养不良因盆带肌无力而致脊柱前凸。

9. 癔病步态

（1）特征：奇形怪状的步态，下肢肌力正常，但步态蹒跚，或摇摆步态，似欲跌倒而罕有跌倒自伤者。

（2）常见疾病：心因性疾病如癔症等。

四、感觉系统检查

（一）浅感觉检查

1. 痛觉　使用叩诊锤的针尖或大头针轻刺皮肤，询问有无疼痛感觉。

2. 温度觉　使用玻璃试管分别装热水（40～50 ℃）和冷水（0～10 ℃），交替接触患者皮肤，让其辨出冷、热感觉。

3. 触觉　使用软纸片或棉签轻触皮肤，询问有无感觉。

（二）深感觉检查

1. 运动觉　嘱患者闭目，检查者的手指夹住患者手指或足趾两侧，上下活动，让患者辨别出移动的方向。

2. 位置觉　嘱患者闭目，检查者将其肢体摆成某一姿势，请患者描述该姿势或用对侧肢体模仿。

3. 振动觉　将振动的 128 Hz 音叉柄置于骨隆起处如手指、尺骨茎突、鹰嘴、锁骨、脊椎棘突、髂前上棘、内外踝、胫骨等处，询问并两侧对比有无振动感和持续时间。

（三）复合感觉（皮质感觉）检查

1. 定位觉　患者闭目，用手指或棉签轻触患者皮肤后，请患者指出受触的部位，正常误差手部 < 3.5 mm，躯干部 < 1 cm。

2. 两点辨别觉　患者闭目，使用分开一定距离的叩诊锤的两尖端或钝角双角规接触其皮肤，如感觉为两点，则缩小其间距，直至感觉为一点为止，两点须用力相等，同时刺激；正常时指尖为 2～8 mm，手背为 2～3 cm，躯干为 6～7 cm。

3. 图形觉　患者闭目，用钝针在患者皮肤上画出圆形或三角形，或写出 1、2、3 等数字，请患者辨出，也应双侧对照进行。

4. 实体觉　患者闭目，令其用单手触摸常用物品如钥匙、钢笔、纽扣、硬币等，说出物品形状和名称，需两手比较。

五、反射检查

反射检查包括深反射、浅反射、阵挛和病理反射等。

（一）深反射

1. 肱二头肌反射

（1）神经支配：反射中心为 $C_{5～6}$，经肌皮神经传导。

（2）检查方法：患者肘部屈曲约成直角，检查者右手持叩诊锤叩击置于肘部肱二头肌腱上的左拇指甲或左中指指甲，出现因肱二头肌收缩引起的屈肘动作。

2. 肱三头肌反射

（1）神经支配：反射中心为 $C_{6～7}$，经桡神经传导。

（2）检查方法：患者上臂外展，肘部半屈，检查者用左手托持患者前臂，右手持叩诊锤叩击鹰嘴上方的肱三头肌腱，反射为肱三头肌收缩而致前臂伸直。

3. 桡反射

（1）神经支配：反射中心为 $C_{5～6}$，经桡神经传导。

（2）检查方法：患者肘部半屈，前臂半旋前，检查者持叩诊锤叩击其桡骨下端，反射为肱桡肌收缩引起肘部屈曲、前臂旋前。

4. 膝反射

（1）神经支配：反射中心为 $L_{2～4}$，经股神经传导。

（2）检查方法：患者坐位，小腿自然放松下垂与大腿成 90°；卧位检查时，检查者左手托起两膝关节使小腿与大腿成 120°，用叩诊锤叩击髌骨上的股四头肌腱，表现为股四头肌收缩引起膝关节伸直、小腿突然前伸。

5. 踝反射

（1）神经支配：反射中心为 $S_{1\sim2}$，经胫神经传导。

（2）检查方法：患者仰卧位或俯卧位时，膝部屈曲约 90°，检查者用左手使其足部背屈约 90°，叩击跟腱；或让患者跪于床边，使足悬于床外，叩击跟腱，反射为腓肠肌和比目鱼肌收缩而致足跖屈。

6. 阵挛　腱反射极度亢进时出现。

（1）髌阵挛：检查方法：仰卧，下肢伸直，检查者用手指捏住患者髌骨上缘，突然和持续向下推动，引起髌骨连续交替性上下颤动。

（2）踝阵挛：检查方法：检查者用左手托住患者腘窝，以右手握其足前部，突然使足背屈并维持此状态，引起足跟腱发生节律性收缩，足部呈现交替性屈伸动作。

7. 霍夫曼征

（1）神经支配：反射中心为 $C_7\sim T_1$，经正中神经传导。检查方法：患者手指微屈，检查者左手握患者腕部，右手示指和中指夹住其中指，以拇指快速地向下拨动其中指甲，阳性反应为拇指屈曲内收，其他指屈曲。

（2）该征与 Rossolimo 征过去认为是病理反射，目前也可认为是牵张反射，是腱反射亢进的表现，腱反射活跃的正常人可出现。

8. 罗索利毛征

（1）神经支配：反射中心为 $C_7\sim T_1$，经正中神经传导。

（2）检查方法：患者手指微屈，检查者左手握患者腕部，用右手指快速向上弹拨其中间 3 个手指的指尖，阳性反应同 Hoffmann 征。

（二）浅反射

为刺激黏膜、皮肤、角膜引起肌肉快速收缩反应。咽反射、软腭反射和角膜反射参见脑神经检查。

1. 腹壁反射

（1）神经支配：反射中心为 $T_{7\sim12}$。传导神经是肋间神经。

（2）检查方法：患者仰卧，屈曲双下肢使腹肌松弛，使用竹签、钝针或叩诊锤尖端分别由外向内轻划两侧腹壁皮肤，引起一侧腹肌收缩，脐孔向该侧偏移，上腹壁反射（$T_{11\sim12}$）沿肋弓下缘、中腹壁反射（$T_{9\sim10}$）系沿脐孔水平、下腹壁反射（$T_{11\sim12}$）沿腹股沟上的平行方向轻划。肥胖患者或经产妇可引不出。

2. 提睾反射

（1）神经支配：反射中心为 $L_{1\sim2}$，传导神经是生殖股神经。

（2）检查方法：使用钝针自上向下轻划大腿内侧皮肤，正常时该侧提睾肌收缩，睾丸上提。年老或体衰者可消失。

3. 跖反射

（1）神经支配：反射中心为 $S_{1\sim2}$，传导神经是胫神经。

（2）检查方法：患者下肢伸直，检查者用钝器轻划足底外侧，由足跟向前至小趾根部足掌时转向内侧，此时各足跖屈。

4. 肛门反射

（1）神经支配：反射中心为 $S_{4\sim5}$，传导神经是肛尾神经。

（2）检查方法：用钝器轻划肛门附近皮肤，引起肛门外括约肌收缩。

（三）病理反射

1. 巴彬斯基（Babinski）征

（1）检查方法：同跖反射，阳性反应为拇趾背屈，有时可见其他足趾呈扇形展开。它是最经典的病理反射。

（2）临床意义：锥体束损害。

2. Babinski 等位征　阳性反应均为拇趾背屈，包括以下 6 个。

（1）Haddock 征：由外踝下方向前划至足背外侧。

（2）Oppenheim 征：用拇指和示指自上而下用力沿胫骨前缘下滑。

（3）Gordon 征：用手挤压腓肠肌。

（4）Schaeffer 征：用手挤压跟腱。

（5）Gonda 征：向下紧压第 4、第 5 足趾，数分钟后突然放松。

（6）Pussep 征：轻划足背外侧缘。

3. 强握反射

（1）检查方法：检查者用手指触摸患者手掌时，患者立即强直性地握住检查者的手指。

（2）临床意义：新生儿为正常反射，成人为对侧额叶运动前区病变。

4. 脊髓自主反射　包括三短反射、总体反射。

（1）三短反射：当脊髓横贯性病变时，针刺病变平面以下的皮肤导致单侧或双侧髋、膝、踝部屈曲称三短反射。

（2）总体反射：脊髓横贯性病变时，针刺病变平面以下的皮肤引起双侧下肢屈曲并伴有腹肌收缩、膀胱和直肠排空，以及病变以下竖毛、出汗、皮肤发红等称为总体反射。

六、自主神经功能检查

（一）一般观察

1. 皮肤黏膜　色泽如潮红、苍白、发绀，有无色素沉着、红斑等，质地如脱屑、光滑、变硬、变薄、增厚、潮湿、干燥等，温度如发凉、发热，有无溃疡、水肿和压疮等。

2. 毛发和指甲　少毛、多毛、局部脱毛、指或趾甲变形松脆等。

3. 出汗　局部或全身出汗过少、过多和无汗等。

（二）内脏及括约肌功能

注意有无胃下垂，胃肠功能障碍如便秘、腹胀等；排尿、排便障碍及其性质如排尿困难、尿急、尿频、尿失禁、尿潴留等，下腹部膀胱区膨胀程度。

（三）自主神经反射

1. 竖毛试验　搔划皮肤或寒冷刺激皮肤，引起交感神经支配的竖毛肌收缩，局部出现毛囊处隆起，状如鸡皮的竖毛反应，并向周围逐渐扩散，至脊髓横贯性损害平面处停止，刺激后 7 ~ 10 秒反射最明显，以后逐渐消失。

2. 皮肤划纹试验　在胸腹壁两侧皮肤上使用竹签适度加压划一条线，数秒钟后出现白线条，稍后变为红条纹，为正常反应；交感神经兴奋性增高则划线后白线条持续较久；副交感神经兴奋性增高或交感神经麻痹则红条纹持续较久且明显增宽，甚至隆起。

3. 卧立位试验　分别数直立位和平卧位的 1 分钟脉搏，如平卧至直立位每分钟脉率加快超过 10 ~ 12 次，或直立变为卧位每分钟脉率减少超过 10 ~ 12 次，提示自主神经兴奋性增高。

4. 发汗试验（碘淀粉法）　少用。

5. 眼心反射及颈动脉窦反射　参见脑神经检查。

第三节　常用辅助检查

一、脑脊液检查

脑脊液（CSF）是无色透明液体，存在于脑室和蛛网膜下隙内，主要由侧脑室脉络丛分泌，经室间孔进入第三脑室、中脑导水管、第四脑室，最后经第四脑室的中间孔和两个侧孔，流到脑和脊髓表面的蛛网膜下隙和脑池。大部分 CSF 经脑穹隆面的蛛网膜颗粒吸收至上矢状窦，小部分经脊神经根间隙吸收。

成人 CSF 总量为 110～200 mL，平均 130 mL，生成速度为 0.35 mL/min，每天约生成 500 mL。即人体的 CSF 每天可更新 3～4 次。在急性或慢性炎症、脑水肿和脉络丛乳头瘤时，CSF 分泌明显增多，可达到 5 000～6 000 mL/d。正常情况下血液中的各种化学成分有选择性地进入 CSF 中，此功能称为血脑屏障（BBB）。在病理情况下，BBB 破坏和其通透性增高可使 CSF 成分发生改变。通常经腰椎穿刺取 CSF 了解病变情况；特殊情况下也可行小脑延髓池穿刺或侧脑室穿刺；诊断性穿刺还可注入显影剂和空气等进行造影，以观察脊髓蛛网膜下隙、脑蛛网膜下隙和脑室系统的结构情况；治疗性穿刺主要是注入药物等。腰椎穿刺在神经系统疾病诊断、鉴别诊断及治疗中具有重要意义。

（一）腰椎穿刺

1. 适应证

（1）中枢神经系统疾病：①脑膜炎、脑炎、脱髓鞘疾病、脑膜癌、中枢神经系统血管炎及颅内转移瘤的诊断和鉴别诊断；②脑血管疾病：如脑出血、脑栓塞、蛛网膜下隙出血，特别是怀疑蛛网膜下隙出血而头颅 CT 尚不能证实时，以观察 CSF 鉴别病变为出血性或缺血性；③怀疑颅内压异常：经腰椎穿刺做脊髓液动力学检查了解颅压；④了解蛛网膜下隙有无阻塞。

（2）还用于脊髓造影或气脑造影、腰椎麻醉或鞘内注射药物及减压引流治疗等。

2. 禁忌证

（1）颅内压升高并有明显的视神经盘水肿者。

（2）怀疑后颅窝有占位性病变者（如肿瘤），有脑干症状或已有早期脑疝迹象者，腰椎穿刺易促使或加重脑疝形成，引起呼吸骤停甚至死亡。

（3）穿刺部位有化脓性感染或脊椎结核者，穿刺易将感染带入中枢神经系统。

（4）脊髓压迫症的脊髓功能已处于即将丧失的临界状态者，病情危重、衰竭或处于休克、濒于休克期者，开放性颅脑损伤或有 CSF 漏者。

（5）血液系统疾病有出血倾向者、使用肝素等药物导致出血倾向者，以及血小板 $< 5 \times 10^4$ 个/mm^3 者。

3. 操作方法

（1）腰椎穿刺除作气脑或脊髓空气造影时采取坐位外，一般均采用侧卧位。

（2）患者左侧卧在平坦的硬板床上或检查台上，背部与床板垂直，头向前胸屈曲，两手抱膝，使其紧贴腹部或由助手在术者对面一手挽住患者的头部；另一手挽住两下肢腘窝处并抱紧使脊柱尽量后突以增宽脊柱间隙，便于进针。

（3）确定穿刺点，两髂后上棘的连线与后正中线的交会处为最适宜（约为第3～第4腰椎棘突间隙，有时还可以在上一或下一腰椎间隙进行）。

（4）用 3% 碘酊或 75% 酒精常规消毒局部皮肤，戴手套、铺消毒洞巾，用 2% 利多卡因自皮下到椎间韧带作局部麻醉；待麻醉生效后，用左手固定穿刺点皮肤，右手持穿刺针，于穿刺点刺入皮下，使针体垂直于脊柱或略向头端倾斜，慢慢刺入（进针深度成年人为 4～5 cm，儿童为 2～3 cm），当针头穿过韧带与硬脑膜时感到阻力突然降低或消失（落空感），转动针尾缓慢抽出针芯，可见 CSF 流出。若无 CSF 流出可缓慢将针退出少许，略加调节深度即可见 CSF 流出。个别患者因压力过低需用针筒轻轻抽吸一下才有 CSF 流出。

（5）穿刺成功后，要求患者双下肢半屈曲，头略伸、全身放松、平静呼吸，抽出针芯，接上测压玻璃管即可看到液面慢慢上升，到一定平面后液面不再上升且随呼吸、脉搏有微小波动，此时玻璃刻度读数即为 CSF 压力数。正常侧卧位 CSF 压力为 0.79～1.77 kPa（80～180 mmH$_2$O）或每分钟 40～50 滴。测压后如压力不高可移去测压管慢慢放出并收集 CSF 标本 2～5 mL 分别装入两试管中送检。如需做培养时应用无菌操作法留标本，若要了解蛛网膜下隙有无阻塞，可做动力试验。

（6）术毕将针芯插入，拔出穿刺针。局部用拇指稍加按压防止出血，覆盖消毒纱布并用胶布固定。

（7）术后要求患者去枕平卧4～6小时以免引起术后头痛。

4. 注意事项

（1）针头刺入皮下组织后进针要缓慢，以免用力过猛时刺伤马尾神经或血管，以致产生下肢疼痛或使 CSF 混入血液影响结果判断。如系外伤出血，须待5～7天后才能重复检查（过早 CSF 中仍可有陈旧性血液成分）。

（2）穿刺时如患者出现呼吸、脉搏、面色异常等症状应立即停止手术，并做相应处理。

（3）鞘内给药时，应先放出同量 CSF，然后再注入药物。做气脑检查时先缓慢放液 10 mL，并注入滤过空气 10 mL，如此反复进行达所需要量时再行摄片。

5. 并发症 最常见为腰椎穿刺后低颅压头痛，可持续2～8天。头痛以额部、枕部为著，可伴有颈部、后背及腰部疼痛，咳嗽、喷嚏或站立时症状加重，严重者还可伴有恶心、呕吐和耳鸣，平卧位可使头痛减轻，应大量饮水，必要时可静脉输入生理盐水。

（二）常规检查

1. 压力

（1）常规压力测定：通常用测压管进行检查。侧卧位的正常压力为 0.79～1.77 kPa（80～180 mmH$_2$O），坐位为 3.43～4.41 kPa（350～450 mmH$_2$O）。每次放出 CSF 0.5～1 mL，压力降低约 0.98 kPa（10 mmH$_2$O）。侧卧位 >1.96 kPa（200 mmH$_2$O）提示颅内压增高［极度肥胖者压力 >2.16 kPa（220 mmH$_2$O）为增高］。CSF 压力测定应包括初压（取 CSF 之前）和终压（取 CSF 之后）。

（2）压颈试验：试验前应先做压腹试验，用手掌深压腹部，CSF 压力迅速上升，解除压迫后，压力迅速下降，说明穿刺针头确实在椎管内。压颈试验可分指压法和压力计法，指压法是用手指压迫颈静脉然后迅速放松，观察其压力的变化。压力计法是将血压计气带轻缚于患者的颈部，测定初压后，可迅速充气至 2.7 kPa（20 mmHg）、5.3 kPa（40 mmHg）和 8.0 kPa（60 mmHg），记录 CSF 压力变化直至压力不再上升为止，然后迅速放气，记录 CSF 压力至不再下降为止。正常情况下，在测定初压后，助手压迫一侧颈静脉约 10 秒钟 CSF 压力即可迅速上升 1 倍左右（0.98～1.96 kPa）。解除压颈后 10～20 秒压力迅速下降至初压水平。如在穿刺部位以上有椎管梗阻，压颈时压力不上升（完全梗阻）或上升、下降缓慢（部分梗阻）称为压颈试验阳性。如压迫一侧颈静脉，CSF 压力不上升，但压迫对侧上升正常，表示压迫试验阴性，常提示该梗阻侧的横窦闭塞。如横窦内血栓形成或脑出血，有颅内压升高或怀疑后颅窝肿瘤者，禁止行压颈试验，也不应再放 CSF，以免发生脑疝。

（3）临床意义：压力高可见于脑水肿、颅内占位性病变、感染、急性脑卒中、静脉窦血栓形成、良性颅内压增高，也可见于心力衰竭、肺功能不全及肝昏迷等。压力低主要见于低颅压、脱水、脊髓蛛网膜下隙梗阻、CSF 漏等。

2. 性状 正常 CSF 是无色透明的液体，如 CSF 为血性或粉红色，可用三管试验法鉴别，用三管连续接取 CSF，前后各管为均匀一致的血色为新鲜出血，可见于蛛网膜下隙出血、脑室及其附近出血、肿瘤出血、外伤等。前后各管的颜色依次变淡可能为穿刺损伤出血；血性 CSF 离心后颜色变为无色，可能为新鲜出血或副损伤；如液体为黄色提示为陈旧性出血，CSF 如云雾状，通常是由于细菌感染引起细胞数增多所致，见于各种化脓性脑膜炎，严重者可如米汤样；CSF 放置后有纤维蛋白膜形成，见于结核性脑膜炎，此现象称为蛛网膜样凝固。CSF 呈黄色，离体后不久自动凝固如胶样称为弗洛因综合征；CSF 同时具有黄变症、胶样凝固及蛋白细胞分离现象 3 种特征时称为 Froin-Nome 综合征，是因 CSF 蛋白质过多所致，常见于椎管梗阻、脊髓肿瘤等。

3. 显微镜检查 正常 CSF 白细胞数为 0～5 个/mm^3，多为单核细胞。白细胞增多见于脑脊髓膜和脑实质的炎性病变，结核性、真菌性及病毒性脑膜炎等以单核细胞增加为主，化脓性脑膜炎则以多核细胞增多为主，中枢神经系寄生虫病以嗜酸性粒细胞为主。涂片检查如发现致病的细菌、真菌及脱落的瘤细胞等，有助于病原的诊断。

4. Pandy 试验 CSF 定性试验方法：利用 CSF 中球蛋白能与饱和苯酚结合形成不溶性蛋白盐的原

理，球蛋白含量越高，阳性反应越明显，通常作为蛋白定性的参考试验，正常情况下（Pandy）蛋白定性试验阴性，偶可出现假阳性反应。

（三）生化检查

1. 蛋白质　正常人 CSF 蛋白质含量为 0.15 ～ 0.45 g/L（15 ～ 45 mg/dL），脑池液为 0.1 ～ 0.25 g/L（10 ～ 25 mg/dL），脑室液为 0.05 ～ 0.15 g/L（5 ～ 15 mg/dL）。蛋白质包含白蛋白及球蛋白，蛋白质增高见于中枢神经系统感染、脑肿瘤、脑出血、脊髓压迫症、吉兰 – 巴雷综合征、听神经瘤、糖尿病性神经根神经病、黏液性水肿和全身性感染等。蛋白质降低（＜0.15 g/L）见于腰椎穿刺或硬膜损伤引起 CSF 丢失，身体极度虚弱和营养不良者。

2. 糖　CSF 糖含量取决于血糖水平、BBB 的渗透性和 CSF 中糖的酵解程度。正常值为 2.5 ～ 4.4 mmol/L（50 ～ 75 mg/dL），为血糖的 50%～70%。糖增高可见于糖尿病、糖尿病昏迷、脊髓前角灰质炎，癫痫时也有增高。通常 CSF 中糖＜2.25 mmol/L（45 mg/dL）为异常。糖明显减少见于化脓性脑膜炎，轻至中度减少见于结核性脑膜炎、真菌性脑膜炎（特别是隐球菌性脑膜炎）、脑膜癌病。

3. 氯化物　CSF 中氯化物的含量取决于血氯浓度、血液酸碱度和 pH；正常 CSF 含氯化物 120 ～ 130 mmol/L（700 ～ 750 mg/dL），较血氯水平高。细菌性和真菌性脑膜炎均可使氯化物含量减低，尤以结核性脑膜炎最为明显。还可见于全身性疾病引起的电解质紊乱、低氯血症、肾上腺皮质功能不足等。氯化物增高见于病毒性脑炎、脑脊髓炎、高氯血症和尿毒症。

（四）特殊检查

1. 细胞学检查　通常采用玻片离心法。取 1 ～ 2 mL 的 CSF，经细胞离心沉淀仪使细胞沉淀在带滤纸孔的玻片上，干燥后以 Wright-Giemsa（瑞-姬）染色镜检。该法克服了 CSF 细胞数少和易破坏等困难，可进行细胞分类和发现肿瘤细胞、细菌和真菌等。CNS 化脓性感染可见中性粒细胞增多；病毒性感染可见淋巴细胞增多；结核性脑膜炎呈混合性细胞反应。蛛网膜下隙出血呈无菌性炎性反应和红细胞引起的单核吞噬细胞反应，4 ～ 5 天后出现含有含铁血黄素的巨噬细胞，后者在出血后数周甚至数月仍可能查到，可推算出血时间和有无内出血。

2. 蛋白电泳　CSF 蛋白电泳的正常值（滤纸法）：前白蛋白 2%～6%，白蛋白 44%～62%，球蛋白 48%（α_1 球蛋白 4%～8%，α_2 球蛋白 5%～11%，β 球蛋白 8%～13%，γ 球蛋白 7%～18%），电泳带的质和量分析对神经系统疾病的诊断有一定帮助。前白蛋白在神经系统炎症时降低，在脑萎缩及中枢神经变性性疾病时升高。白蛋白减少多见于 γ 球蛋白增高，α 球蛋白升高主要见于中枢神经系统感染早期及急性炎症。α_1 与 α_2 球蛋白的比例倒置对严重的动脉硬化有诊断意义，也可见于脑干及颈髓部胶质瘤。β 球蛋白增高见于肌萎缩侧索硬化和退行性病变，β 球蛋白降低见于脑与脊髓脑膜瘤等；γ 球蛋白增高见于脱髓鞘疾病和中枢神经系统感染、多发性硬化、麻痹性痴呆、白质脑炎等。

3. 免疫球蛋白（Ig）　正常 CSF-Ig 含量极少，源于血中通过 BBB 通过和神经本身合成。IgG 为 10 ～ 40 mg/L，IgA 为 1 ～ 6 mg/L，IgM 含量极微。CSF-IgG 增高见于中枢神经系统炎性反应（细菌、病毒、螺旋体及真菌等感染），对多发性硬化、其他原因所致的脱髓鞘病变和中枢神经系统血管炎等诊断有所帮助；结核性脑膜炎和化脓性脑膜炎时 IgG 和 IgA 均上升，前者更明显，结核性脑膜炎时 IgM 也升高。乙型脑炎急性期 IgG 基本正常，恢复期 IgG、IgA、IgM 均轻度增高。CSF-IgG 指数及中枢神经细胞 24 小时合成率的测定（正常值 3 ～ 9 mg/24 h）以及 CSF 寡克隆 IgG 带（OB）检测，作为中枢神经系统内自身合成的免疫球蛋白标志，在多发性硬化患者中 IgG 合成率增高，是多发性硬化重要的辅助诊断指标。

4. 酶　正常 CSF 中谷草转氨酶（GOT）、谷丙转氨酶（GPT）、乳酸脱氢酶（LDH）和肌酸磷酸激酶（CPK）明显低于血清中含量。谷草转氨酶（GOT）的正常值为 0 ～ 9 U，乳酸脱氢酶（LDH）含量为 8 ～ 32 U。在中枢神经系统疾病中，急性颅脑损伤、脑梗死、癫痫大发作、颅内肿瘤等 CSF 酶含量可升高，其活力相应增大。但酶的检查尚缺乏诊断的特异性，有待进一步研究。

二、神经影像学检查

（一）头颅平片和脊柱平片

1. 头颅平片　检查简便安全，患者无痛苦和任何不适。头颅平片包括正位和侧位、颅底、内听道、视神经孔、舌下神经孔及蝶鞍像等。头颅平片主要观察颅骨的厚度、密度及各部位结构，颅底的裂和孔，蝶鞍及颅内钙化斑等。目前很多适应头颅平片的检查已被 CT 和 MRI 等检查手段取代。

2. 脊柱平片　包括前后位、侧位和斜位。可观察脊柱的生理弯曲度，椎体结构有无发育异常，骨质有无破坏，有无骨折、脱位、变形和骨质增生等，以及椎弓根的形态、椎间孔和椎间隙的改变，椎板和脊突有无破坏或脊柱裂，椎旁有无软组织阴影和钙化等。

（二）脊髓造影和脊髓血管造影

1. 脊髓造影　将造影剂碘苯酯或甲泛葡胺经腰穿注入蛛网膜下隙后，改变体位在 X 射线下观察其流动有无受阻，以及受阻的部位和形态，然后在病变部位摄片。脊髓碘水造影后也可行 CT 扫描，有助于诊断。

脊髓造影的适应证为脊髓压迫症，如脊髓肿瘤、椎间盘脱出、椎管狭窄、慢性粘连性蛛网膜炎等。但有炎症、出血者应延迟手术，椎管无阻塞者应慎重。

2. 脊髓血管造影　将含碘的水溶性造影剂注入脊髓的动脉系统，显示脑血管形态、分布、位置等情况，了解颅内病变的位置、性质等，称为动脉造影，有助于诊断脊髓血管畸形、动脉瘤、血管闭塞和脊髓动静脉瘘等。

（三）数字减影血管造影

脑血管造影是应用含碘显影剂如泛影葡胺注入颈动脉或椎动脉内，然后在动脉期、毛细血管期和静脉期分别摄片。使其血管系统显影，借以了解血管本身及血管位置改变的情况作为颅内占位性病变的定位。目前脑血管造影已被数字减影血管造影（DSA）所取代，该技术是应用电子计算机程序将组织图像转变成数字信号输入并储存，然后经动脉或静脉注入造影剂，将所获得的第 2 次图像也输入计算机，然后进行减影处理，使充盈造影剂的血管图像保留下来，而骨骼、脑组织等影像均被减影除去，保留下的血管图像经过热处理后转送到监视器上，得到清晰的血管影像。优点为简便快捷，血管影像清晰，并可作选择性拍片。

脑血管造影的方法通常采用股动脉或肱动脉插管法，可作全脑血管造影，观察脑血管的走行、有无移位、闭塞和血管畸形等。主要适应证是头颈部血管病变，如动脉瘤和血管畸形、闭塞，脑供血不足等，而且是其他检查方法所不能取代的。

（四）电子计算机体层扫描

1. CT 扫描及临床应用　电子计算机体层扫描（CT）是由英国设计成功，首先用于颅脑疾病的诊断，使神经影像学诊断进入了一个崭新的时期。CT 诊断的原理是利用各种组织对 X 射线的不同吸收系数，通过电子计算机处理，可显示不同平面的脑实质、脑室和脑池的形态及位置等图像；对 X 射线吸收高于脑实质则表现为增白的高密度阴影，如钙化和脑出血等；对 X 射线吸收低于脑实质则表现为灰黑色的低密度阴影，如坏死、水肿、囊肿及脓肿等。由于 CT 无创伤、无痛苦，简便迅速、分辨率高、图像清晰、解剖关系清楚、定位准确、敏感性较常规 X 射线检查提高 100 倍以上，可较确切地显示病变，已被广泛地用于各种神经疾病的诊断。

目前常规 CT 主要用于颅内血肿、脑外伤、脑出血、蛛网膜下隙出血、脑梗死、脑肿瘤、脑积水、脑萎缩、脑炎症性疾病及脑寄生虫病（如脑囊虫）等的诊断，还可以用于脊髓和脊柱的检查，了解脊髓和脊柱的病变。有些病变可通过静脉注射造影剂（甲泛葡胺或泛影葡胺）增强组织的密度，提高诊断的阳性率。

造影前应注意以下 4 种情况：

（1）造影前必须做碘过敏试验；

（2）造影后 30 分钟密切观察患者的反应，随时做好抢救；

（3）对有过敏史、肝肾损害、甲状腺病、急性胰腺炎、急性血栓性静脉炎、多发性骨质瘤、恶病质等病应注意；

（4）对高血压、动脉硬化、过敏体质者应慎重；

2. CT 血管造影　CT 血管造影（CTA）指静脉注射含碘造影剂后，利用螺旋 CT 或电子束 CT，在造影剂充盈受检血管的高峰期进行连续薄层体积扫描，然后经计算机对图像进行处理后，重建血管的立体影像。CTA 可清楚显示 Willis 动脉环，以及大脑前、中、后动脉及其主要分支，对闭塞性血管病变可提供重要的诊断依据。

（五）磁共振成像

磁共振成像（MRI）是临床的一项新的影像学检查技术，是诊断颅内和脊髓病变最重要的检查手段。

1. MRI 的基本原理　MRI 是利用人体内 H 质子在主磁场和射频场中被激发产生的共振信号经计算机放大、图像处理和重建后得到 MRI。MRI 检查时，患者被置于磁场中，接受一序列的脉冲后，打乱组织内的质子运动。脉冲停止后，质子的能级和相位恢复到激发前状态，这个过程称为弛豫，弛豫分为纵向弛豫（简称 T_1）和横向弛豫（简称 T_2）。CT 影像的黑白对比度是以人体组织密度对 X 射线的衰减系数为基础的，而 MRI 的黑白对比度则源于体内各种组织 MR 信号的差异。以 T_1 参数成像时，T_1 短的组织（如脂肪）产生强信号呈白色，而 T_1 长的组织（如体液）为低信号呈黑色；反之，T_2 参数成像时，T_1 长的组织（如体液）信号强呈白色，而 T_2 短的组织（脑白质）信号较弱呈灰黑色。空气和骨皮质无论在 T_1 或 T_2 加权图像上均为黑色。T_1 图像可清晰显示解剖细节，T_2 图像有利于显示病变。液体、肿瘤、梗死病灶和炎症在 T_1 加权像上呈低信号，在 T_2 加权像上则为极易识别的高信号；而心腔和大血管由于血流极快，使发出脉冲至接收信号时，被激发的血液已从原部位流走，信号不复存在，因此，心腔及大血管在 T1 和 T2 加权图像上均呈黑色，此现象称流空效应。

2. MRI 的优势及临床应用

（1）与 CT 比较，MRI 能提供多方位和多层面的解剖学信息，图像清晰度高，对人体无放射性损害；且不出现颅骨的伪影，可清楚地显示脑干及后颅窝病变。MRI 通过显示冠状、矢状和横轴三位像，可清晰地观察病变的形态、位置、大小及其与周围组织结构的关系；尤其在神经系统更为突出。对脑灰质与脑白质可以产生更明显的对比度，因此常用于诊断脱髓鞘疾病、脑变性疾病和脑白质病变等；通过波谱分析还可提供病变组织的代谢功能及生化方面的信息。

（2）在神经系统疾病的诊断方面，MRI 主要应用于脑血管疾病、脱髓鞘疾病、脑白质病变、脑肿瘤、脑萎缩、颅脑先天发育畸形、颅脑外伤、各种原因所致的颅内感染及脑变性病等；MRI 显示脊髓病变更为优越，对脊髓病变的诊断具有明显优势，如用于脊髓肿瘤、脊髓空洞症、椎间盘脱出、脊椎转移瘤和脓肿等的诊断。

（3）顺磁性造影剂钆（DTPA）通过改变氢质子的磁性作用，改变其弛豫时间而获得高 MR 信号，产生有效的对比作用，以此增加对肿瘤和炎症诊断的敏感性，为肿瘤的手术和放射治疗范围的确定提供重要信息；DTPA 剂量一般为 0.1 mmol/kg，静脉注射后即刻至 1 小时内可见明显的增强效果。

（4）必须注意：体内有金属置入物如义齿、脑动脉瘤手术放置银夹以及安装心脏起搏器的患者均不能使用 MRI 检查。对于急性颅脑损伤、颅骨骨折、钙化病灶、出血性病变急性期等 MRI 检查不如 CT。

3. 磁共振成像血管造影　磁共振成像血管造影（MRA）是利用血液中运动质子为内在流动的标记物，使血管与周围组织形成对比，经计算机处理后显示血管形态及血流特征的一种磁共振成像技术。

MRA 优点：不需插管、方便省时、无放射损伤及无创性，可显示成像范围内所有血管，也可显示侧支血管。

MRA 缺点：其分辨率不适宜大范围检查，信号变化复杂，易产生伪影。临床主要用于颅内动脉瘤、脑血管畸形、大血管闭塞性疾病和静脉窦闭塞等。

三、放射性同位素检查

（一）单光子发射计算机断层脑显像

单光子发射计算机断层（SPECT）脑显像与正电子发射断层扫描（PET）均为放射性同位素断层显像技术。将常用的^{99m}Tc标记的放射性药物如^{99m}Tc-六甲基丙烯胺肟（^{99m}Tc-HM-PAO）注入血液循环，通过正常的血脑屏障，快速进入脑组织，在脑内的分布与局部脑血流量成正比，因此聚集在血流丰富的脑组织中发射单光子，利用断层扫描和影像重建，获得与PET类似的结果。用于SPECT检测的放射性示踪剂有碘、铊和锝，最常用的是^{99m}Tc-HM-PAO，其优点是放射剂量低、价格便宜及物理性能理想等。

SPECT临床意义如下：

（1）检查脑血流不足、脑梗死灶和脑代谢情况，弥补了脑动脉造影和CT所显示不出的病灶，而SPECT能显示病灶。

（2）颅内占位性病变诊断的阳性率为80%左右，脑膜瘤及血管丰富的或恶性度高的脑瘤阳性率在90%以上。原因主要表现为肿瘤区和周围的水肿区放射性聚集低下。

（3）对急性脑血管病、癫痫、帕金森病、痴呆分型及脑生理功能的研究均有重要的价值。

（二）正电子发射断层扫描

正电子发射断层扫描（PET）是应用于临床的一种无创性的探索人脑生化过程的技术，是局部放射性活性浓度的体层图像。可客观地描绘出人脑生理和病理代谢活动：其原理是用回旋或线型加速器产生正电子发射同位素（^{12}C、^{13}N、^{15}O、^{18}F-脱氧葡萄糖和18F-多巴），经吸入和静脉注射能顺利通过血脑屏障进入脑组织，具有生物学活性，参与脑的代谢并发出放射线。用体外探测仪可测定脑不同部位示踪剂的浓度，经与CT和MRI相似的显像技术处理后获得脑切面组织的图像，并可计算出脑血流、氧摄取、葡萄糖利用和^{18}F-多巴的分布情况，也可在彩色图像上显示不同部位示踪剂量的差别。

PET在神经系统中用于正常人脑部活动的功能检查，也可在疾病中用于脑肿瘤的分级、肿瘤组织与放射性坏死组织的鉴别、癫痫病灶的定位，以及各种痴呆的鉴别及帕金森病与帕金森综合征的鉴别诊断等。在癫痫发作期表现为癫痫灶的代谢增加，而在癫痫发作间歇期表现为代谢降低。多巴胺受体及转运蛋白的PET研究，对帕金森病的诊断具有较高的敏感性和特异性，即使对于症状较轻的帕金森患者，在黑质-纹状体系统也可有一些异常发现。目前PET还用于缺血性脑血管病的病理生理研究及治疗中脑血流，脑代谢的检测以及脑功能的研究，如脑内受体、递质、生化改变及临床药理学研究等。

（三）脊髓腔和脑池显像

脊髓腔和脑池显像也称CSF显像，方法是将某些放射性药物经CSF缓稀释后注入蛛网膜下隙，它将沿CSF循环路径运动，约1小时进入颈部蛛网膜下隙，3～4小时显示大部分脑池轮廓，最后到达大脑凸面时被蛛网膜颗粒吸收而进入血液循环中。通常在患者注药后1小时、3小时、6小时、24小时做头部后位、前位和侧位扫描（γ照相机），必要时加作48小时、72小时显像观察扫描图像中有无缺损或局部不正常的放射性聚集，以了解CSF循环有无梗阻等病理性改变。临床主要用于显示交通性脑积水、梗阻性脑积水、CSF漏、脑穿通畸形、蛛网膜囊肿及脊髓压迫症所致的椎管阻塞等。

（四）局部脑血流量测定

以往采用的颈内动脉注入，^{133}Xe测定局部脑血流量（rCBF）的方法，近年已被吸入或静脉注入^{133}Xe的方法所取代。注入药物后可用探头测定皮层rCBF，该检查可在床旁、手术室或ICU进行，操作简单。但图像远不如PET和SPECT清晰，而且不能反映皮层下的血流灌注情况。该检查主要用于高碳酸血症或低血压时阻力血管自主调节能力的测定。

四、脑、神经和肌肉活组织检查

脑、神经和肌肉活组织检查是对神经系统疾病的活组织进行光镜、电镜、生化、组织化学和病毒检查，主要目的是明确病因，得出特异性的诊断。也可以通过病理检查的结果进一步解释临床和神经电生理的改变。随着病理诊断技术的不断发展，如组织化学、免疫组化及 DNA 等技术的应用，病理诊断的阳性率不断提高。但活组织检查也有一定的局限性，如受取材的部位和大小的限制，散在病变的病理结果可以是阴性的，但并不能排除诊断。部分病变较轻以至于与正常组织鉴别有困难时，应慎下结论。

（一）脑活组织检查

脑活组织检查（简称活检）远不如肌肉或神经活检应用得广泛。适应证为疑诊为亚急性硬化性全脑炎，遗传代谢性脑病如脂质沉积病、黏多糖沉积病和脑白质营养不良等。

脑活检取材在大脑"静区"（额叶、枕叶）或病变部位。①较浅的、靠近皮层的病变采用颅骨环钻钻孔后切开脑膜，锥形切取脑组织；或小颅钻钻孔，穿刺采取脑标本；②脑深部病变由神经外科开颅手术切取标本或在 CT 下行立体定向穿刺活检；③在 MRI 定向引导下行脑组织穿刺活检。

脑活检标本根据需要进行特殊处理，可制成冰冻切片和石蜡切片等，经过不同的染色技术显示病变；还可从脑活检组织中分离病毒或检测病毒抗原，应用聚合酶链反应（PCR）检测病毒特异性 DNA，是病变早期可靠的诊断方法。但脑活检毕竟是一种创伤性检查，有可能造成严重的后果，因此必须权衡利弊后再做决定，特别是脑功能区更应慎重。

（二）神经活组织检查

神经活组织检查有助于周围神经病的定性诊断和病变程度的判断。主要适应证是各种原因所致的周围神经病，如慢性周围神经炎、糖尿病神经病等，儿童的适应证包括异染性白质营养不良、肾上腺脑白质营养不良和 Krabbe 病等。

神经活检应取走行表浅、易于寻找、后遗症轻微（仅为足背外侧皮肤麻木或感觉消失）的神经，如腓肠神经，腓浅神经的分支等。

神经活检的临床意义如下：

（1）发现一些特异性改变，是目前其他检查所不能取代的。

（2）帮助诊断血管炎，如结节性多动脉炎，原发性淀粉样变性、麻风性神经炎、多葡聚糖体病、蜡样脂褐质沉积病感觉性神经束膜炎、恶性血管内淋巴瘤及一些遗传代谢性周围神经病。

（3）帮助鉴别以髓鞘脱失为主的周围神经病（如吉兰－巴雷综合征）和以轴索损害为主的周围神经病（如糖尿病性周围神经病和酒精中毒性周围神经病）等。

（三）肌肉活组织检查

肌肉活组织检查有助于进一步明确病变的性质，并可鉴别神经源性和肌源性肌萎缩损害。主要适用于多发性肌炎、皮肌炎、包涵体肌炎、进行性肌营养不良、先天性肌病、脊髓性肌萎缩、代谢性肌病、内分泌肌病和癌性肌病等。肌肉活检的最后结论应参考病史，特别是家族遗传史、临床特点、血清肌酶谱的测定和肌电图检查结果。

肌肉活检部位为肱二头肌、三角肌、股四头肌和腓肠肌等。通常选择临床和神经电生理均受累的肌肉，但应避免在肌电图部位附近取材，慢性进行性病变时应选择轻、中度受累的肌肉；而急性病变时应选择受累较重甚至伴有疼痛的肌肉；切忌选择严重萎缩的肌肉。

肌肉活检标本可根据需要进行标本的处理和染色，可制成冰冻切片和石蜡切片等，经过不同的染色技术，组织学、组织化学、生物化学及免疫组化等染色体显示病变。

（四）临床意义

（1）组织学帮助鉴别神经源性损害和肌源性损害，提供肌纤维坏死，再生，肌浆糖原聚集、结缔组织淋巴细胞浸润等。

（2）有助于皮肌炎、多发性肌炎和包涵体肌炎的诊断。

（3）组织化学染色，可测定肌肉中各种酶的含量，有助于糖原沉积病等诊断。

（4）免疫组化染色，可发现 Duchenne 型肌营养不良患者中 Dystrophin 缺乏及线粒体肌病中线粒体 DNA 的异常等。

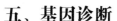

五、基因诊断

基因诊断是用分子生物学和分子遗传学方法检测基因结构及其表达功能，直接或间接判断致病基因的存在，从而对遗传病进行诊断。它标志着遗传病的诊断从表型（蛋白质）水平进入 DNA（基因）水平。

传统的神经系统遗传病的诊断主要依据临床表现、生化和血清学的改变，有些疾病通过生化或酶活性的测定即可确诊。随着分子生物学技术的发展和对基因异质性的认识，发现相同的生化改变或酶的异常可伴有不同的临床表现；而 DNA 分析发现，不同的点突变又可引起相同的生化异常，例如肌肉磷酸化酶基因目前已有 16 个点突变。基因诊断可以弥补临床（表型）诊断的不足，为遗传病的治疗寻求新的出路，并可能对遗传病的分类提供新的方法和依据。目前基因诊断不仅应用于遗传性疾病，而且还广泛应用于感染性疾病（如病毒性脑炎）和肿瘤等。

基因诊断的途径主要包括基因突变的检测、基因连锁分析和 mRNA 检测。基因诊断的基本原理是应用分子生物学和分子遗传学的方法检测基因的结构和表达功能是否异常。较早期应用 DNA 分子杂交的技术原理，建立了 DNA 探针技术，随后发展了 DNA 体外扩增技术（即聚合酶链反应 PCR），使基因诊断的方法学提高到了一个新的阶段。

神经系统遗传病常用的基因诊断方法和技术包括核酸分子杂交技术、PCR 扩增和 DNA 测序等。基因诊断是直接以病理基因为对象，属病因学诊断，针对性强，对于神经系统的遗传性疾病，不仅能对有表型出现的疾病做出明确的诊断，而且可用于产前的早期诊断，还可检测出携带者和纯合子等。

第四节 神经内科疾病的诊断原则

一、定位诊断

定位诊断主要是依据神经解剖学知识，以及生理学和病理学知识，对疾病损害的部位做出诊断。由于不同部位的损害有其自身的特点，一般情况下，依据患者的症状、体征及必要的有关辅助检查资料所提供的线索，是能够做出病变的定位诊断的。

（一）神经系统疾病定位诊断的原则

（1）在定位诊断的过程中，首先应明确神经系统病损的水平，即中枢性（脑部或脊髓）还是周围性（周围神经或肌肉），是否为其他系统疾病的并发症等。

（2）要明确病变的分布为局灶性、多灶性、播散性还是系统性。①局灶性是指中枢或周围神经系统某一局限部位的损害，如面神经麻痹、横贯性脊髓炎等。②多灶性是指病变分布于神经系统的 2 个或 2 个以上部位，如视神经脊髓炎的视神经和脊髓同时受累，多发性脑梗死的多数梗死灶等，多灶性病变通常具有不对称性。③播散性病变是指脑、脊髓、周围神经或肌肉等两侧对称的结构弥漫性损害，如缺氧性脑病、多发性神经病、周期性瘫痪等。④系统性是指病变选择性地损害某些功能系统或传导束，如运动神经元病。

（3）定位诊断时通常要遵循一元论的原则，尽量用一个局限性的病灶来解释患者的全部临床表现，其次才考虑多灶性或播散性病变的可能。

（4）在定位诊断中要特别重视疾病的首发症状，它常可提示病变的首发部位和主要部位，有时也可提示病变可能的性质。定位诊断还应注意以下的问题：①临床上有些定位体征并不一定指示有相应的病灶存在，如颅内压增高时可出现一侧或两侧的外展神经麻痹，这可能是一个假性定位症状，并不具有定位意义；②亚临床病灶并无定位体征，需通过一些辅助检查，如 CT、MRI、诱发电位等来发现；③在病程之初，某些体征往往不能代表真正的病灶所在，如脊髓颈段压迫性病变可先出现胸段脊髓受损的症状和体征，感觉障碍平面可能还没有达到病灶的水平；④某些体征可能是先天性异常或既往病变遗留下来的，与本次疾病并无关联。

因此，对收集到的临床资料，必须认真地进行综合分析，加以去粗取精、去伪存真，明确疾病的定位诊断。

（二）不同部位神经病损的临床特点

1. 肌肉病变　肌肉病变可出现在肌肉或神经肌肉接头处。常见的症状和体征有：肌无力、肌萎缩、肌痛、假性肥大、肌强直等。腱反射改变可不明显，常无感觉障碍，往往近端重于远端，如为重症肌无力，还可有疲劳试验阳性。

2. 周围神经病变　周围神经多为混合神经，受损后常出现相应支配区的感觉、运动和自主神经障碍，表现为各种感觉减退、消失，下运动神经元瘫痪，腱反射减弱或消失，肌肉萎缩。由于不同部位的周围神经所含的3种神经纤维的比例不等、受损部位及严重程度不同，出现的症状和体征亦不尽相同，有的以运动症状为主，有的以感觉症状为主。多发性神经病则出现四肢远端对称性的感觉、运动和自主神经功能障碍，但运动重感觉轻。

3. 脊髓病变　一侧脊髓损害，可出现 Brown-Sequard 综合征；横贯性脊髓损害可出现受损平面以下运动、感觉及自主神经功能障碍，表现为完全或不完全性截瘫或四肢瘫、传导束型感觉障碍和大小便功能障碍。脊髓的选择性损害可仅有锥体束和（或）前角受损的症状和体征，如肌萎缩侧束硬化或原发性侧束硬化；亚急性联合变性常选择性损害脊髓的锥体束和后索；脊髓空洞症因后角或前连合受损可出现一侧或双侧节段性痛、温觉障碍；根据感觉障碍的最高平面、运动障碍、深浅反射改变和自主神经功能障碍可以大致确定脊髓损害平面。脊髓受损后出现的症状、体征和演进过程与病变的部位、性质及发病缓急等因素有关。

4. 脑干病变　一侧脑干损害，常出现病变侧的脑神经受损症状，表现为脑神经支配区的肌肉无力和（或）感觉障碍，病变对侧肢体瘫痪或感觉障碍（交叉性运动-感觉障碍）。双侧脑干损害，则表现为两侧脑神经、锥体束和感觉传导束受损的症状。

5. 小脑病变　小脑损害常有共济失调、眼球震颤、构音障碍和肌张力减低等。小脑蚓部病变主要引起躯干的共济失调，小脑半球病变引起同侧肢体的共济失调；急性小脑病变（血管性及炎性病变）较慢性病变（变性病及肿瘤）的临床症状明显，因后者可发挥代偿机制。

6. 大脑半球病变　大脑半球的刺激性病损可出现痫性发作，破坏性病损易出现缺损性神经症状和体征。一侧病变可出现病灶对侧偏瘫（中枢性面、舌瘫及肢体瘫）及偏身感觉障碍等，额叶病变可出现强握反射、运动性失语、失写、精神症状和癫痫发作等症状；顶叶病变可出现中枢性感觉障碍、失读、失用等；颞叶病变可出现象限性盲、感觉性失语和钩回发作等；枕叶病变可出现视野缺损、皮层盲及有视觉先兆的癫痫发作等。大脑半球弥散性损害常表现为意识障碍、精神症状、肢体瘫痪和感觉障碍等。

7. 大脑半球深部基底节损害　主要表现为肌张力改变（增高或减低）、运动异常（增多或减少）和震颤等。旧纹状体（苍白球）病变可引起肌张力增高、运动减少和静止性震颤等；新纹状体（壳核、尾状核）病变可导致肌张力减低、运动增多综合征，如舞蹈、手足徐动和扭转痉挛等。

二、定性诊断

定性诊断是结合起病方式、疾病进展演变过程、个人史、家族史及临床检查资料，经过综合分析，筛选出可能的病因，即病因诊断或定性诊断，目的是确定疾病的病因和性质。由于不同类型的疾病有其各自不同的演变规律，依据患者主要症状的发展变化，结合神经系统检查和辅助检查结果，通常是能够对疾病的性质做出正确判断的。

（一）神经系统疾病的病因学分类

神经系统疾病从病因学上可分为以下11类。

1. 感染性疾病　多呈急性或亚急性起病，常于发病后数日至数周内发展到高峰，少数病例可呈暴发性起病，数小时至数十小时内发展到高峰。常有畏寒、发热、外周血白细胞增加或血沉增快等全身感染的症状和体征。神经系统症状较弥散，可同时出现脑、脑膜或脊髓损害，表现为头痛、呕吐、精神症状和颈项强直等。血液和脑脊液检查，可找到病原学证据如病毒、细菌、寄生虫和螺旋体等。Prion 病起病缓慢、隐性，有海绵样脑病的病理改变。

2. 外伤　多有明确的外伤史，神经系统症状和体征的出现与外伤有密切关系，X 线、CT、MBI 检查可发现颅骨骨折、脊柱损伤或内脏损伤的证据。部分老年人和酗酒者可无明确的外伤史或外伤轻微，较长时间才出现神经症状，例如外伤性癫痫、慢性硬膜下血肿等，在这种情况下很容易误诊。

3. 血管性疾病　脑和脊髓血管性疾病起病急剧，发病后数分钟至数天内神经缺损症状达到高峰。老年人多见，常有头痛、呕吐、意识障碍、肢体瘫痪和失语等症状和体征，多有高血压、糖尿病、心脏病、动脉炎、高脂血症和吸烟等卒中危险因素。颅内动脉瘤和动-静脉畸形患者多较年轻，未破裂前可无任何神经系统症状和体征，CT/MRI 或 DSA 有助于确定诊断。

4. 肿瘤　大多起病缓慢，早期可无明显症状及体征，病情逐渐加重后出现有头痛、呕吐、视盘水肿等颅内压增高等症状和体征，如癫痫发作、肢体麻木和瘫痪（单瘫、偏瘫或截瘫）。脑脊液检查可有蛋白含量增加，脑脊液细胞学检查可发现肿瘤细胞，及时进行颅脑 CT 及 MRI 检查可明确诊断。肿瘤卒中起病者临床易误诊为脑卒中。

5. 遗传性疾病　多在儿童和青春期起病，部分病例可在成年期起病，常呈缓慢进行性发展。可有家族遗传史，常染色体显性遗传病较易诊断，隐性遗传病或散发病例不易诊断，未发病的携带者或症状轻微者更不易发现，基因分析有助于诊断。

6. 营养和代谢障碍　常有引起营养及代谢障碍的原因，如胃肠切除术后，长期经静脉补充营养、饥饿、偏食、呕吐、腹泻和酗酒等，或者患有糖、脂肪、蛋白质、氨基酸和重金属代谢障碍性疾病。通常发病缓慢，病程较长，除神经系统损害外，常有其他脏器如肝、脾、视网膜、血液和皮肤等受损的证据。

7. 中毒及与环境有关的疾病　患者常有药物滥用或长期大量服用苯妥英钠、减肥药物史，有杀虫剂、灭鼠药、重金属（砷、铅、汞、铊等）接触史，以及癌症放疗和（或）化疗、一氧化碳中毒、毒虫叮咬、甲醇摄入、进食蕈类和海产品（贝类、毒鱼）史等。神经症状可表现为急性或慢性脑病、周围神经病、帕金森综合征、共济失调或维生素 B_{12} 缺乏性脊髓病等。急性中毒起病急或急骤，慢性中毒起病均较缓慢隐袭。神经系统功能缺失症状及病理改变均与药物或毒物的不良反应符合，多有全身其他脏器受损的证据。环境和体内的毒物或药物分析有助诊断。

8. 脱髓鞘性疾病　常呈急性或亚急性起病，病灶分布较弥散、对称，病程中多表现有缓解与复发的倾向。部分病例慢性起病，进行性加重。常见病为多发性硬化、急性播散性脑脊髓炎。

9. 神经变性病　也是神经系统的常见疾病，起病及进展缓慢，常主要侵犯某一系统，如肌萎缩侧索硬化主要累及上、下运动神经元，老年痴呆症、Pick 病主要侵犯大脑皮层，Lewy 体痴呆主要累及 Lewy 体，帕金森病主要损伤锥体外系等。

10. 产伤与发育异常　围产期损伤临床常见颅内出血、缺血及缺氧性脑病等。轻症病例可无任何症状；中到重度病例常于出生后即表现嗜睡、激惹、呼吸困难、心律失常、抽搐、姿势异常、角弓反张、瞳孔固定和无反应状态等。如果缺血、缺氧性损害发生于出生前数周或数月，出生时或出生后不久即出现慢性脑病的表现。许多发育异常或先天性神经疾病是引起脑瘫、智力发育迟滞的重要原因；先天性神经肌肉疾病，如婴儿型脊肌萎缩症、先天性强直性肌营养不良症、先天性或代谢性肌病和脑病等可出现松软婴儿综合征。

11. 系统性疾病伴发的神经损害　许多内分泌疾病，如甲状腺功能亢进或低下，甲状旁腺功能低下和糖尿病等；以及血液系统疾病、心血管系统疾病、肝脏和肾脏疾病、结缔组织疾病、呼吸系统疾病和恶性肿瘤等；某些疾病的外科治疗，如心、肺外科，脏器移植外科等都可并发神经系统损害。可呈急性、亚急性或慢性起病，神经系统症状分布广泛，演变过程与系统疾病有密切关系。可同时有脑、脊髓、周围神经、肌肉、关节和皮肤损害，出现不同的症状组合。

（二）定性诊断应注意的问题

（1）要重视疾病的起病方式：是急骤、急性起病，还是亚急性、慢性或隐匿性起病。脑血管疾病起病急或急骤，变性病和遗传病呈隐匿性或慢性起病。

（2）要高度重视疾病的演进过程：是进行性加重、逐渐好转、还是缓解—复发、周期性发病。如周期性麻痹、癫痫常周期性发病，肿瘤性疾病进行性加重，多发性硬化的特点是缓解—复发。

（3）要全面、客观地总结患者的临床特点，为证实临床初步诊断的正确性，排除其他疾病，还可选择某些必要的辅助检查。

（4）要注意询问可能与该病有关的基础疾病（如高血压、糖尿病、高脂血症等）、既往病史，发病的诱因、家族史、不良嗜好有时对疾病的定性诊断有重要的意义。

（5）如疾病暂时无法确诊，应按诊断可能性的大小进行排列，并进行动态追踪或门诊随诊，观察疾病的进展和变化，必要时对原有诊断进行修正。神经疾病的诊断是一个疾病认识的过程，在疾病的诊断和治疗的全过程中，要充分地重视并取得患者良好的配合，必须认真对待每一个患者，全面、认真、客观地分析各种临床及检查资料，始终遵循严谨、科学的原则，耐心细致的作风。

第二章

头痛

头痛是患者就诊的最常见原因。诊断和治疗都是基于大量严谨的临床实践基础上的，并且要对调节各种头痛症状的神经传导通路的解剖学、生理学、药理学有深刻的了解。

第一节　总论

国际头痛协会的分类系统将头痛分为原发性和继发性。原发性头痛是由内源性因素引起的，继发性头痛是由外源性因素引起的。原发性头痛常会导致严重的残疾及患者生活质量的下降。轻度继发性头痛，由上呼吸道感染引起很常见，但后果不严重。致命性的头痛相对少见，但应该对他们提高警惕以更好地认识并合理治疗这些患者。

一、头痛的解剖生理学

当组织损伤、内脏膨胀或其他因素刺激外周痛觉感受器，则可发生疼痛。在这样的情况下，疼痛觉是受到健康的神经系统调节而产生的正常生理反应。当外周或中枢神经系统损害或不慎被激活，也可产生疼痛。疼痛可能会源于一个或两个机制。很少一部分颅内结构无法产生痛觉，包括头皮、脑膜中动脉、硬脑膜窦、大脑镰及最接近软脑膜大动脉的部分。脑室室管膜、脉络丛、软脑膜静脉和一些脑实质也不会产生痛觉。

参与原发性头痛的主要结构有：①大量颅内血管、硬脑膜、支配相应结构的三叉神经末梢；②三叉神经核末端伸入上颈髓的脊髓灰质后角，并且能接受第1、第2颈神经根的传入信号（三叉颈复合体）；③传导痛觉的神经核有丘脑腹后内侧核和大脑皮质；④大脑的痛觉调节系统接受各种三叉神经痛觉感受器的传入信号。

受三叉神经支配的颅内大血管和硬脑膜被称为三叉神经血管系统。脑自主神经症状有流泪和鼻塞，是三叉神经自主头痛的主要症状，包括丛集性头痛和阵发性偏头痛，也可以在偏头痛中见到。这些自主症状反映了颅内副交感神经的激活途径，并且功能影像学研究可以反映偏头痛和丛集性头痛的血管变化，同时也同样受这些颅内自主神经系统的调控。偏头痛和其他主要的头痛类型不是"血管性头痛"，这些功能性紊乱不能很好地反映血流变化，并且也不能通过对血管的影响来预测治疗效果。偏头痛是一种大脑功能性失调，是目前了解和治疗得最多的。

二、急性、初发性头痛的临床评估

急性初发性头痛患者的诊断和头痛复发过很多年的患者的诊断不同。急性初发性头痛潜在的严重原因要远远大于复发性头痛。患者近期发生的头痛需要快速地评估和合适的治疗。需要考虑的严重原因有脑膜炎、蛛网膜下隙出血、硬脑膜外或硬脑膜下血肿、青光眼、肿瘤和化脓性鼻窦炎。当出现严重的症状和体征时，快速诊断和治疗至关重要。

一个完整的神经检查是进行评估必要的第一步。在大多数病例中，当患者检查结果异常或近期有头痛史，则应该再做 CT 或 MRI 来评估。在颅内病变初始筛选的过程中，CT 和 MRI 的敏感度一样。在某些情况下也需要做腰椎穿刺，除非有其他合适的方法能够证实其病原学依据。急性头痛的一般检查可能包括由血压和尿检来反映心血管和肾功能，眼底镜检查、眼内压检查和调节反射，触诊颅内动脉，头部被动运动和影像学检查颈椎。

由于头痛和抑郁之间存在一定关系，患者的心理状态也应该评估。许多患者每天受慢性头痛的影响逐渐变得抑郁，尽管抑郁本身很少会导致头痛。抗抑郁药在紧张性头痛和偏头痛的预防性治疗中也有效果。

耳部或牙髓手术后的疼痛可能会引起复发性头痛紊乱。因此，由病变组织或创伤引起的头部疼痛可能会导致其他的静止性偏头痛综合征。这种头痛的治疗在很大程度上是无效的，除非引起原发病的原因能得到解决。

下面介绍与头痛有关的严重的基础疾病。脑部肿瘤是头痛的一种罕见原因并且很少引起严重头痛。绝大多数患者严重头痛的原因都是良性的。

第二节　继发性头痛

管理继发性头痛需要注意诊断和治疗如下疾病。

一、脑膜炎

急性严重头痛、颈部僵硬和发热提示脑膜炎。腰椎穿刺是必要的。通常有眼球运动后显著增强的疼痛。由于主要症状有头部闷痛感、畏光、恶心和频繁出现的呕吐，脑膜炎很容易被误认为是偏头痛，或许也反映了一些患者潜在的生理状态。

二、颅内出血

急性严重头痛、颈部僵硬，但没有发热提示有蛛网膜下隙出血。破裂动脉瘤、动静脉畸形或实质内出血也可仅表现为头痛。少数情况下，如果出血很少或在枕骨大孔下，头部 CT 扫描可以正常。

三、脑部肿瘤

大约 30% 脑肿瘤患者的主诉是头痛。头痛性质通常也难以描述，可以为间歇性闷痛，中强度钝痛，用力或改变位置可能会加重甚至导致恶心、呕吐。偏头痛较脑肿瘤更容易导致这种症状。脑肿瘤导致的头痛会影响 10% 患者的睡眠质量。呕吐几周后出现头痛应高度怀疑颅后窝肿瘤。有闭经或溢乳史应该怀疑是否为催乳素垂体瘤（或者多囊卵巢综合征）引起的头痛。已知恶性肿瘤患者中出现头痛应怀疑是脑转移瘤或者是癌性脑膜炎，或者两者都有。在突然弯腰，抬举或者咳嗽时引起的头痛原因有颅后窝肿瘤，小脑扁桃体下疝畸形，或者低颅压。

四、颞动脉炎

颞动脉炎（巨细胞）是一种时常侵犯颅外颈动脉循环的炎性疾病。这是一种老年人常见疾病；其年发病率是 77/100 000（年龄≥50 岁）。平均发病年龄是 70 岁，女性占 65%。大约 50% 未经治疗的颞动脉炎患者眼动脉及其分支受累导致失明；事实上，由巨细胞动脉炎引起的缺血性视神经病是导致患者（>60 岁）双目失明的主要原因。因为糖皮质激素在预防并发症上很有效，快速诊断非常重要。

典型的主要症状包括头痛、风湿性多肌痛、下肢跛行、发热和体重减轻。头痛是主要症状，并且经常出现精神萎靡和肌肉疼痛。头痛可能会发生在单边或双边，暂时出现在 50% 患者身上并累及整个颅骨。在峰值强度达到前头痛经常会持续几个小时。偶尔会出现爆炸样头痛。很少出现搏动性跳痛，总是被描述为一种乏力的钝痛，很像偏头痛时出现的连续性刺痛。大多数患者可以认识到头痛的原因与颅骨表面有关，而不是来自颅骨深部（偏头痛患者的疼痛部位）。头皮的软硬通常会达到一定程度，头痛导致洗头发或者在枕头上睡觉是不可能的。晚上头痛会更加严重，并且着凉后也会更加严重。另外可能会发现颞动脉或者较柔软的枕部动脉表面的皮肤发红，有软结节或红纹。

红细胞沉降率（ESR）偶尔但不会总是升高，正常血沉不会排除巨细胞动脉炎。若临床高度怀疑此病时应考虑最初 4~6 周每日及时用泼尼松（80 mg）治疗，然后行颞动脉活检。老年人中偏头痛的发病率要显著高于巨细胞动脉炎。偏头痛患者经常用泼尼松改善头痛症状；因此，更需要注意激素使用后的治疗反应。

五、青光眼

青光眼的可能表现为虚弱的头痛伴有恶心和呕吐。头痛通常开始于眼睛严重疼痛。体格检查会发现眼睛变红，瞳孔适度散大。

第三节 原发性头痛

原发性头痛是指没有任何相关的外源性原因引起的头痛，最常见的是偏头痛、紧张性头痛、丛集性头痛。

一、偏头痛

偏头痛是头痛第二个最常见的原因，每年都会影响大约 15% 的女性和 6% 的男性。连续性头痛的诱因通常有畏光、畏声或者运动，还会伴随恶心、呕吐。偏头痛是一种良性、反复发作性头痛，伴随其他神经功能障碍。偏头痛的发生通常是有诱因的。

偏头痛患者的大脑对环境和感官刺激尤其敏感；偏头痛患者容易受到感官刺激。这种敏感性在女性月经周期会增加。头痛可以由不同的原因引起或者放大，包括眩光、强光、声音或者其他传入刺激及饥饿、过度压力、过度用力、暴风雨天气或者气压变化、月经期激素变化、睡眠不足或过多、酒精或者其他化学刺激。患者对这些特殊诱因有一定的了解则可有助于他们预防疾病的发生，包括调整生活方式。

（一）发病机制

感觉灵敏是偏头痛的特点，可能是由于位于脑干和丘脑的单胺能感觉控制系统出现功能障碍。

在三叉神经和三叉神经核的血管终末，血管神经肽的释放激活了三叉神经核的细胞，尤其是基因有关的降钙素多肽（CGRP）。CGRP 受体拮抗药在治疗急性偏头痛中有效。重要的是，二阶三叉神经元越过中线，由丘脑腹侧基底和腹后核进一步处理。然后再投射到导水管周围和下丘脑，倒过来这些系统也具有镇痛作用。其他脑干区域可能参与下调三叉神经痛，包括蓝斑脑桥核和腹内侧核。

神经递质 5-羟色胺（5-HT，又称血清素）在偏头痛中具有药理作用和其他数据点。约在 60 年前，二甲麦角新碱用来对抗 5-HT 某种外部的作用并且被用作预防偏头痛的一线药。曲谱坦可选择性刺激 5-HT 受体亚群，至少是人体 14 种不同的 5-HT 受体。曲谱坦类是 $5-HT_{1B}$、$5-HT_{1D}$、$5-HT_{1F}$ 有效的受体激动药并且对 $5-HT_{1A}$ 受体激动较差。越来越多的数据表明曲谱坦抗偏头痛的作用与其刺激血管和神经末梢上 $5-HT_{1B/1D}$ 受体的作用有关。个别选择性 $5-HT_{1F}$ 受体激动药对神经末梢的作用可以终止急性偏头痛。

数据也支持多巴胺在偏头痛病理生理学的作用。大多数偏头痛症状可由多巴胺刺激引起，而且偏头痛患者多巴胺能受体高度敏感，打哈欠、恶心、呕吐、低血压和其他多巴胺能激动药引起的偏头痛症状证实不会影响非偏头痛患者。多巴胺受体拮抗药是偏头痛有效的治疗药物，特别是当与非肠道或其他抗偏头痛药同时使用时效果更好。

通过研究有家族遗传性偏瘫的偏头痛（FHM）家庭，鉴定了偏头痛的基因与离子通道有关，提示膜兴奋性的改变容易导致偏头痛。Cav2.1（P/Q）类型电压门控钙通道 *CACNA1A* 基因被认为会导致 FHM1。Na^+-K^+-ATP 酶突变 *ATP1A2* 基因，FHM2 型占 FHM 的 20%。神经元电压门控钠通道 SCN1A 突变会导致 FHM3。功能性神经影像学显示偏头痛患者的脑干部位和丛集性头痛患者接近下丘脑后部灰质部位的人类生理起搏器，视交叉上核部位是参与原发性头痛的特定部位。

（二）诊断和临床表现

以下指标需要高度怀疑偏头痛：偏头痛气味，包括在视野范围内或其他神经系统的闪光或曲线引起的视力障碍，仅仅在 20%～25% 的患者中会发生；头痛日记对诊断很有帮助，也对评估残疾和治疗急性发作频率很有帮助。偏头痛发作的患者每天或几乎每天都会发生，最后演变为慢性头痛（详见下文描述的慢性日常头痛）。偏头痛必须和紧张性头痛区分开（见下文），也就是临床实践中最普遍的症状。偏头痛最基本的特点是它具有一些相关症状，并且紧张性头痛是没有特点的。大多数头痛患者都会有偏头痛。

非头痛性偏头痛患者会有复发的神经系统症状，经常会伴有恶心、呕吐，很少会有头痛；眩晕症状会很明显，估计 1/3 有眩晕症状的患者会诊断为偏头痛。

偏头痛在 4～72 小时反复发作，体格检查正常，没有其他合理的原因。

（三）治疗

偏头痛诊断一旦成立，评估患者疾病的严重程度就显得尤为重要。偏头痛残疾程度评分是一个能有效确认、容易使用的工具。

治疗偏头痛中对患者的教育是一个重要的方面。让患者了解偏头痛是有遗传倾向的对他们是有帮助的；通过生活方式的调节和药物治疗，偏头痛是可以改善并能控制的，但却不能痊愈。并且除了在某些女性口服雌激素或避孕药的情况下，偏头痛一般不会危及生命。

1. 非药动学治疗　偏头痛在一定程度上可以通过一系列非药动学方法来控制。大部分患者受益于诊断明确和避免引起头痛的特殊因素。规律的生活方式、健康的饮食、规律的运动、规律的睡眠，避免过度饮用咖啡因和酒精都是有益的，并且应避免压力的急剧变化。

日常生活中一些好的方法可以受益，并且可以提供一些有效的治疗偏头痛的方法。因为压力与偏头痛相关，许多患者会用各种办法减轻对压力的反应，包括瑜伽、苦思冥想、催眠术及疗法。对大多数患者而言，这些方法最好是药物治疗的附属品。非药物治疗的方法不可能防止所有偏头痛的攻击。如果这些方法不足以预防攻击，则需要药物治疗。

2. 急性发作性偏头痛的治疗　药物治疗主要依赖于一种或多种药物在偏头痛中的有效运用。患者的最佳药物选择取决于一系列因素，最重要的是疼痛的严重性。轻度偏头痛可以经常受口服药控制；平均有效率是 50%～70%，严重偏头痛需要胃肠外治疗。在偏头痛治疗中 1/3 的药物是有效的：抗炎药物、$5-HT_{1B/1D}$ 受体激动药和多巴胺受体激动药。

一般而言，头痛后应该尽快选择适当剂量的药物。由于没有症状或者症状减轻，需要在 60 分钟内进行额外的药物治疗，随后的初始剂量应该增加。偏头痛治疗必须个体化，对所有患者进行标准化治疗是不可能的。治疗方案需要不断完善，直到可以给患者快速、完整，症状逐渐减轻及最小的不良反应。

3. 非甾体类抗炎药（NSAIDs）　非甾体类抗炎药可以明显减轻偏头痛的严重性和持续时间。事实上，许多未确诊的偏头痛患者自己服用非处方的非甾体类抗炎药。早期偏头痛中一致认为 NSAIDs 是最有效的。然而，抗炎药物对中度和严重偏头痛的有效性差一些。联用对乙酰氨基酚、阿司匹林和咖啡因治疗轻中度偏头痛早已被美国食品药品监督管理局（FDA）批准。联用阿司匹林和甲氧氯普胺与使用单剂量的舒马曲坦是有可比性的。NSAIDs 重要的不良反应包括消化不良和胃肠刺激。

4. $5-HT_1$ 受体拮抗药

（1）口服：刺激 $5-HT_{1B/1D}$ 可以阻止急性偏头痛的发生。麦角胺和双氢麦角胺是非选择性受体拮抗药，然而曲谱坦是选择性 $5-HT_{1B/1D}$ 受体激动药。大多数曲谱坦，$5-HT_{1B/1D}$ 受体激动药——那拉曲坦、利扎曲坦、依立曲坦、舒马曲坦、左米曲坦、阿莫曲坦和夫罗曲坦——现在都可以用来治疗偏头痛。每种曲普坦类药物也有类似的药物属性，但在临床疗效方面略有不同。目前在美国，利扎曲坦和依立曲坦是曲坦类中最有效的。舒马曲坦和佐米曲坦达到峰值的有效率时间相似，有多种剂型，然而阿莫曲坦、夫罗曲坦和那拉曲坦一开始起效较慢并且能更好地耐受。相比效价、半衰期或者生物利用度，临床效果与峰值血药时间有关。这些结果和大量数据一致，说明快速作用的镇痛药要比慢速作用的镇痛药有效。不幸的是，在所有患者中选择性口服 $5-HT_{1B/1D}$ 激动药单药治疗不能快速、持续和完全地缓解偏头痛。曲谱坦在偏头痛预兆中无效，除非预兆已经开始并且头痛也开始。不良反应虽然轻度且短暂，但不良反应普遍。而且，$5-HT_{1B/1D}$ 激动药禁用于有心脑血管疾病的患者。头痛复发是另一个使用曲谱坦的重要限制因素，并且至少大多数患者经常发生。随机对照研究显示同时服用长期作用的 NSAID、萘普生、舒马曲坦将会加强作用，重要的是减少头痛发生率。

麦角胺可以非选择性地刺激 $5-HT_1$ 受体。由于剂量过高可能会加重头痛，因此应该确定麦角胺不致恶心的剂量。麦角胺除了舌下含服，口服剂量应包括 100 mg 咖啡因（理论上增加麦角胺的吸收并可能会有额外的镇痛作用）。治疗偏头痛平均口服麦角胺的剂量是 2 mg。由于临床研究证实麦角胺治疗偏头痛的有效性先于曲谱坦的临床研究方法论，很难评估麦角胺和曲谱坦的有效性。总之，麦角胺较曲谱坦更容易发生呕吐，但很少导致头痛。

（2）鼻喷：最快的非注射用、可以自己实施的抗偏头痛治疗方法包括双氢麦角胺鼻腔喷雾剂、佐米曲坦鼻腔喷雾剂或者舒马曲坦。鼻部喷雾剂可在 30～60 分钟引起较高血药浓度。尽管理论上鼻用喷雾较口服治疗可能会更快收效，据报道有效率只有 50%～60%。关于吸入性双氢麦角胺的研究表明，其可以快速吸收并具有较好的耐受性。

（3）胃肠外药物治疗：胃肠外给药如双氢麦角胺和舒马曲坦被 FDA 公认可以有效快速地治疗偏头痛。双氢麦角胺的最高血药浓度时间于静脉注射后可以达到 3 分钟，肌内注射后达到 30 分钟，舌下含服可以达到 45 分钟。如果没有达到最高峰，舌下含服和肌内注射 1 mg 双氢麦角胺可治愈 80%～90% 的患者。舒马曲坦，6 mg，舌下含服，对 70%～80% 的患者有效。

5. 多巴胺拮抗药

（1）口服：应当将口服多巴胺拮抗药作为偏头痛的辅助疗法。偏头痛期间由于胃动力降低，药物难以吸收，吸收延迟与发作的严重程度而不是持续时间有关，即使没有恶心也会发生。因此，当口服非甾体抗炎药和（或）曲坦类药无效时，应该考虑增加多巴胺拮抗药（如 10 mg 甲氧氯普胺）来增强胃吸收。而且多巴胺拮抗药可以减少恶心/呕吐，恢复胃动力。

（2）注射：注射多巴胺拮抗药（如氯丙嗪、甲氧氯普胺、普鲁氯嗪）也能对偏头痛起到显著快速缓解的作用，可以与注射 $5-HT_{1B/1D}$ 激动药一起使用。治疗严重偏头痛的一般静脉注射方法是施用两个最小份的 5 mg 普鲁氯嗪和 0.5 mg 双氢麦角胺组合。

6. 急性偏头痛的其他药物疗法

（1）口服：对乙酰氨基酚、氯醛比林和异美汀的组合，1～2 粒胶囊，已经被美国食品及药物管理局归类为对治疗偏头痛"可能"有效。由于临床研究证明这种组合镇痛药对于偏头痛的有效性先于使用曲坦的临床试验，难以比较这种拟交感神经化合物和其他代理的有效性。

（2）鼻喷：布托啡诺的鼻喷准备对于急性疼痛的治疗是可行的。与所有麻醉药一样，鼻喷布托啡诺的使用应受偏头痛患者的选择群体限制。

（3）注射：麻醉药对偏头痛的治疗快速而有效。如在急诊室会经常静脉注射 50～100 mg 哌替啶。这种方法起作用是觉得偏头痛消除了。然而，这种方法对那些反复头痛的患者来说显然不是最理想的。麻醉药没有治疗潜在的头痛机制，而是用于改变疼痛的感觉。此外，对采用口服麻醉药（如羟考酮或氢可酮）的患者，麻醉药上瘾极大地困扰偏头痛的治疗。麻醉药渴求和（或）撤销会加剧或者加重偏头痛。因此，建议麻醉药在偏头痛中的使用仅限于严重但不频繁的患者，以及对其他药物治疗没反应的头痛。

7. 药物滥用性头痛治疗　急性发作药物治疗，特别是可待因或含巴比妥酸盐化合物镇痛药，有加剧头痛频率的倾向，包括一种称为药物滥用头痛的难治的日常或接近日常的头痛状况。这种状况可能不是一个单独的头痛实体，而是偏头痛患者对某类特定药物的反应。应当告知每周 2 天或 2 天以上头痛的偏头痛患者频繁使用镇痛药（见慢性日常头痛）。

8. 偏头痛的预防治疗　预防药物适合偏头痛发作频率增加或发作对无结果的疗法没反应或反应不

好的患者。通常,预防疗法应当用于每月有 5 次或 5 次以上发作的患者。重大不良反应与这些药物的大量使用有关。而且因为推荐剂量需要视情况而定,而不是针对偏头痛本身,确定剂量很难。这些药物起作用的机制不清楚,似乎在偏头痛影响下,大脑敏感度降低。患者经常选择以一种低剂量疗法开始治疗,然后逐渐剂量增加,直到达到临床最大治疗效果。

药物必须每天服用,并且会有 2 ~ 12 周的延迟效应。美国食品药品监督管理局批准的偏头痛预防治疗药物包括普萘洛尔、噻吗洛尔、丙戊酸钠、托吡酯和二甲麦角新碱(美国禁用)。另外,许多其他药物看来有预防效果,这些药物包括阿米替林、去甲替林、氟桂利嗪、苯乙肼、加巴喷丁和赛庚啶。因为严重的潜在不良反应,苯乙肼和二甲麦角新碱通常用于顽固病例。苯乙肼是一种单胺氧化酶抑制药(MAOI),因此,含酪胺的食物、消肿剂和哌替啶忌用。使用超过 6 个月时,二甲麦角新碱可能引起后腹腔或心脏瓣纤维变性,因此,使用这种药的患者需要医生监督。纤维变性的危险大约为 1 ∶ 1 500,在停药后有可能逆转。

任何一种抗偏头痛药的成功概率为 50% ~ 75% 。许多患者被适当地使用低剂量的阿米替林、普萘洛尔、托吡酯、加巴喷丁或丙戊酸。如果这些药物失效或者导致无法接受的不良反应,可以使用二线药如二甲麦角新碱或苯乙肼。一旦效果稳定,药物持续使用 6 个月,然后缓慢减少以评估继续使用的必要。许多患者能够停止药物治疗,长期经历更少和更缓和的发作,表明这些药物可以改变偏头痛的自然历史。

二、紧张性头痛

(一)临床特征

紧张性头痛(TTH)通常用于描述以两侧紧张、带状不适为特点的慢性头痛症状。疼痛通常形成慢,波动严重,持续差不多连续多日。头痛可以是发作性的或慢性的(每月呈现 >15 天)。

一种有用的临床方法是对完全没有恶心、呕吐,畏光、畏声、畏惧气味,悸动、运动加剧特征的患者诊断紧张性头痛。这种方法是从紧张性头痛灵巧地分离出有一个或多个这种特征的偏头痛主要的鉴别诊断方法。国际头痛协会关于紧张性头痛的主要定义包括恶心、畏光或畏声的不同组合的混合,然而没有附加定义,这说明诊断这两类临床实体的困难。在临床实践中,推荐基于偏头痛和紧张性头痛的相关特征对患者进行分类。确实,头痛是紧张性头痛类型、平时有偏头痛,有偏头痛家族病史,童年有偏头痛与那些没有这些特征的患者生物学上不同。

(二)病理生理学

紧张性头痛的病理生理学还不完全清楚。似乎紧张性头痛是单独由于中枢神经系统痛觉调节的紊乱,不像偏头痛涉及更加普遍的感知调节的紊乱。数据证明紧张性头痛有遗传因素影响,但这可能不是一个有效的发现。紧张性偏头痛的名字意味着疼痛是神经紧张的结果,但没有明显证据表明紧张是病因。肌肉收缩被认为是区分紧张性头痛和偏头痛的特征,但似乎两种头痛类型的肌肉收缩没有区别。

(三)治疗

紧张性头痛的疼痛通常可以使用对乙酰氨基酚、阿司匹林或非甾体抗炎药等镇痛药,缓和的行为治疗也是有效的。临床研究证明,对于纯粹的紧张性头痛,曲普坦没有帮助,尽管在患者同时有偏头痛时曲坦对紧张性头痛有效。对于慢性紧张性头痛,阿米替林是唯一被证明有效的治疗手段;其他三环类、选择性血清素再摄取抑制剂和苯二氮䓬类药物还未证明有效。没有证据表明中医针灸疗法有效。

三、三叉神经自主神经痛

三叉神经自主头痛(TACs)描述的是一类基本头痛,包括丛集性头痛、阵发性头痛和 SUNCT(短期单侧神经头痛发作伴随结膜充血和流泪)/SUNA(短期单侧神经头痛发作伴颅脑自主症状)。三叉神经自主头痛以与颅脑自主症状有关的头痛相对短期发作为特征,如流泪、结膜充血或鼻塞。疼痛通常很严重,发生不止一天。由于相关的鼻塞或流鼻涕,患者经常被误诊为鼻窦疼痛,使用无效的减充血药治疗。

三叉神经自主神经痛必须与没有持续颅脑自发症状的短期头痛、显著的三叉神经痛、原发性刺痛和睡眠头痛区别开。循环模式和长度、频率和发作时间在分类患者时是有用的。三叉神经痛的患者应当进行脑垂体成像和脑垂体功能测试，因为三叉神经自主头痛表现超过脑垂体肿瘤头痛患者。

丛集性头痛是一种稀有形式的基本头痛，约占头痛的10%。疼痛的特点通常为深部、眶后、强烈、非搏动的爆发性痛。丛集性头痛的核心特征是周期性。至少一次疼痛的日常发作在每天的同一个小时，在一个丛集发作的持续时间。典型丛集性头痛患者会在一年中有8~10周有相对短期的偏侧疼痛的1~2次日常发作；通常伴随一个平均少于一年的没有疼痛的时间间隔。如果没有有效的缓解周期的话，丛集性头痛是慢性的。患者在发作期之间是健康的。约50%患者的发作在夜间，男性受影响是女性的3倍。丛集性头痛患者发作时倾向于移动、踱步、摇摆或摩擦头部来缓解；一些人在发作时甚至会变得有攻击性。这是和偏头痛患者的极大不同，偏头痛患者发作时更安静些。

丛集性头痛与身体同侧的颅内副交感神经自主激活有关：结膜充血或流泪、流鼻涕或鼻塞或头盖交感神经功能紊乱（如上睑下垂）。交感神经损伤在神经末梢，可能由于传递到头颅时副交感神经激活并损伤环绕了一个较大的颈动脉的上升交感神经纤维。发作时，畏光和畏声更可能是单侧的，在疼痛的同侧，而不是偏头痛时的两侧。这种畏光/畏声的单侧现象是三叉神经自主头痛的特点。丛集性头痛可能是下丘脑后部的中心调节神经元的紊乱。

最满意的治疗是服用药物预防丛集性发作直到发作结束。然而，在一段时间急性发作治疗对于所有丛集性头痛患者是必要的。

1. 急性发作治疗　丛集性头痛发作达到顶点快速，因此需要快速起效的治疗。许多急性丛集性头痛患者对氧气吸入反应良好。应该在15~220分钟施用每分钟10~12 L的100%氧气。似乎高流动性和高氧含量是重要的。6 mg舒马曲坦见效迅速，通常可将发作缩短到10~15分钟；没有抗药反应的证据。舒马曲坦（20 mg）和佐米曲坦（5 mg）鼻喷对于急性丛集性头痛都有效，为那些不愿自己日常注射的患者提供了有用的选择。口服舒马曲坦对于预防或者治疗丛集性头痛无效。

2. 预防治疗　丛集性头痛的预防治疗部分依赖于发作时间。长时间发作或者慢性丛集性头痛的患者需要长期服用安全的药物。相对短期发作的患者，口服有限疗程的糖皮质激素或者二甲麦角新碱（美国禁用）很有效。10天疗程的泼尼松，开始每天60 mg持续7天，接着快速逐步减少，可以中断许多患者的疼痛发作。使用麦角胺（1~2 mg）时，在预期发作前1~2小时使用效果最佳。日常使用麦角胺的患者必须被告知麦角胺中毒的早期症状，包括呕吐、麻痹、针刺、疼痛和四肢发绀。应坚持1周14 mg的限制。锂盐（600~900 mg，每天4次）对于紊乱的慢性形式特别有效。

3. 神经刺激治疗　对于慢性丛集性头痛的药物治疗失败时，可以采用神经刺激方法。后部下丘脑灰质区域的深层大脑刺激已经对相当大部分的患者有效。枕骨神经微创刺激的有效结果已经有报道，

四、阵发性偏头痛

阵发性偏头痛（PH）以头痛的频繁单侧、严重、短期发作为特征。和丛集性头痛一样，疼痛倾向于在眶后，但是可以被整个头部体验到，与自主现象（如流泪和鼻塞）有关。得到缓解的患者被称为间歇性阵发性偏头痛，然而，没有缓解的被称为慢性阵发性头痛。阵发性头痛的基本特征是单侧的、非常严重的头痛；短期发作（2~45分钟）；非常频繁发作（通常每天超过5次）；单侧疼痛显著的自主特征；快速疗程（<72小时）；吲哚美辛治疗效果好。与主要影响男性的丛集性头痛相比，阵发性头痛的男女发病比例接近1：1。

治疗选择能完全抑制阵发性头痛发作的吲哚美辛（25~75 mg，每日3次）。尽管该疗法伴随吲哚美辛诱发的胃肠道不良反应，当前也没什么始终有效的其他选择。托吡酯在某些情况有效。吡罗昔康已经被使用，尽管不像吲哚美辛那么有效。维拉帕米是治疗丛集性头痛的有效手段，似乎对阵发性头痛无效。对某些患者，阵发性头痛可与三叉神经痛并发（阵发性头痛－抽搐综合征）；与丛集性头痛－抽搐类似，每部分需要单独治疗。

有报道表明，二次阵发性头痛与蝶鞍的损伤有关，包括动静脉畸形、海绵窦综合征和表皮样瘤。如果患者需要高剂量的吲哚美辛时（＞200 mg/d），二次阵发性头痛更可能发生。对于明显有双侧阵发性头痛的患者，脑脊液压力增高值得注意。吲哚美辛可以降低脑脊液压力。当诊断为阵发性头痛时，要使用磁共振成像（MRI）来排除脑垂体损伤。

五、SUNCT/SUNA

SUNCT（短期单侧神经头痛发作伴随结膜充血和流泪）是一种罕见的基本头痛综合征，以严重、单侧眶后短暂的刺痛或跳痛为特点。诊断需要至少 20 次发作，持续 5 ~ 240 秒；应当出现同侧结膜充血和流泪。某些患者未出现结膜充血和流泪，可以诊断为 SUNA（短期单侧神经头痛发作伴头颅自主症状）。

（一）诊断

SUNCT/SUNA 的疼痛是单侧的，可在头部的任何部位发生。有 3 种基本类型：单纯刺痛，通常持续较短；刺痛群；或长时间发作，在疼痛未完全缓解间期包含许多刺痛，持续许多分钟发作的锯齿状现象。在某种潜在的连续头痛情况下可以看到每种类型。疑似 SUNCT 诊断的特征为发作的皮肤（或其他）触发能力、发作之间缺乏对触发的不应期、缺乏对吲哚美辛的反应。除了三叉神经干扰外，在主要 SUNCT 中神经病学检查是正常的。

SUNCT 的诊断经常与三叉神经痛特别是第一部分三叉神经痛混淆。很少或没有颅脑自发症状和明显的触发不应期应考虑有三叉神经痛。

SUNCT 可以出现于颅后窝或脑垂体损伤。所有 SUNCT/SUNA 患者应当做脑垂体功能测试和脑磁共振成像的脑垂体成像。

（二）治疗

1. 顿挫疗法　由于发作时间短，SUNCT/SUNA 的急性发作治疗没有用。然而，静脉注射利多卡因可以在住院患者身上使用，以阻止症状的发生。

2. 预防治疗　治疗的目的是长期预防以降低残疾率和住院率。最有效的预防治疗手段是拉莫三嗪每日 200 ~ 400 mg，托吡酯和加巴喷丁也有效。有报道说卡马西平每日 400 ~ 500 mg 对患者也有一定作用。微血管降压或破坏三叉神经等手术手段几乎没用，经常会造成长期并发症。枕大神经注射对某些患者效果有限。枕骨神经刺激可能对这些患者的重要子集有帮助。对下丘脑后部区域的深度大脑刺激的完整手术只报道过一例患者。对于难治性病例，使用静脉注射利多卡因短期预防和刺激枕骨神经一样有效。

六、慢性日常头痛

当患者每月经受 15 天或 15 天以上头痛时，可以诊断为慢性日常头痛（CDH）。慢性日常头痛不是一个单一实体，它由许多不同的头痛症状组成，包括由创伤、发炎、感染、滥用药物和其他病因引起的继发性头痛，即慢性紧张性头痛。人口统计表明，大约 4% 的成年人每天或几乎每天都会有头痛。每天头痛可能是原发的或继发的，在诊断治疗该病时是需要慎重考虑的。

慢性日常头痛患者管理的第一步是诊断任何潜在状况。对于有原发性头痛的患者，头痛类型的诊断将会指导治疗。三环类药物的预防治疗、达到 1 mg/kg 的阿米替林或去甲替林对于由偏头痛或紧张性头痛引起的慢性日常头痛患者十分有效。三环类药物每天从低剂量（10 ~ 25 mg）开始，在醒来前 12 小时服用，防止早晨增加睡眠。托吡酯、丙戊酸和加巴喷丁等抗痉挛药对于偏头痛患者也有效。氟桂利嗪、二甲麦角新碱或苯乙肼对某些患者有用。

（一）医学难治性致残性慢性日常头痛的管理

医学上难治性致残性慢性每日头痛的管理是困难的。这个时候，唯一有效的治疗方法是枕部神经刺激，这种疗法在偏头痛中可起到调节丘脑的作用，且在慢性丛集性头痛、SUNCT/SUNA 和持续性偏头痛的治疗中也有效。

（二）药物过度使用性头痛

过度使用镇痛药治疗偏头痛可加重头痛频率，引起的难治性的每日或接近每日的偏头痛，称为药物过度使用性头痛。停服镇痛药的部分患者将会在疼痛程度上和发作频率上有显著改善。不过，即使镇痛药短暂停止使用，许多患者仍然有头痛症状，尽管可能会在临床症状上有一定改善，特别是如果患者已经定期使用可待因或巴比妥类药物。其他症状可能表明有潜在的头痛紊乱。

1. 门诊患者药物过度使用的管理　对过度使用药物的患者而言，减少和消除药物的过度使用是必要的。一种方法是每 1 ~ 2 周减少给药剂量的 10%。对一些患者而言，如果没有禁忌证，可以直接停药；在停药前的 1 ~ 2 个月，维持每日用药剂量，这两种方法都容易实行。小剂量非甾体类抗炎药如萘普生，500 mg，每日 2 次，如果可以耐受，将有助于缓解疼痛。非甾体类抗炎药的过度使用对每日头痛的患者而言通常不是问题，尤其是当每日服用一次或两次时；但伴随着更频繁的剂量，过度使用问题可能会更加严重。一旦患者明显减少镇痛药物使用，应该有预防性的用药。一定要强调的是，预防性用药在过度使用镇痛药的情况下，通常是不起作用的。对于有些患者，停用镇痛药是非常困难的，最好的办法往往是直接通知患者，在这一过程中，一定程度的疼痛是不可避免的。

2. 住院患者药物过度使用的管理　一些患者为解毒而需要住院治疗。这种患者通常会在门诊撤药时失败，或有一个重要的医疗条件，如糖尿病，这将使门诊患者撤药复杂化。以下情况要住院：急性用药在第 1 天被完全取消，没有禁忌证；可乐定用于阿片类药物的戒断症状。对于急性无法忍受的疼痛，在清醒时数小时使用阿司匹林，1 g 静脉注射（未经美国批准）是有效的；在晚上肌内注射氯丙嗪是有效的；患者必须补充足够的水分。5-HT$_3$ 拮抗药如昂丹司琼或格雷司琼，往往需要双氢麦角胺来预防显著性的眩晕，多潘立酮（未经美国批准）口服或栓剂也是非常有益的。

（三）临床表现

大多数新发每日持续头痛患者的头痛不会持续一整天，并且患者通常能清楚、形象地回忆起刚开始发作的症状。偏头痛经常突然开始发作，但是过程是逐渐的；经过 3 天发展，达到极限。患者能精准回忆起哪天发病和当时头痛发作的情况。首先要区别原发性和继发性综合征。蛛网膜下隙出血是最严重的继发性偏头痛的原因，必须把病史或适当的调查排除在外。

1. 继发性的新发每日持续性头痛（NDPH）

（1）低脑脊液容量头痛：在这些症状中，头痛是有位置性的，它可发生于患者坐、站立或躺倒时。位于枕骨的疼痛，通常是钝痛，但可能是搏动性疼痛。伴有低脑脊液容量偏头痛的患者有典型的偏头痛病史，这种头痛从第一天持续到下一天，在醒着时出现，日间更剧烈。躺着时会在数分钟内症状改善，但是当患者站立时，仅仅需要数分钟到一个小时就会使疼痛复发。

偏头痛最常见的原因是由于腰椎穿刺导致的脑脊液漏造成的持续性低脑脊液容量。腰椎穿刺引起的偏头痛通常开始于 48 小时内，但也能延迟至 12 天。它的发病率是为 10% ~ 30%。含咖啡因的饮料可暂时缓解头痛。除了腰椎穿刺，其他诱因可能包括硬膜外注射或者剧烈的 Valsalva 动作，如举重、用力、咳嗽。自发性脑脊液漏是公认的头痛原因之一。随着时间的推移，体位因素可能会变得不那么明显。应该注意到在确诊之前其他事件可能发生了很多年。症状出现是由于低脑脊液容量而不是低压力：虽然低脑脊液压力通常有公认，通常为 0 ~ 50 mmHg，但是当压力高达 140 mmHg 时，有文献记载的脑脊液漏。当伴随着类似于低脑脊液容量头痛的体位性头痛时，可出现直立性心动过速综合征（POTS），诊断时需要考虑这些。

低脑脊液容量头痛的初步治疗是卧床休息。对于持续性疼痛患者，静脉注射咖啡因（500 mg 溶于500 mL 生理盐水，注射时间大于 2 小时）可能非常有效。注射之前做心电图对室性心律失常进行筛查。在进行其他检查判断脑脊液漏的来源之前，至少 2 次注射咖啡因是合理的。因为静脉注射咖啡因是安全的，也是有效的，这需要许多患者来进行更深入的研究。如果不成功，腹部黏合剂可能会有所帮助。如果脑脊液漏能被证实，注射自体静脉血也是有效的。注射自体静脉血对腰椎穿刺引起的头痛也有效。在这种情况下，位置对腰椎穿刺引起的疼痛是有决定作用的。在一些难治性患者的头痛，口服茶碱是不错的选择，但是它的效果比咖啡因慢。

（2）高脑脊液压力性偏头痛：高脑脊液压力是公认的头痛原因之一。脑成像经常揭示原因，如占位性病变。由于高脑脊液压力引起的 NDPH 表现的症状与特发性颅内高压（炎性假瘤）没有视力问题，尤其是当眼底检查正常时。持续提高颅内压可引发慢性偏头痛。这些患者通常有无显著特点的慢性偏头痛病史，在日间改善，躺着休息时症状恶化。视物模糊经常发生，诊断相对直接，如有神经盘水肿发生，但是也要考虑到有的患者没有眼底变化的可能性。形式化的视觉测试应该在没有明显的眼科参与情况下进行。在早上或夜间发生的头痛具有睡眠呼吸暂停或控制不佳的高血压的特征。

怀疑有高脑脊液压力患者的评估要求有头颅影像学检查。最有效的办法是做 MRI，包括 MR 静脉造影，作为最初的检查。如果没有禁忌证，应该检测腰椎穿刺后的脑脊液压力；当患者有症状时，脑脊液压力测试是应该做的检查（如果压力高），可以决定去除 20～30 mL 的脑脊液。升高的压力和脑脊液清除后伴随头痛改善可以做出诊断。

初始治疗是服用乙酰唑胺（250～500 mg，每日 2 次），在数周内偏头痛可以减缓。如果无效，托吡酯是下一步选择的治疗药物，在这种情况下，它有很多有用的作用，包括碳酸酐酶抑制剂、体重减轻和稳定神经细胞膜，可能通过对磷酸化途径的影响而介导。对药物治疗无效的严重残疾患者需要颅内压监测和分流术。

（3）外伤后头痛：外伤可以引发头痛，持续至事件发生后的数月或数年。术语外伤使用范围广泛：头痛可以继发于头部受伤后，但也可以发生于传染病发作后，通常是病毒性脑膜炎，类似流感的疾病或寄生虫感染。头晕的主诉，眩晕和受损的记忆可以伴随头痛的发作。症状在受伤后数周或几个月，甚至几年后可能会减轻。典型的神经系统检查是正常的，脑 CT 或 MRI 检查也没有异常发现。慢性硬膜下血肿有时也有这种症状。在一系列研究中，1/3 的 NDPH 患者报告头痛开始于短暂的流感样疾病后，症状为发热、颈项强直、畏光和明显的不适。评价显示没有明显的原因导致头痛。没有令人信服的证据表明，持续的 EB 感染在这些综合征中起作用。一个复杂的因素是许多患者在疾病急性期有腰椎穿刺病史，在这些情况下必须考虑医源性的低脑脊液容量头痛。创伤后头痛也可能出现于颈动脉夹层和蛛网膜下隙出血、颅内手术后。潜在的问题是一个创伤性事件，涉及产生的疼痛可以引发持续多年的头痛。

治疗主要是经验性的治疗。已经报道有作用的药物是三环类抗抑郁药：主要是阿米替林，抗惊厥药如托吡酯、丙戊酸钠、加巴喷丁。单胺氧化酶抑制剂苯乙肼也可以对挑选出的患者有用。头痛通常 3～5 年消失，但也可以致残。

2. 原发性的新发每日持续性头痛（NPPH）　原发性的新发每日持续性头痛在男性和女性都可发生。它是偏头痛类型的一种，有偏头痛的特点，或者没有特点，和新出现的紧张性头痛一样。偏头痛的症状可以是普通的，包括单侧的偏头痛和搏动性偏头痛，每种症状出现在 1/3 的患者中。恶心、畏光和（或）畏声发生在大约 50% 的患者中。有些患者有偏头痛的既往史。但是，NPPH 患者伴随的头痛比例并没有普通人群中偏头痛比例高。在 24 个月内，大约 86% 的患者不伴有头痛。NPPH 治疗包括使用在偏头痛中有效的预防性的治疗方法。无显著特点的 NPPH 是最难治疗的原发性头痛之一，标准的预防性治疗通常是无效的。

七、其他种类的原发性头痛

（一）持续性偏头痛

持续性偏头痛的特征是中度和持续的单侧头痛，伴随着剧烈头痛的波动。急性加重伴随着自发的症状，包括受累一侧的结膜充血、流泪、畏光。开始出现症状的年龄为 11～58 岁，女性患病是男性的 2 倍。原因未知。

治疗包括服用吲哚美辛，其他的非甾体抗炎药几乎没有作用或者根本没有作用。肌内注射 100 mg 吲哚美辛可以作为诊断的依据，在单盲对照中注射安慰剂也是有效的诊断。可选择的有口服吲哚美辛，从 25 mg 到 50 mg 直至 75 mg，每日 3 次服用。两周内达到最大剂量对评估剂量值是否有效是必需的。

在一些患者身上托吡酯是有效的。枕部神经刺激疗法对不能耐受吲哚美辛的持续性偏头痛患者来说是有作用的。

（二）原发性针刺样头痛

原发性针刺样头痛的重要特征是局限于头部的刺痛，很少累及面部，持续时间从 1 秒到数秒，或者数分钟，伴随着单一或多种刺痛；未伴随颅内自发症状；没有发作的表皮触发点；在不规则的间隔内（数小时到数天）再次发生。把这种多样的疼痛描述为"冰刺样疼痛"或者"戳刺痛或晃痛"。这些症状在原发性偏头痛中更为常见，如偏头痛、TACs 和持续性偏头痛。

吲哚美辛（25 ~ 50 mg，每日 1 ~ 2 次）对原发性针刺样头痛通常是有效的。作为一个准则，在服用吲哚美辛一段时间后，症状严重或减缓，较好的办法是停用药物治疗，并观察反应。

（三）原发性咳嗽性头痛

原发性咳嗽性头痛是一种无显著特点的头痛，突然出现，持续数分钟，由咳嗽诱发；通过避免咳嗽或者其他动作来预防原发性咳嗽性头痛，包括打喷嚏、用力使劲、大笑、弯腰。在有这种症状的所有患者中，在确立诊断"良性"原发性咳嗽性头痛之前，一些病因学必须被排除。小脑扁桃体下疝畸形或者任何导致脑脊液循环障碍的损伤或者大脑结构的移位是头痛的原因。其他情况伴随着作为首发症状的咳嗽或劳累性的头痛，包括大脑动脉瘤、颈动脉狭窄、椎 - 基底动脉疾病。良性的咳嗽性头痛类似于良性的劳累性头痛，但是有前述情况的患者通常年龄较大。

治疗的选择之一是吲哚美辛（25 ~ 50 mg，每日 2 ~ 3 次）。伴随着咳嗽性头痛的一些患者在腰椎穿刺后症状得到缓解；与吲哚美辛较长时间的服用相比较，这是一个简单的选择方法（腰椎穿刺），大约对 1/3 的患者有效，机制不清楚。

（四）原发性劳累性头痛

原发性劳累性头痛的症状类似于咳嗽性头痛的症状。它可能由其他形式的运动造成，通常具有偏头痛的搏动性特点。这种头痛持续 5 分钟到 24 小时，头痛部位在双侧并在开始时为搏动性头痛；偏头痛的特征可能在易受偏头痛影响的患者身上发展。原发性劳累性头痛可通过避免过度的劳累，尤其是在炎热或高海拔地区来预防。

原发性劳累性头痛的机制尚不清楚。急性静脉扩张或许能解释其中的一种症状，那就是使劲屏气时如举重运动员一样。正如用力能导致许多潜在状况的头痛一样，这些应该考虑为劳累性头痛。来自于心绞痛的疼痛可能涉及头痛，并与迷走神经传入的中枢联系有关，也可能与劳累性头痛（心脏性头痛）的症状一样。与运动有关的心源性头痛是诊断的主要线索。嗜铬细胞瘤有时会引起劳累性头痛。其他的可能病因包括颅脑损伤和颈动脉狭窄。

吲哚美辛对原发性劳累性头痛每日剂量为 25 ~ 150 mg，普遍有效。吲哚美辛（50 mg）、麦角胺（口服 1 mg）、双氢麦角胺（2 mg 鼻喷雾剂）或美西麦角（在运动前 30 ~ 45 分钟，口服 1 ~ 2 mg）是有效的预防办法。

（五）原发性性交头痛

性交头痛是由性刺激引起的头痛。这种疼痛通常开始于双侧的钝痛，在性高潮时变得强烈。这种头痛能通过在性高潮前中止性活动来预防或减缓。根据报道，性交头痛的种类有：在头部和颈部的钝痛，当性刺激增强时头痛强烈；在性高潮时一种突然、剧烈、暴发性的头痛；在性生活后的一种体位性头痛，类似于低脑脊液压力性的头痛。来自于剧烈性活动的头痛，是一种低脑脊液压力性头痛。在性高潮时出现的头痛通常并不是良性的；5% ~ 12% 蛛网膜下隙出血的病例由性活动导致。据报道性交头痛男性比女性更多见，可出现在任何时候的各年龄段的性活动中。它可能连续几次地出现，并不再使患者烦恼，甚至在性活动中没有明显的改变。在停止性活动的患者，头痛被首次注意到，在 5 分钟到 2 小时内头痛缓解。在 50% 的患者中，性交头痛在 6 个月内减缓。在约 50% 的性交头痛的患者中有劳累性头痛的病史。在伴随性交头痛的患者中偏头痛更为常见。

良性性交头痛不定期、不频繁地发生，处理办法仅限于安慰并建议停止性活动，并告知头痛会发展。普萘洛尔用于防止头痛，剂量为每天 40 ~ 200 mg。另一种选择是钙通道阻滞药，60 mg，每天 3 次。在性生活前 30 ~ 45 分钟服用麦角胺（1 mg）或吲哚美辛（25 ~ 50 mg）是有效的。

（六）原发性霹雳样头痛

剧烈的头痛可能在没有任何已知的诱发下突然发作。特定的诊断包括颅内动脉瘤的前哨出血，颈 – 脑动脉夹层和大脑静脉血栓形成。暴发性头痛的原因可能有服用单胺氧化酶抑制剂的患者摄入拟交感神经药物或含有酪胺的食物，或者有嗜铬细胞瘤的症状。在一项 CT 扫描和脑脊液发现物为阴性的研究中，约 15% 的患者有霹雳样头痛的再发作，接近 50% 的患者接着发展为偏头痛或紧张性头痛。

任何突然出现的初次剧烈头痛应该进行神经影像学检查（CT、MRI 或磁共振血管造影术）和脑脊液检查。可逆的部分性大脑血管收缩可能出现在没有颅内动脉瘤的原发性霹雳样头痛患者中。后部脑白质病发生时，特定的诊断包括大脑脉管炎、药物毒性（环孢素、硬膜内注射甲氨蝶呤/阿糖胞苷、伪麻黄碱、可卡因）、输血后反应、产后脑血管病。即使确定原发性霹雳样头痛的血管收缩能自发缓解，用尼莫地平也是有效的。

（七）睡眠性头痛

这种类型的头痛症状开始于睡眠后的几小时内。头痛持续时间从 15 分钟到 30 分钟不等，疼痛为中等程度，无显著特点，即使发作也是单侧的搏动性疼痛。患者抱怨无法入睡，只能在发作几个小时后醒着，一晚上最多发作 3 次。白天小睡时也能突然发生头痛。大多数患者是女性，发作通常在 60 岁以后。大多数头痛是双侧的，但也有可能是单侧的。通常没有畏光或畏声、恶心。在这种类型的头痛中主要的继发性因素为未很好控制的高血压，24 小时的血压监测被推荐用于发现这种情况。

睡眠性头痛的患者一般睡眠前使用锂碳酸盐，剂量为 200 ~ 600 mg。对不能耐受锂的患者来说，维拉帕米（160 mg）、美西麦角（1 ~ 4 mg 睡觉前剂量）是另一种选择治疗方法。在睡觉前 1 ~ 2 杯咖啡或口服 60 mg 咖啡因，对大概 1/3 的患者有效。病例报道提示夜间 5 mg 氟桂利嗪对睡眠性头痛有效。

第三章

脑血管疾病

脑血管病包括一系列常见的致残性疾病——缺血性卒中，出血性卒中和脑血管异常如颅内动脉瘤和动静脉畸形（AVMs）。在美国，每年脑血管病会引起约 200 000 人死亡，同时也是致残性疾病的主要原因。脑血管病的发病率随年龄而增长，发生卒中的人数随人口老龄化进程加速而增加，到 2030 年，卒中死亡率将翻 1 倍。许多脑血管病表现为突发的局灶性的神经系统缺损症状，患者像是"被上帝之手打了一样"。卒中，或者称脑血管病事件，定义为由于脑血管原因所致的突发神经功能缺损症状。因此，卒中的定义是从临床、实验室和头部影像学表现三方面定义的。由于脑实质和血管系统解剖关系复杂，因此卒中的临床表现多种多样。脑缺血是由于持续性的脑血流减少引起的，神经元由于缺乏葡萄糖，导致能量缺乏，几分钟内就开始出现神经功能缺损症状。如果血流停止持续超过几分钟，就会发生脑梗死或脑组织坏死。如果脑血流迅速恢复，脑组织会完全修复，患者表现为短暂的神经功能缺损症状，称为短暂性脑缺血发作（TIA）。TIA 的标准定义为，24 小时内所有的神经功能缺损症状和体征恢复，而不论是否存在神经影像学脑损伤的证据。但是，新的定义里，将有新发梗死灶的患者划分为缺血性卒中患者，而不论症状是否存在。由于系统性低血压（如心律失常、心肌梗死、出血性休克等）所致的广泛大脑血流减少，会导致晕厥。

如果持续性脑血流减少，会在颅内大动脉血流分布的交界区造成梗死。在许多严重的病例中，整体缺血缺氧会引起广泛的脑损伤，随后可能出现认知障碍，称为缺氧缺血性脑病。相反，局部缺血或梗死通常是由脑血管内血栓形成或来自心脏或远端血管的栓子栓塞所致。颅内出血是破裂血管的血液进入脑组织中或脑周围，由于占位效应、血液的毒性作用破坏神经元结构，或者颅内压增加，导致神经功能缺损症状。

脑血管病的时间依赖性治疗，如溶栓治疗，需要快速评估。脑血管病患者由于很少发生疼痛，或者患者不知道有异常发生（病感失认），因此急性卒中的患者不会自己寻找医疗帮助，通常由亲属或旁观者进行呼救。因此，应该向患者和亲属宣教，如果经历或发现以下任何一项突发情况，立即寻求急救医疗服务：一侧肢体感觉缺失和（或）肢体瘫痪（约 85% 的缺血性卒中患者有肢体瘫痪）；视觉或步态改变或说话或理解能力下降；突发剧烈头痛。

有许多原因可以出现类似于卒中的突发神经功能缺损症状，包括癫痫、颅内肿瘤、偏头痛、代谢性脑病。旁观者未见抽搐，可以排除癫痫，但是某些持续的没有强直阵挛行为的复杂部分性发作类似于卒中；脑肿瘤患者由于脑出血、癫痫、脑水肿，可以出现急性神经功能缺损症状。偏头痛的表现可能类似于卒中，甚至在既往无偏头痛病史的患者也会出现类似情况。当其发展为非头痛性偏头痛，诊断相对困难。既往无偏头痛病史，年龄超过 65 岁的患者可能出现非头痛性偏头痛。此时，感觉异常经常会很明显，类似于肢体瘫痪，感觉缺失症状会在几分钟之内扩展到另一侧肢体，类似于卒中。随着皮质病变超过血管分布范围或出现经典的视觉症状，如闪光暗点，更利于偏头痛的诊断。随时间进展，诊断会越来越困难，直到出现多次发作后，而不遗留症状或头颅 MRI 正常。代谢性脑病会产生波动性认知障碍，缺乏局灶性神经功能症状。但是，在卒中或脑损伤前，患者会有高热或脓毒血症，出现偏瘫，但是感染控制后，症状会迅速缓解。代谢过程可以提供此前功能缺损的诊断线索。

卒中一旦诊断，需进行脑影像检查，明确是缺血性还是出血性（图3-1）。如果是缺血性卒中，应立即使用纤溶酶原激活剂（rt-PA）或行血管内机械取栓术恢复血流灌注（见"治疗：急性缺血性卒中"）。第二选择是药物治疗减少并发症，随后是二级预防。对缺血性卒中，采取多种措施会有效减少所有卒中患者的卒中复发风险，但是，有些措施可能仅对特殊卒中患者有效，如心源性栓塞和颈动脉粥样硬化。出血性卒中，蛛网膜下隙出血（SAH）和高血压性脑出血是两大主要原因。

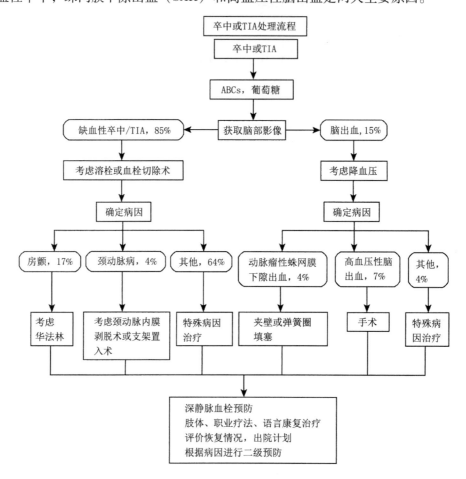

图 3-1　卒中和 TIA 患者药物管理

椭圆形代表诊断，矩形代表干预；百分数代表占整个卒中的比例。ABCs：气道、呼吸、循环；TIA：短暂性脑缺血发作

第一节　缺血性卒中

一、缺血性卒中的病理生理学

颅内血管急性堵塞时会引起脑组织的血流流急剧下降，血流减少的量取决于侧支循环的功能，依赖于患者的血管解剖、堵塞部位及系统血压。脑血流断流4~10分钟，会引起脑组织死亡；每100 g脑组织每分钟血流<18 mL会在1小时内引起脑梗死；每100 g脑组织每分钟血流<20 mL会引起脑缺血而非脑梗死，除非持续数小时或数天；如果血流在一定数目的细胞死亡之前恢复，患者仅会有短暂性的症状，这种临床症状称作TIA。梗死核心周围是功能可逆的缺血脑组织，称为缺血半暗带。缺血半暗带可以通过MRI或CT的灌注成像显示。如果血流增加，缺血半暗带最终会变成梗死区域，因此拯救缺血半暗带是血管再通治疗的目标。

发生局部脑梗死有两条不同通路（图3-2）：①坏死通路，由于细胞能量代谢衰竭，细胞骨架迅速破坏；②凋亡通路，细胞发生程序化死亡。缺血会使细胞缺氧缺糖，最终导致线粒体不能产生 ATP，而发生坏死。没有 ATP，细胞膜的离子泵停止工作，神经元去极化，导致细胞内钙离子超载。细胞去极化也会导致突触末端释放谷氨酸盐；过量的谷氨酸盐会通过激活突触后膜的谷氨酸盐受体，增加钙离子内流，产生细胞毒性。细胞膜脂质代谢和线粒体代谢障碍会产生大量自由基。自由基会破坏细胞膜和其他重要的细胞功能。轻度缺血，在缺血半暗带内发生细胞凋亡，致细胞几天或几周后死亡。发热与高血糖症［葡萄糖 > 11.1 mmol/L（200 mg/dL）］会加重脑缺血的损伤，所以要尽量控制发热和血糖，诱导低温疗法一直是卒中临床研究的热点。

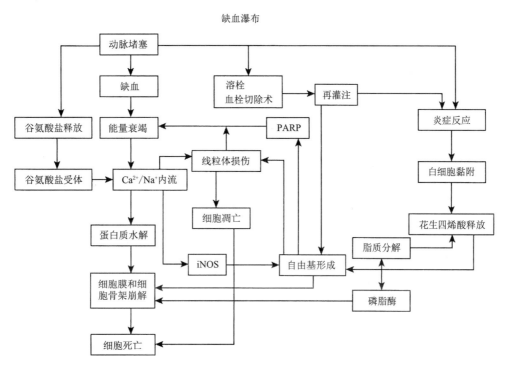

图 3-2 脑缺血瀑布的主要步骤

iNOS：诱生型一氧化氮合酶；PARP：多聚腺苷酸核糖聚合酶

二、缺血性卒中病因与发病机制

尽管急性缺血性卒中（AIS）的治疗不依赖于病因，但是确定病因是预防卒中复发的关键，尤其应该关注心房颤动和动脉粥样硬化，因为这会有助于制订卒中二级预防策略。临床表现和检查有助于确定病因或缩小病因范围。即使明智地使用实验室检查和影像学检查完成初步评估，近30%的卒中仍病因不明，除非通过特殊检查。

临床检查应该关注外周和颈部血管系统（颈动脉听诊杂音、血压、两臂之间压力比较）、心脏（心律失常、心脏杂音）、四肢（周围栓子）、视网膜［高血压、胆固醇栓子（Hollenhorst 斑块）］。完整的神经系统查体是为了确定卒中的部位。溶栓患者需要进行影像学检查，可以结合颈部或颅内 CTA 或 MRA 检查。对所有的患者均考虑完善以下检查：胸部 X 线片，心动图（ECG）、尿液检查，血细胞计数、红细胞沉降率（ESR）、电解质、尿素氮（BUN）、肌酐、血糖、血清梅毒检查，血脂、凝血酶原时间（PT）、部分凝血活酶时间（PTT）检查，这些检查十分有用。ECG 可能提示心律失常或近期心肌梗死（MI）的证据。

（一）心源性卒中

心源性卒中约占全部卒中的20%。心脏疾病导致的卒中通常是心房、心室壁或左心瓣膜的栓子脱落进入动脉系统。这些血栓可以迅速破裂或溶解，仅表现为 TIA，长时间动脉堵塞会导致卒中。栓塞性卒中常突然发病，神经功能缺陷瞬间达到高峰。长时间缺血恢复灌注后，会在缺血灶内形成出血点，常没有临床症状，应该与缺血性卒中病灶内脑出血相鉴别，后者会因血肿效应使神经功能缺损症状加重。

心源性栓子通常堵塞在大脑中动脉（MCA）、大脑后动脉（PCA）或它们的分支，很少出现在大脑前动脉（ACA）区域。如果栓子足够大堵塞 MCA 主干（3~4 mm）会导致大面积脑梗死，包括深部灰质、白质和部分皮质和皮质下白质。小栓子会堵塞在皮质小动脉或动脉穿支。血管流域内脑梗死的部位和大小取决于侧支循环范围。

心源性栓塞最重要的病因是非风湿性房颤（通常称为非瓣膜性房颤）、心肌梗死、人工心脏瓣膜、风湿性心脏病、缺血性心肌病。

非风湿性房颤是心源性栓塞最常见的病因。卒中机制假说为颤动的心房或心耳形成血栓导致栓塞。房颤患者每年卒中风险为 5%。卒中风险可以通过 CHADS2 评分进行评估。左心房扩大是心房栓子形成的额外危险因素。当风湿性心脏病存在明显的二尖瓣狭窄和心房颤动时常会引起缺血性卒中。近期心肌梗死是栓子的来源之一，尤其是透壁心肌梗死和前顶心室壁。研究发现，心肌梗死后预防性应用抗凝血药物能减少卒中风险。二尖瓣脱垂通常不是栓子来源，除非脱垂很严重。

当静脉栓子迁移到动脉系统时称为反常栓塞，通常通过未闭合的卵圆孔或缺损的房间隔。泡沫对比剂超声心动图（静脉注射含有气体的生理盐水，通过经胸或经食管超声心动图）能够发现右向左分流的通道，发现反常栓塞的通道。如果静脉注射含有气体的生理盐水，经颅多普勒检测 MCA 时监测到微泡，提示存在右向左分流的通道。如果该检查为阳性，而超声心动图未发现心脏分流时，应该考虑肺动静脉畸形可能。这两种方法均对检测右向左分流非常敏感。除了静脉栓子，脂肪栓、瘤栓、细菌性心内膜炎、空气栓子和婴儿出生时的羊水栓塞都有发生反常栓塞的可能。右向左分流作为卒中的一种病因受到质疑，尤其因为这种分流占人群的 15% 发生率。一些研究建议，仅在房间隔瘤时，发生反常栓塞的风险会增加。静脉源性栓子，尤其是深静脉血栓，可能在某个特殊病例中，证实了右向左分流的重要性。

细菌性心内膜炎会导致瓣膜赘生物形成脓毒性栓子。如果卒中患者表现出多发的症状和体征，那么细菌性心内膜炎的可能性比较大。此时可以发生微小梗死，而大的脓毒性梗死可能会形成脑脓肿或引起梗死部位出血，一般不用抗凝血药或溶栓治疗。细菌性栓子所致的感染性动脉瘤会导致 SAH 或颅内出血。

（二）动脉到动脉栓塞性卒中

动脉粥样硬化性斑块表面形成的血栓，可能栓塞颅内动脉形成动脉到动脉栓塞性脑梗死。很少情况下，病变血管形成血栓。不像心脏血管，动脉到动脉栓塞是引起脑缺血的主要血管机制，而不是局部形成血栓。任何病变血管都可能成为血栓来源，包括主动脉弓、颈总动脉、颈内动脉、椎动脉和基底动脉。颈动脉分叉处动脉粥样硬化是最常见的动脉到动脉栓子来源，特殊治疗能有效减少复发风险。

1. 颈动脉粥样硬化　颈动脉粥样硬化最常发生在颈总动脉分叉处和颈内动脉近心端。此外，颈动脉虹吸部（海绵窦内部分）也是动脉粥样硬化的好发部分。男性、高龄、高血压、糖尿病、高脂血症是颈动脉疾病及卒中的危险因素。颈动脉粥样硬化会导致约 10% 的缺血性卒中。

颈动脉疾病可根据是否具有症状和狭窄程度（狭窄程度是最狭窄部分与紧邻的远端颈内动脉的百分比）来划分。症状性颈动脉病是指在该颈动脉供血范围内发生过卒中或 TIA，发生卒中复发的危险性大于无症状性颈动脉狭窄，无症状性颈动脉狭窄无临床症状，往往于筛查中发现。动脉狭窄越重，卒中风险越大，但近乎闭塞的患者卒中风险低。

2. 其他动脉到动脉栓塞性卒中　颅内动脉粥样硬化可能通过栓子机制或其他病变血管血栓导致卒中发生。亚洲和非裔美国人多见。每年卒中再发风险为 15%，与未治疗的症状性颈动脉粥样硬化发生率相当。

3. 夹层　颈内动脉、椎动脉或 Willis 环外的动脉夹层是青年（年龄 <60 岁）栓塞性卒中的常见来源。夹层通常伴随疼痛，会发生在卒中前几小时或几天。颅外动脉外膜非常厚，夹层通常不会引起出血。颅内动脉外膜薄会发生 SAH，形成假性动脉瘤，需要紧急处理，预防破裂。无症状动脉夹层假性动脉瘤的治疗目前仍有争议。夹层原因通常不明，再发的可能性小。先天性结缔组织发育不全综合征

（Ehlers-Danlos）Ⅳ型、马方综合征、囊性中层坏死和肌纤维发育不良与动脉夹层有关。外伤（通常是机动车事故或运动损伤）会引起颈动脉或椎动脉夹层。脊柱推拿治疗与椎动脉夹层和卒中独立相关。许多夹层可以自愈，2 周后卒中和 TIA 不常见。尽管没有试验比较抗凝血药和抗血小板药物的疗效，但是许多医生急性期采用抗凝血药，有满意的血管再通之后换成抗血小板药。

（三）小血管性卒中

腔隙性梗死是指动脉粥样硬化性血栓或玻璃样病变堵塞脑内小动脉（30 ~ 300 μm）所致的梗死。小血管性卒中是指此类小穿支动脉闭塞，是目前推荐的术语。小血管性卒中约占所有卒中类型的 20%。

1. 病理生理学　MCA 主干，Willis 环的血管（A1 部分，前后交通动脉，P1 部分），椎 - 基底动脉，发出 30 ~ 300 μm 的分支，深入大脑或脑干灰质和白质。任何分支都可能因为起始部位粥样硬化或者脂质透明样变性增厚导致堵塞。这些血管血栓形成会引起小梗死，称为"腔梗"（尸检报告中的拉丁语，意思为液体湖）。直径在 3 mm ~ 2 cm。高血压和年龄是主要危险因素。

2. 临床表现　腔隙综合征的主要临床表现为：①单纯运动性偏瘫，内囊后肢或脑桥基底部梗死所致，面部、上下肢经常完全受累；②单纯感觉性卒中，丘脑腹侧梗死；③震颤性轻偏瘫，脑桥腹侧或内囊梗死；④构音障碍 - 手笨拙综合征，脑桥腹侧或内囊膝部梗死。

短暂性症状（小血管 TIA）可能预示着小血管梗死；可能一天发作几次，仅持续几分钟。小血管卒中的恢复比大血管卒中快且完全。但是在一些案例中，可能有严重的永久性残疾。联合抗栓治疗通常不会阻断最终脑梗死。

大血管源（栓塞性或血栓形成）最初可表现为小血管梗死，因此，在这类患者评估中，不能放弃寻找栓子的来源（颈动脉或心脏）。腔隙性脑梗死的二级预防包括危险因素控制，尤其是降压治疗。

（四）卒中少见原因

1. 高凝性疾病　最初会引起静脉血栓形成，因此可能会引起静脉窦血栓形成。蛋白 S 缺乏症和高同型半胱氨酸血症可能也会引起动脉血栓形成。系统性红斑狼疮性非典型疣状心内膜炎（Libman-Sacks 心内膜炎）是栓塞性卒中的病因之一。这些疾病（包括抗心磷脂抗体综合征）需要长期抗凝血治疗以预防卒中发生。

2. 侧窦、矢状窦或小的皮层静脉血栓形成　是口服避孕药、孕期或产后、炎性肠道病、颅内感染（脑膜炎）和脱水的常见并发症。也常见于实验室确定易栓症患者，包括红细胞增多症、镰状细胞性贫血、蛋白 C 和蛋白 S 缺乏、Ⅴ因子 Leiden 变异（抵抗活性蛋白 C）、抗凝血酶Ⅲ缺乏症、高同型半胱氨酸血症、凝血酶原 G20210 变异。口服避孕药且有凝血酶原 G20210 变异的女性患者发生静脉窦血栓的风险非常高。患者表现为头痛及局灶性神经功能体征（尤其是偏瘫）和癫痫。CT 成像一般正常，除非有颅内静脉出血。MR 或 CT 静脉成像或者传统的 X 线血管成像可以显示静脉窦闭塞情况。静脉窦血栓程度越严重，患者越容易表现出颅内压增高和昏迷。不论有无颅内出血，静脉注射肝素会降低发病率和死亡率，长期预后效果好。肝素能预防进一步的血栓形成，减少静脉高压和缺血。如果未发现潜在的高凝血药状态，临床医师会使用维生素 K 拮抗药 3 ~ 6 个月之后换成阿司匹林，这取决于静脉窦血栓再通的程度。如果确定是易栓症，抗凝药要长期使用。

3. 镰状细胞性贫血（SS 疾病）　是儿童卒中常见的原因。这种血红蛋白突变的纯合子携带者会在儿童时期出现卒中，经颅多普勒超声会表现为 MCAs 流速增快。MCAs 流速增快的儿童，通过积极的换血疗法会戏剧性地减少卒中的发生，如果此疗法停止，卒中风险会再次增加，同时伴有 MCAs 流速增快。

4. 肌纤维发育不良　会影响颈动脉，通常女性多发。颈动脉或椎动脉会表现多发的节段性狭窄和扩张，形成串珠样改变，堵塞往往不完全。常表现为无症状性或偶有杂音、TIA 或卒中。常累及肾动脉引起高血压，肌纤维发育不良的原因和自然史不明。仅当动脉狭窄非常严重或出现夹层时会表现为 TIA 或卒中。抗凝血药或抗血小板药可能有效。

5. 颞（巨细胞）动脉炎　老年人相对常见，主要累及颈外动脉系统，尤其是颞动脉，伴有巨细胞亚急性肉芽肿性炎症。眼动脉的分支睫状后动脉堵塞会导致单眼或双眼失明，糖皮质激素治疗有效。由于颈内动脉通常不会累及，所以甚少引起卒中发生。特发性巨细胞动脉炎会累及主动脉弓发出的大血管（Takayasu 动脉炎）而导致颈动脉或椎动脉血栓形成。该病很少发生在西方人群。

6. 坏死性（或肉芽肿性）动脉炎　可单独发生或者是广义上的结节性多动脉炎或肉芽肿性多血管炎（Wegener），累及颅内动脉的远端小分支（直径 < 2 mm），引起脑组织、视神经或脊髓小梗死。脑脊液（CSF）细胞数增多，蛋白水平升高。原发性神经系统血管炎比较少见，累及中小血管，没有系统性血管炎。鉴别诊断包括其他炎性原因所致的血管管径改变，包括感染（结核性、真菌性）、肉状瘤病、血管中心性淋巴瘤、脑膜癌病等；其他非炎性原因，如动脉粥样硬化性、栓塞、结缔组织病、血管痉挛、偏头痛相关的血管病变、药物原因等。一些病例于产后出现，有自限性。

7. 任何形式的血管病　可以隐匿进展，表现为白质灰质梗死、明显的头痛、认知功能低下。通常需要脑活检或高分辨率 X 线血管造影术。腰椎穿刺炎性结果支持炎性的原因。炎症确定后，有必要使用糖皮质激素、环磷酰胺等免疫抑制药抑制疾病进展。在免疫抑制治疗前，应该查找感染原因，如结核等。如果及时发现和治疗，则患者获益良好。

8. 药物　尤其是安非他命和可卡因，会引起卒中，尤其在急性高血压或药物诱导的血管病变的基础上。没有资料提供此种情况的治疗效果。苯丙醇胺与脑出血有关，可卡因和甲基苯丙胺可能与药物诱导的血管病变有关。Moyamoya 病（moyamoya 是日本语）目前了解很少，是一种主要累及颅内人血管，尤其是颈内动脉末端、MCA 和 ACA 主干的闭塞性非血管炎性疾病。豆纹动脉围绕闭塞部位建立良好的侧支循环，X 线血管造影表现为烟雾样改变。

9. 其他侧支循环　包括经软脑膜皮层支与头皮动脉间跨硬膜吻合支。该疾病主要发生在亚洲儿童或青年人，与动脉粥样硬化患者，尤其是合并糖尿病的患者表现相似。由于硬脑膜或软脑膜吻合支可以发生脑出血，所以抗凝风险高。扩张的豆纹动脉破裂可能导致脑实质出血；脑表面大血管可能逐渐堵塞，引起大动脉流域性脑卒中。颈外动脉和硬脑膜或 MCAs 旁路移植会预防脑卒中和脑出血。

10. 可逆性后部白质脑病　可发生在脑损伤、癫痫、偏头痛、拟交感神经药物使用、子痫、产后。病理生理机制不明，可能与广泛的大脑节段性血管收缩和脑水肿有关。患者主诉头痛，表现为波动性的神经功能缺损症状和体征，尤其是视觉症状。有时会出现脑梗死，但是典型的临床和影像学表现提示局部缺血完全可逆。MRI 表现典型，传统的 X 线血管造影可能有助于诊断。

11. 脑白质疏松症或脑室周围白质病变　是皮层下白质多发小血管性梗死。CT 或 MRI 都可见室周或放射冠的白质损伤，腔隙性脑梗死区也常见。该病的病理生理学基础是白质内小穿支动脉发生类似于慢性高血压所致的脂质透明变。有室周白质病变的患者可能出现皮层下痴呆综合征，取决于白质梗死的数量，降压治疗可以推迟或预防痴呆病程。

12. 伴皮质下梗死和白质脑病的常染色体显性遗传性的动脉病（CADASIL）　是一种遗传病，表现为小血管性卒中、进展性痴呆，MRI 表现为广泛对称性白质病变。大约 40% 患者有先兆性偏头痛，先兆表现为短暂性运动或感觉缺失。发病年龄常在 40 ~ 50 岁。由 Notch3 一个或多个基因突变，Notch3 属于高度保守的基因家族成员，特点是引起表皮生长因子在细胞外区域重复。其他单基因缺血性脑卒中综合征包括伴有皮质下梗死和白质脑病的常染色体隐性遗传性脑动脉病（CARASIL）及遗传性血管内皮细胞病、视网膜病变、肾病和卒中（HERNS）。Fabry 病会同时导致大血管病变和小血管性梗死，但机制不明。

13. 短暂性脑缺血发作（TIA）　具有脑梗死的症状，持续时间短暂，不超过 24 小时，但大部分持续时间 < 1 小时。TIA 的病因与缺血性卒中原因相似，但是 TIA 可能是卒中的先兆，是卒中的重要危险因素，应该单独考虑。TIA 可由栓子堵塞脑内血管，或颈内动脉的原位血栓形成。但是，15% ~ 50% 的 TIA 会发生脑梗死，尽管缺乏神经功能的症状和体征。TIA 的新定义与卒中的鉴别是有无新发梗死，而不论症状持续时间长短，但是大多数的研究标准基于时间的定义。

除了之后讨论的卒中症状，TIA 特殊的症状应该引起特别的注意。栓子堵塞一侧视网膜中央动脉时，会出现一过性黑蒙或短暂性的单眼盲。这可能提示颈动脉狭窄或局部眼动脉病变。

TIA 后 3 个月内发生卒中的风险为 10% ~ 15%，大部分在最初的 2 天内发生。这种风险可以用 AB-CD2 评分评估。因此，需要及时评估和治疗。由于卒中或 TIA 病因相同，因此对 TIA 的评估等同于卒中。TIA 的症状改善是溶栓的禁忌证。但是，在 TIA 后最初几天内卒中的风险很高，在正确判断收住入院的情况下如果发生卒中，就可能迅速给予 rt-PA 治疗大多数患者。TIA 后给予抗血小板聚集药物虽未检测过，但是很可能有效，并且推荐使用。目前 TIA 后给予抗血小板聚集药物以预防卒中的大型试验正在进行中。

三、卒中症状

详细的病史及体格检查可定位神经功能缺损的部位，如果该症状符合脑动脉供应范围，则导致该症状的责任病变基本确定。这种情况在患者表现为 TIA 而查体是正常时则尤为重要。如一个患者，主要表现为语言功能丧失和右侧偏盲，下一步需寻找左侧大脑中动脉栓子来源。若检查发现该患者右侧颈内动脉狭窄，则提示为无症状性颈动脉狭窄，则需进一步寻找其他病因。以下内容主要描述缺血性脑血管病对应的脑动脉供血区域的临床表现。卒中的症状可分为：①前循环大动脉卒中；②后循环大动脉卒中；③任意血管床病变所致的小动脉疾病。

（一）前循环卒中

颈内动脉及其分支组成颅内前循环血管。这些血管闭塞可由血管本身疾病所致（如动脉粥样硬化性或夹层）或由近端来源的栓子所堵塞。不同颅内大动脉闭塞可导致不同的临床征象。

1. 大脑中动脉闭塞　MCA 近端或某主要分支的闭塞栓塞（包括动脉 - 动脉栓塞、心源性栓塞或其他未知来源的栓子）可能性通常较动脉本身粥样硬化可能性大。MCA 近端的动脉粥样改变可以导致 MCA 远端区域栓塞，也可以导致更少见低流速 TIAs。软脑膜的侧支代偿可以减少 MCA 狭窄后出现临床症状。

MCA 皮质分支主要供应大脑半球外侧表面大部分区域，除了：①ACA 供应额极、额叶和顶叶上内侧条形区域；②PCA 供应颞叶下侧和枕极区域。

MCA 近端（M1 段）发出穿支（豆纹动脉）供应壳核、苍白球、内囊后肢、邻近的放射冠和尾状核大部分。在外侧裂，大部分患者的 MCA 可分为上干和下干（M2 段）。下干的主要分支供应顶叶下侧和颞叶的皮质，上干分支供应额叶和顶叶上部的皮层。

若患者 MCA 在其起始处出现闭塞（堵塞了皮层支和深穿支），同时远端侧支建立较少，患者的临床表现为偏瘫、偏身感觉障碍和偏盲，在发病后的 1 ~ 2 天可出现凝视同侧，面瘫导致构音障碍。当优势半球受累时，患者可表现为完全性失语。当为非优势半球受累时，患者可表现为病感失认、结构性失用和忽视。

完全的 MCA 综合征最常见于动脉主干的闭塞。皮层的侧支血流和动脉供应范围的不同导致很多局灶性症状的出现。局灶性神经功能缺损的症状还可见于栓子进入 MCA 近端而未完全栓塞的 MCA、堵塞 MCA 远端分支，或栓塞破裂转移到远端。

由于栓子堵塞单一血管分支所致的局灶性神经功能缺损症状包括手或上肢和手单侧无力（分支症状），或面部无力伴有非流利失语（Broca 失语），伴或不伴肢体无力（额叶症状）。同时出现感觉障碍、肢体无力、非流利性失语的患者通常提示栓子堵塞 MCA 上干近端，存在较大面积额叶和顶叶皮层梗死。如果患者出现流利性失语（Wernicke 失语）但无肢体无力的表现，通过提示优势半球 MCA 下干供应的后部（颞叶皮质）受累。以不能理解书写及说话为显著表现时，通常伴有对侧上 1/4 象限的偏盲。偏侧忽视或空间认识不能但不伴肢体无力通常提示非优势半球 MCA 下干受累。

豆纹动脉闭塞导致内囊区域的小血管卒中（腔隙性脑梗死），表现为对侧纯运动性卒中或感觉 - 运动性卒中；内囊膝部向后部缺血先后导致面瘫、上肢无力、下肢无力，也可以主要表现为对侧手共济失调和构音困难（笨拙手、构音困难腔隙综合征）；苍白球和壳核受累很少有临床症状，但是有帕金森综合征和偏侧投掷症的报道。

2. 大脑前动脉（ACA）闭塞　ACA 可分为两段，交通前段即 A1 段（连接颈内动脉和前交通动脉）

和交通后段 A2 段（ACA 远端血流）。A1 段发出数条深穿支供应内囊前肢、前穿肢、杏仁核、下丘脑前部和尾状核头的下部。

ACA 近端闭塞的患者可无症状，血流可通过前交通动脉和来自 MCA、PCA 的侧支动脉进行代偿。单纯 A2 段闭塞导致对侧症状出现。若患者双侧 A2 段均来源于同一大脑前动脉主干（A1 段共干），闭塞可引起双侧症状。患者可表现为显著的意志缺失（言语及运动反应延迟）、偏瘫或四肢轻瘫伴双侧锥体束征和尿失禁。

3. 脉络膜前动脉闭塞　该动脉来源于颈内动脉，供应内囊后肢和后外侧白质，该部分通过膝距束纤维。脉络膜前动脉闭塞的全部症状主要包括对侧偏瘫、偏身感觉障碍（偏身感觉减退）和偏盲。但是，该部分的血液供应还来源于 MCA 深穿支、后交通动脉和脉络膜后动脉，可以出现轻微局灶性神经功能缺失的症状，通常恢复较快。脉络膜前动脉的血栓通过来源于血管的原位血栓形成，颈内动脉动脉瘤外科夹闭术过程中该血管容易受损导致医源性闭塞。

4. 颈内动脉（ICA）闭塞　颈内动脉闭塞的症状多种多样，其表现取决于导致缺血的机制，如栓塞、原位栓子或低灌注。最常见的受累部位是 MCA 供血区域的皮质。Willis 环完整的患者常无症状。若栓子从颈内动脉进入 MCA，表现出的症状与 MCA 闭塞类似（见前面所述）。有时还可表现为皮质和深部白质大面积梗死。若栓子堵塞颈内动脉末端——ACA 和 MCA 的起始处，患者可表现为意志缺失或木僵，并伴有偏瘫、偏身感觉障碍、失语或痛觉缺失。若 PCA 起源于颈内动脉（称为胚胎性大脑后动脉），则 ICA 闭塞后还可出现相应 PCA 供应区域的症状。

颈内动脉除供血同侧大脑外，还发出眼动脉供应视神经和视网膜。约 25% 的症状性颈内动脉疾病患者可出现频繁发作的短暂性黑蒙。患者通常主诉在视野出现水平阴影升起和落下。该类患者还可主诉患侧眼睛视物模糊，或上半或下半视野缺损。大部分患者的症状持续数分钟，少数患者在 TIA 或脑梗死时出现眼动脉或视网膜中央动脉缺血或梗死。高调且能持续到舒张期的颈动脉杂音提示严重的狭窄，随着狭窄程度逐渐增加，远端血流逐渐减少，杂音逐渐减弱，如血管完全闭塞杂音则完全消失。

5. 颈总动脉闭塞　颈内动脉闭塞的所有症状和体征均可出现在颈内动脉闭塞的患者。颈外动脉的低血流量可能导致下肢跛行。双侧颈总动脉起始处出现闭塞可能是由于大动脉炎所致。

（二）后循环卒中

后循环由成对的椎动脉、基底动脉及成对的大脑后动脉组成。椎动脉在脑桥延髓交界处会合形成基底动脉。基底动脉在脚间窝分为两条大脑后动脉。这些主要动脉发出长短旋支及更小的深穿支供应小脑、延髓、脑桥、中脑、丘脑底部、丘脑、海马及内侧颞叶和枕叶。各支血管的闭塞产生各自特有的综合征。

1. 大脑后动脉闭塞　对于 75% 的患者，双侧 PCAs 来源于基底动脉分叉处。20% 的患者通过后交通动脉来源于同侧颈内动脉，约有 5% 的患者 PCA 均来源于同侧颈内动脉。

PCA 综合征主要是由于基底动脉顶端动脉粥样硬化性血栓形成或栓子脱落堵塞该部位引起。后循环疾病还可由于椎动脉夹层或肌纤维发育不良所致。

PCA 闭锁可引起两大类临床综合征：①P1 综合征，即中脑、下丘脑和丘脑综合征，该综合征是由于 PCA P1 近端及其深穿支病变所致（丘脑膝状体动脉、Percheron 动脉、脉络膜后动脉）；②P2 综合征，病灶在颞叶和枕叶皮质，由于 PCA P2 段远端闭塞所致。

2. P1 段综合征　梗死通常发生在同侧下丘脑、内侧丘脑、同侧大脑脚和中脑。患者可能出现第 Ⅲ 对脑神经麻痹伴对侧共济失调（Claude 综合征）或伴对侧偏瘫（Weber 综合征）。共济失调是由于红核或齿状核 - 红核 - 丘脑受累。若下丘脑核团受累，可表现为单侧的偏身投掷。Percheron 动脉闭塞可表现为向上凝视和嗜睡。双侧 PCA 近端闭塞可出现中脑、下丘脑的缺血梗死灶，患者可表现为昏迷、对光反射消失、双侧锥体束征和去大脑强直。

丘脑穿通动脉和丘脑膝状体动脉闭塞可表现为丘脑或丘脑内囊区域腔隙性梗死灶。丘脑综合征主要包含对侧偏身感觉障碍，随后出现偏身极其痛苦的灼烧样疼痛。该症状持续且对镇痛药反应较差。抗惊厥药（卡马西平或加巴喷丁）或三环类抗抑郁药可能有效。

3. P2 综合征　PCA 远端闭塞可能导致颞叶内侧和枕叶梗死灶。常表现为对侧同向性偏盲伴黄斑回避。通常仅上象限视野缺损受累。若视觉区域受累或仅有距状沟受累，该患者可意识到视野缺损。颞叶内侧和海马区域受累可引起急性记忆下降，特别是优势半球受累时常见。因为记忆存在双侧功能区，该症状通常能够恢复。若优势半球受累，病灶累及胼胝体压部，患者可表现为失读症但无失写症。该类患者还可能出现面容失认、物体失认、数学符号失认、颜色失认和命名性失语，甚至在不累及胼胝体的患者也可出现上述表现。大脑后动脉闭塞的患者可出现大脑脚幻觉综合征（颜色和物体的视幻觉）。

双侧 PCAs 梗死可出现皮质盲（全盲，但对光反射仍存在）。该类患者通常意识不到失明或不承认失明（Anton 综合征）。视觉区的微小病灶仍可能存在，但是该类患者可能称视野缺损，可能由尚保存的视野所代偿。较少见的是，患者仅周边视野缺损，但中央视野仍保存，成为"管状视野"。双侧视觉区受累可能导致 Balint 综合征，患者扫视周围环境异常，通常是由于 PCA 和 MCA 交界分水岭区低血流量梗死导致，如心搏骤停后。患者即便在凝视其他物体情况下，仍持续出现先前视觉图像数分钟（视觉存留），或不能合成完整的图像（画片动作失认）。栓子堵塞基底动脉顶端可能出现中央或周围区域的部分或全部症状。最典型的表现是双侧症状，包括眼睑下垂、双侧瞳孔不对称、对光反射消失或嗜睡。

4. 椎动脉和小脑后下动脉闭塞　椎动脉右侧起始于无名动脉，左侧起源于左侧锁骨下动脉，可分为 4 段，V1 段自椎动脉起始处至第 6 段或第 7 段横突孔，V2 段穿自 C_6 段至 C_2 段横突孔，V3 段穿寰椎横突孔绕寰椎弓经枕骨大孔穿过硬脑膜，V4 段是 V3 后与对侧椎动脉合并成基底动脉前这一部分。仅 V4 段发出分支供给脑干和小脑的血供。小脑后下动脉（PICA）在其近端供应延髓外侧，远端分支供应小脑的下侧面。

血管动脉粥样硬化易累及 V1 段和 V4 段。V1 段起始处病变可导致后循环栓子形成，来源于对侧椎动脉、颈升动脉、甲状颈干或枕动脉的侧支血流通常可以提供足够血流，可抑制低灌注性 TIA 或卒中。若一侧椎动脉起始处不通，另一侧椎动脉起始处出现动脉粥样硬化性改变，此时即使出现基底动脉血液逆流至椎动脉的侧支循环，仍不能满足相应的供血。此时患者可出现低灌注性 TIAs，出现持续头晕、眩晕或交叉瘫，此时也易形成血栓。V4 段远端的疾病能够加速血栓形成，导致基底动脉栓塞或血栓发展到基底动脉。椎动脉在 PICA 起始处近心端狭窄能影响延髓外侧和小脑半球后下部分。

椎动脉起始处近心端的锁骨下动脉闭塞，会导致同侧椎动脉反向血流。同侧上肢活动可能引起椎动脉供血需求增加，产生后循环短暂性脑缺血发作，或称为"锁骨下动脉盗血"。

虽然动脉粥样硬化很少累及椎动脉第 2 段和第 3 段，但这部分更容易出现夹层、肌纤维发育不良，或偶见椎间孔内骨刺压迫椎动脉产生症状。

V4 段原位血栓形成或栓塞可能引起延髓外侧的缺血。可出现眩晕、同侧面部和对侧肢体麻木、复视、声嘶、构音障碍、吞咽困难、同侧 Horner 征，被称为"延髓背外侧综合征"，也称为"Wallenberg 综合征"。大部分病例来源于同侧的椎动脉闭塞，也有部分来源于 PICA 闭塞。椎动脉的延髓穿支闭塞或 PICA 闭塞可出现部分症状。偏瘫不是椎动脉闭塞典型的表现，但是，四肢瘫可能是由于脊髓前动脉闭塞所致。

也有少部分患者发生为延髓内侧综合征，主要表现为锥体束征、对侧上下肢偏瘫，但无面瘫的表现。但若内侧丘系与舌下神经纤维受累可出现对侧关节位置觉的消失和同侧舌无力。

小脑梗死后伴水肿形成可导致患者出现突然的呼吸暂停，可能是由于颅后窝压力增高所致。眩晕、巴氏征、共济失调和双侧无力的症状可能不出现，或者在呼吸暂停前迅速短暂出现。步态不稳、头痛、头晕、恶心和呕吐可能是唯一的早期症状，出现这些表现时需提高警惕，下一步处理可能需要神经外科行减压术，术后通常预后较好。这些症状与病毒性迷路炎不好鉴别，但是头痛、颈强直、单侧辨距不良需高度怀疑卒中。

5. 基底动脉闭塞　基底动脉分支主要供应脑桥基底部、小脑上部，然后发出 3 组分支：①旁中央支，为 7~10 支，供应脑桥中线两侧的楔形部分；②短旋支，5~7 支，供应脑桥外侧 2/3、小脑中脚和上脚；③双侧长旋支（小脑上动脉和小脑前下动脉），环绕脑桥供应小脑半球。

基底动脉任何部分均可发生动脉粥样硬化改变，但最常见的部位仍是基底动脉近心段和椎动脉的远端。典型的动脉硬化斑块发生在基底动脉近心段和单侧或双侧椎动脉。临床表现多样，主要取决于是否存在来源于后交通动脉的反向侧支血流。也有少见的情况，一侧椎动脉夹层累及基底动脉，这取决于真假腔的位置，可出现多发穿支动脉卒中。

虽然动脉粥样硬化斑块偶尔导致基底动脉远端出现闭塞，但来自心脏或椎动脉近端或基底部分的栓子可能引起"基底动脉尖"综合征。

由于脑干相邻的位置包含多个结构，因此脑干梗死的患者可表现出多种多样的临床表现，可出现累及皮质脊髓束、皮质脑干束、上行感觉传导通路和脑神经核团的表现。

基底动脉供血区域出现短暂性缺血或梗死后的症状通常不能直接鉴别是基底动脉本身或是其某个分支的病变，但是其特征具有急需干预处理的强烈指征。基底动脉完全闭塞后出现双侧长纤维束（感觉和运动）受累，并伴有脑神经和小脑功能缺失的症状和体征。闭锁状态是指意识保留，但出现四肢瘫和脑神经麻痹的症状和体征，主要是脑干和低位中脑缺血梗死后导致的。治疗的目标是在恶性梗死发生前识别即将发生的基底动脉闭塞。连续出现的 TIA 症状、缓慢进展且症状波动的卒中多有较显著的意义，通常为椎动脉远端或基底动脉近端动脉粥样硬化血栓闭塞的先兆。

基底动脉近心段供血分布区的 TIA 症状通过产生眩晕（患者通常描述为摇晃不稳、头晕目眩、身体移动、站立不稳或头昏沉感）提示。其他提示为基底动脉血管的症状还包括复视、构音障碍、面部或口周麻木和偏身感觉障碍。通常，基底动脉分支 TIAS 通常累及脑干单侧，但基底动脉主干 TIAs 通常表现为双侧症状，但偏瘫仍被认为是基底动脉闭塞先兆的症状。大部分 TIAs 患者，是否为短程（5～30分钟）、反复发作、一天发作数次，则预示基底动脉或基底动脉某一个分支是否要闭塞。该发作类型通常提示间断脑供血不足。较多神经科医师采用肝素治疗用于预防血栓进展。

动脉粥样硬化斑块导致的基底动脉闭塞性脑干梗死通常引起脑干双侧症状。凝视麻痹或核间性眼肌麻痹伴同侧的偏瘫可能是双侧脑干缺血的唯一征象。更常见的是，脑干缺血的症状通常表现出不匹配的体征。基底动脉完全闭塞可引起较高的死亡率。

基底动脉分支的闭塞通常引起单侧的症状和体征，可累及运动、感觉和脑神经。若患者症状持续为单侧的表现，则患者出现基底动脉完全闭塞的可能性会降低。

小脑上动脉闭塞可导致严重的同侧小脑性共济失调，表现为恶心、呕吐、构音障碍，对侧肢体、躯干和面部（累及脊髓丘脑束和三叉丘系）痛觉和温度觉消失。部分性耳聋、单侧上肢共济失调性颤抖、Horner 征、上腭肌阵挛较为少见。部分性综合征常可出现。梗死面积大、水肿和容积效应可能导致中脑受压，出现脑积水，症状可能会迅速进展加重。此时神经外科干预对该类患者可能是保命的治疗策略。

小脑前下动脉闭塞后产生的梗死症状通常多样，主要由于动脉粗细及其供血区域的差异导致，通常与 PICA 供应范围不同。其核心症状主要包括：①单侧耳聋、面肌无力、眩晕、恶心、呕吐、眼球震颤、耳鸣、小脑性共济失调、Horner 征、共轭性侧向凝视麻痹；②对侧偏身痛觉和温度觉丧失。闭塞位于动脉的起始段可能出现皮质脊髓束的体征。

基底动脉的某一短旋支发生闭塞后可导致脑桥外 2/3 和小脑中、上脚部位出现梗死，而闭塞位于旁中央支可出现中脑单侧近中线楔形梗死。

四、影像学检查

（一）CT 扫描

CT 可诊断或排除出血性脑卒中，也可诊断脑实质外出血、脑脓肿、占位或其他类似卒中的疾病。颅脑 CT 在脑梗死最初几小时内可表现为正常，其在 24～48 小时梗死灶仍可表现得不明显。由于骨头伪影，CT 不能显示后循环小梗死，皮质的小病灶仍可能被漏诊。

增强 CT 可增加亚急性期梗死灶诊断的敏感性，并可显示静脉系统的结构。随着新一代多排 CT 出现、静脉注入造影剂，CT 血管造影（CTA）可在一个序列对颈动脉、颅内动脉、颅内静脉、主动脉弓甚至冠状动脉显影。该方法使得诊断颈动脉和颅内动脉病变更容易。静脉注入造影剂后，由于血管闭塞后导致的脑组织低灌注也可被显示出来，可用于预测缺血性脑组织和可能出现梗死的危险脑组织（也就是通常所说的"缺血半暗带"，见"缺血性脑卒中病理生理"）。CT 扫描对 SAH 的诊断同样敏感（即使单靠 CT 检查不能除外 SAH），且 CTA 可迅速确诊颅内动脉瘤。非增强 CT 由于其检查的迅速性及广泛性，作为诊断急性缺血性卒中的选择，且 CTA 和 CTP 也作为诊断缺血性卒中的有效且便捷的手段。

（二）MRI

MRI 对诊断全脑缺血脑组织的范围及位置较为敏感，包括颅后窝和皮质梗死。MRI 还可有助于确诊颅内出血及其他的异常，但对新鲜的出血不如 CT 诊断敏感。高场强的核磁诊断更为可靠且更准确。弥散加权序列（DWI）对诊断早期梗死灶较常规 MRI 序列和 CT 更为敏感，在水抑制反转序列（FLAIR）同样敏感。在静脉使用钆造影剂后，磁灌注成像也可获得。磁灌注上显示低灌注但是在 DWI 序列未见明显异常的脑组织也可被认为是缺血半暗带组织（缺血性脑组织的病理生理章节），若患者显示大面积的低灌注区，则提示这个患者可能是急性期血管重建治疗更大的获益者。MRI 对诊断颈内动脉颅外段血管狭窄及颅内大血管狭窄具有较高的敏感性。随着狭窄程度升高，与常规的 X 线照相相比，MRI 对诊断血管狭窄程度可能出现过度估计。核磁上脂肪显像是诊断颅外或颅内段动脉夹层的一个特殊序列，它通过显示夹层血管壁内聚集血块进行诊断。

MRI 对急性出血性疾病较 CT 相比敏感性较差，且费用较高、费时及阅读难度较差。幽闭恐惧症的患者也不能进行该项检查。大部分急性期卒中治疗方案首选 CT 也是因为核磁的这些缺陷。但是，对于急性期以外的脑卒中患者，磁共振可更加清晰地显示受损脑组织的范围，并能分辨脑梗死的急性期病灶和陈旧性病灶。MRI 可能对 TIA 的患者更为有效，能更好地确诊新发梗死灶，对可能出现的卒中有更强的预测价值。

（三）脑血管造影

传统的脑血管造影是确诊和评估脑动脉粥样硬化性狭窄程度的金标准，也可评估和判断其他病因，包括动脉瘤、血管痉挛、动脉内膜血栓、肌纤维发育不良、动静脉瘘、血管炎和脑血管的侧支代偿。目前进展迅速的血管内操作，在颅内动脉血管内使用支架，在狭窄区域内给予球囊扩张，通过弹簧圈栓塞颅内动脉瘤，通过机械取栓装置开通急性缺血性卒中责任血管。一些随机对照研究结果显示，在急性期 MCA 闭塞的缺血性卒中患者中，使用血管内取栓装置可明显提高患者血管再通率，改善患者 90 天的临床预后。在美国和欧洲国家，血管造影连同血管内再通治疗已成为一个常规的治疗手段，且该项技术在日本也将很快得到普及。掌握该项技术的中心被认作是"综合性的卒中中心"，与传统的仅可以进行静脉 rt-PA 溶栓但不可行血管内治疗的初级卒中单元不同。但是传统的血管造影可增加动脉的风险、腹股沟出血的风险、栓塞性卒中和肾衰竭的风险，所以该项检查应是在其他无创检查不能获得良好效果的前提下进行。

颈内动脉起始段的狭窄可通过 B 超和颈部多普勒超声检查技术（双功超声）进行诊断和评估。经颅多普勒超声（TCD）在评估 MCA、ACA、PCA 血流和椎－基底动脉血流时是有用的。该项检查可用于诊断颅内大动脉狭窄，因狭窄可增加收缩期血流流速。而且，TCD 可在 rt-PA 静脉溶栓后辅助溶栓和改善大动脉再通的概率，这项技术疗效是目前研究的课题。在很多情况下，MRA 联合颈动脉超声和经颅多普勒超声检查来确定传统血管造影评估血管狭窄的必须性。在急性卒中的初期也可选择包含整个颅内和颈部血管的 CTA 检查。除非是心源性的卒中，大部分临床上的卒中可通过该项检查进行明确诊断。

（四）灌注技术

氙气技术（特别是氙气 CT）和 PET 检查可用于评估脑血容量。这些手段一般仅用于研究，但在诊断颅内动脉狭窄程度和计划血管重建治疗的患者意义较大。单电子发射计算机扫描技术（SPECT）和 MRI 灌注（MRP）可判断相对脑血容量。自从 CT 用于急性缺血性卒中的最初诊断技术后，部分中心采用 CTA 和 CTP 联合平扫 CT 对急性缺血性卒中进行评估。CTP 技术增加诊断缺血的敏感性，且可以用于判定半暗带组织；或者 MR 灌注联合 MRI DWI 系列判断缺血性半暗带，也就是两个序列的不匹配区。对急性缺血性卒中患者，通过判断缺血半暗带，能够明智地选择出接受急性干预（包括行溶栓、取栓及干预性的神经保护）可以获益的患者。

五、治疗

（一）卒中/TIA 的一级预防和二级预防

1. 一般原则　许多内科和外科干预及生活方式的改变，可用于预防卒中。因为它们成本低和风险小，其中的一些可以被广泛应用；其他方法则昂贵而且有重大风险，但对经筛选的高危患者有效。识别和管理可控的风险因素是最佳的策略，可以大幅减少卒中的负担和发生卒中的总人数。

2. 动脉粥样硬化的危险因素　高龄、血栓性卒中家族史、糖尿病、高血压、吸烟、胆固醇异常［特别是高密度脂蛋白胆固醇（HDL）低和（或）低密度脂蛋白胆固醇（LDL）高］及其他因素被证明或疑似缺血性卒中的风险因素，主要由于它们跟动脉粥样硬化相关。既往有卒中或 TIA 的患者发生再次卒中的风险更大。许多心脏情况会导致卒中，包括心房颤动和近期的心肌梗死。口服避孕药和激素替代疗法会增加卒中风险，某些遗传性和获得性高凝血状态易发卒中。高血压是最重要的危险因素，一般来说，所有的高血压都应该治疗。已知的脑血管疾病的存在不是降压达标的禁忌证。此外，治疗老年收缩期高血压会使患者获益。将血压降至传统高血压定义以下，能更加明显地降低卒中风险。尤其是噻嗪类利尿药和血管紧张素转化酶抑制药类降压药。

数项试验已经证实他汀类药物能降低卒中危险，甚至对低密度脂蛋白胆固醇不高或高密度脂蛋白胆固醇不低的患者也有效。强化降低胆固醇水平（SPARCL）预防卒中的试验证实，能明显降低近期患卒中或 TIA 患者的卒中再发风险，规定的阿托伐他汀每日 80 mg。初级预防试验中他汀类药物预防效果提示：瑞舒伐他汀干预研究评估（JUPITER），发现患者日常使用此他汀会降低 C 反应蛋白升高所引起的 LDL（<130 mg/dL）升高，初次卒中风险减少 51%（危害比 0.49，$P = 0.004$），没有增加颅内出血的发生率。因此，所有既往患缺血性卒中的患者应该考虑使用他汀类药物。应该禁止所有患者吸烟。2 型糖尿病患者严格控制血糖能降低卒中、心肌梗死和其他死亡风险，但目前没有能够提示降低卒中风险的充分研究证据。使用他汀类药物和吡格列酮，更积极的血压控制对预防卒中是有效的。

3. 抗血小板药物　抗血小板药物通过抑制动脉内的血小板聚集物的形成可预防动脉粥样硬化血栓形成事件，包括 TIA 和卒中。血小板聚集物可形成于病变动脉，诱导血栓形成，阻塞动脉或栓塞远端循环。抗血小板药物包括阿司匹林、氯吡格雷等，阿司匹林与缓释双嘧达莫复方制剂最常用于这一目的。噻氯匹定由于其不良反应，大部分已被弃用，但也可以用作替代氯吡格雷。

阿司匹林是研究最广泛的抗血小板药。阿司匹林会使血小板环氧化酶乙酰化，不可逆地抑制血小板内血栓素 A_2 的形成，血栓素 A_2 能够引起血小板聚集和血管收缩。这种效果是持久性的，持续 8 天（血小板的通常寿命）。矛盾的是，阿司匹林也会抑制内皮细胞的前列环素（一种抗血小板聚集和血管舒张的前列腺素），这种效果是短暂的。血液中阿司匹林一旦被清除，有核内皮细胞就会产生前列环素。低剂量阿司匹林每天 1 次会抑制血小板产生血栓素 A_2，而不会抑制前列环素的形成。没有证据证明高剂量阿司匹林比低剂量阿司匹林更有效，广泛推荐每日阿司匹林 50~325 mg 预防卒中发生。

噻氯匹定和氯吡格雷能阻止血小板的腺苷二磷酸（ADP）受体，从而防止糖蛋白Ⅱb/Ⅲa 受体激活所产生的瀑布反应，即纤维蛋白原结合到血小板，导致血小板聚集。噻氯匹定比阿司匹林更有效，但是，它的缺点是会引起腹泻、皮疹，少数情况下，还会引起中性粒细胞减少和血栓性血小板减少性紫癜。氯吡格雷很少引起血栓性血小板减少性紫癜，不会引起中性粒细胞减少。

双嘧达莫是一种抗血小板药，抑制各类细胞吸收腺苷酸，包括血管内皮细胞。累积的腺苷是聚集的一种抑制药，至少一部分通过其对血小板和血管壁磷酸二酯酶的作用。双嘧达莫还会增强内皮产生的前列环素和一氧化氮的抗聚集作用，抑制血小板的磷酸二酯酶，促进循环中 AMP 降解。循环中 AMP 的升高会抑制血小板聚集。双嘧达莫吸收不规律，双嘧达莫缓释片 200 mg 加 25 mg 阿司匹林新配方，口服生物利用度更好。双嘧达莫的主要不良反应是头痛。推荐双嘧达莫缓释片联合阿司匹林治疗卒中患者。

许多大型临床试验已经清楚地表明，大多数抗血小板药物能降低有动脉粥样硬化危险患者动脉粥样硬化性血管事件的所有风险（即缺血性卒中、心肌梗死和全因血管死亡）。非致死性卒中风险降低

25%～30%，所有血管事件降低约25%。风险降低变化非常大，依赖于个体风险。卒中风险低的患者也表现相似风险降低，但其风险可能是太低，获益没有意义。相反，每年血管事件风险10%～15%的患者风险降低7.5%～11%。

阿司匹林便宜，可以使用低剂量，并且可以推荐给所有的成年人，以预防卒中和心肌梗死发生。然而，它会引起上腹部不适、胃溃疡和胃肠道出血，可能是无症状性的，也可能会危及生命。因此，并不是每个40岁或50岁的成年人都被建议规律服用阿司匹林，因为动脉粥样硬化卒中风险很低，被阿司匹林的不良反应抵消。反之，每一位既往有动脉粥样硬化性卒中或TIA且无禁忌证的患者应该规律服用抗血小板药，因为再次发生卒中年风险率是8%～10%；另一小部分患者可能出现心肌梗死或血管性死亡，显然，获益的可能性远远大于治疗的风险。

抗血小板药和剂量的选择必须平衡卒中的风险，预期获益，以及治疗的风险和费用。然而，没有明确的数据，观点各不相同。许多权威人士认为低剂量（每日30～75 mg）和高剂量（每日650～1 300 mg）的阿司匹林是等效的。有学者主张低剂量使用避免产生不良反应，以避免不利影响，但是还有学者主张使用高剂量，以争取最大获益。北美大多数医生推荐每日81～325 mg，而大多数欧洲学者推荐每日50～100 mg。氯吡格雷或双嘧达莫缓释片加阿司匹林逐渐被推荐为二级预防的一线药物。同样地，阿司匹林、氯吡格雷或双嘧达莫加阿司匹林的选择要平衡这一事实，后者比阿司匹林更有效但成本高，这很可能影响患者的长期依从性。因为缺乏数据，使用抗血小板聚集的研究采用阿司匹林是有争议的。

4. 抗凝血治疗和栓塞性卒中　多项研究显示，慢性非瓣膜（非风湿性）性房颤患者抗凝血（INR值为2～3）治疗可以预防脑卒中，且是安全的。对于一级预防和既往有卒中或TIA的患者，使用维生素K拮抗药抗凝血能减少卒中风险67%，远远超过每年1%～3%的出血风险。最近一项随机试验比较了新型口服凝血酶抑制药达比加群与维生素K拮抗药在非瓣膜性房颤患者中预防卒中或全身性栓塞的作用。有两种剂量的达比加群，每日110 mg和每日150 mg，达比加群的两种剂量对预防二次卒中和全身栓塞的作用不劣于维生素K拮抗药，较高剂量者更优。低剂量者的达比加群比维生素K拮抗药的主要出血率较低。此药携带更方便，因为不需要血液监测滴定药物剂量，口服摄取维生素K不影响它的疗效。对于不能口服抗凝血药的患者，房颤氯吡格雷试验与厄贝沙坦预防血管事件（ACTIVE-A）试验，比较了氯吡格雷联合阿司匹林和单用阿司匹林的疗效。氯吡格雷联合阿司匹林比单独阿司匹林在预防血管事件中更有效，主要是预防卒中更有效，但会增加主要出血风险（相对危险度1.57，$P < 0.001$）。

一级预防使用抗凝血治疗取决于风险因素。不论是否有其他危险因素，如果既往有TIA或卒中病史的患者则不能使用抗凝血药。在隐源性卒中患者，这种风险因素很重要，很多临床医生会进行扩展动态心电监测，以监测到间歇性心房颤动。因为间歇性心房颤动的发现，会将治疗转向长期口服抗凝药。

由于未经治疗的风湿性心脏病伴心房颤动的患者每年发生卒中风险很高，目前尚无卒中一级预防的双盲研究，这些患者应接受长期抗凝治疗。

抗凝治疗也能减少急性心肌梗死的脑栓塞风险。当出现前Q波心肌梗死、严重的左心功能不全、充血性心力衰竭、附壁血栓或心房颤动时，大多数临床医生推荐3个月的抗凝治疗。如果心房颤动持续存在，则推荐长期使用维生素K拮抗药。

栓塞性卒中是人工心脏瓣膜植入最严重的并发症。根据人工瓣膜的类型和部位，决定抗凝和（或）抗血小板治疗的强度。

如果不能消除栓子来源，尚不能确定大多数情况应服用抗凝药物。许多神经病学家对使用抗凝药失败的患者（如有卒中或TIA复发），推荐抗血小板与抗凝药联合治疗。

5. 抗凝治疗和非心源性卒中　无论颅内或颅外脑血管病变，不推荐长期使用维生素K拮抗药预防动脉粥样硬化性卒中。在华法林阿司匹林再发卒中研究（WARSS）中发现，华法林（INR为1.4～2.8）在卒中二级预防中疗效并未明显优于阿司匹林（325 mg），且华法林组出血率轻度增高。

（二）颈动脉粥样硬化的治疗

可以通过手术切除颈动脉粥样硬化斑块（动脉内膜切除术），或行血管内支架置入术，带或不带球囊血管成形缓解血管狭窄。颈动脉疾病目前尚无抗凝与抗血小板治疗的对比研究。

1. 手术治疗　北美症状性颈动脉内膜切除术试验（NASCET）和欧洲颈动脉手术试验（ECST）研究了症状性颈动脉狭窄的问题。对狭窄率≥70%的患者，手术治疗明显获益。在NASCET研究中，药物治疗组患者，2年同侧发生卒中的平均累积风险为26%，而药物联合颈动脉内膜剥脱组为9%。手术组绝对风险减少17%，相对风险降低65%，支持手术治疗。NASCET研究也表明，颈动脉狭窄率50%～70%的患者，手术治疗会使患者获益，但是获益不很明显。ECST发现，手术治疗对狭窄率<30%的患者有害无益。

患者的卒中风险和手术可能的获益与视网膜或大脑半球症状、动脉狭窄的程度、内科状况（值得注意，NASCET和ECST排除了"高风险"的患者，如存在明显心、肺、肾疾病等）、机构的手术发病率和死亡率、手术距症状出现的时间等一系列因素有关。

在ACAS和ACST研究中，女性在围术期并发症的发生率较高，可能会抵消降低5年卒中风险的获益。随访时间延长，女性获益会逐渐出现。目前，对无症状颈动脉狭窄的女性患者是否行颈动脉内膜剥脱术仍然存在争议。总之，无症状性颈动脉狭窄每年发生卒中风险是2%，而症状性颈动脉狭窄患者每年的卒中风险为13%。是否对无症状性颈动脉狭窄患者推荐颈动脉重建治疗，存在一定争议，这取决于许多因素，包括患者选择、狭窄程度、年龄、性别及并发症。减少动脉粥样硬化危险因素的药物治疗，包括降低胆固醇的药物、抗血小板药物，通常推荐给无症状颈动脉狭窄患者。如果患者合并房颤，一定要告知患者关于TIA知识，以便一旦出现症状能够修改治疗。

2. 血管内治疗球囊扩张术和支架置入术　用于增加狭窄颈动脉的血流，以维持正常功能。这种手术不仅可以治疗颈动脉分叉处狭窄，而且能够治疗颅底近段和颅内段的颈动脉病变。

3. 旁路移植手术　颅外到颅内（EC-IC）搭桥手术已被证明，对无法进行传统颈动脉内膜切除术的动脉粥样硬化性狭窄患者是无效的。然而，一项基于正电子发射断层扫描（PET）成像的试验正在评价脑低灌注患者是否受益于EC-IC旁路移植手术。

（三）急性缺血性卒中的治疗

卒中的临床诊断，按照以下流程进行评估和治疗。首要目标是预防或逆转脑损伤。重视开放患者气道、呼吸、循环（ABCs），治疗低血糖症或高血糖症。紧急情况下行急诊头颅CT平扫确定是缺血性卒中或出血性卒中；如果患者意识水平下降、初始血压偏高、发病后症状加重支持脑出血，如果初始症状最重，或者缓解，提示脑梗死，但是没有可靠的临床发现难以鉴别脑出血和脑缺血。治疗的目的是逆转或减少梗死的脑组织，改善临床结局，包括6个方面：①医疗支持；②静脉溶栓；③血管内治疗；④抗栓治疗；⑤神经保护；⑥卒中单元和康复治疗。

1. 医疗支持　当发生缺血性卒中时，首要目标是改善缺血半暗带周围的脑灌注。卧床患者也应该注意预防常见的并发症如感染（肺炎、泌尿系感染、皮肤感染）、深静脉血栓（DVT）和肺栓塞。内科医师常采用气动压弹力袜预防DVT；皮下注射肝素（普通肝素和低分子肝素）是安全有效的，也可以同时使用。

由于脑缺血的侧支循环是血压依赖性的，因此急性期是否降压存在争议，但是如果发生恶性高血压、合并心肌缺血需要溶栓治疗，而血压>185/110 mmHg的情况下则应该进行降压治疗，当心脑治疗出现矛盾时，首选β_1受体阻滞药来降低心率（如艾司洛尔）和心脏工作负荷，稳定血压；发热有害，因此需要用退热药或物理降温；应该监测血糖，必要时通过注射胰岛素维持血糖到低于6.1 mmol/L（110 mg/dL）水平。

有5%～10%的患者会出现脑水肿致意识障碍或脑疝。水肿会在卒中后2～3天达高峰，但是它所引起的占位效应会持续至10天左右。脑梗死面积越大，临床发生水肿的可能性越大。限制水的摄入和使用甘露醇会增加血清渗透压，但是应尽量避免血容量减少，否则会导致低血压和脑梗死面积扩大。综合分析欧洲三项大骨板减压术（颅骨切开术和临时移除部分颅骨）的随机试验发现，大骨瓣减压术会明显降低死亡率，存活者的临床结局尚可。

应该警惕小脑梗死的患者，此类患者会出现类似于迷路炎的明显眩晕和呕吐，头痛或颈部疼痛会帮助临床医师诊断椎动脉夹层导致的小脑梗死。即使轻度水肿也可引起颅内压（ICP）极度升高或直接压迫脑干，脑干受压会引起昏迷和呼吸抑制，需要紧急外科减压治疗。大面积小脑梗死出现在脑干受压前，预防性进行枕骨下减压术在大多数的卒中单元证明是有效的，这还需要进行严格的临床试验验证。

2. 静脉溶栓 国家神经系统疾病和卒中研究中心（NINDS）重组 tPA（rt-PA）卒中研究发现，急性卒中患者静脉应用 rt-PA 可以获益。NINDS 研究对卒中发病 3 小时内患者静脉应用 rt-PA（0.9 mg/kg 至 90 mg 最大剂量；10% 静脉注射，剩下的 60 分钟内静脉滴注）和安慰剂，半数以上患者 90 分钟内被给予治疗；症状性脑出血的发生率为 6.4%（rt-PA 组）vs 0.6%（安慰剂组）；rt-PA 组患者死亡率较安慰剂组下降 4%（17% vs 21%），无统计学差异；rt-PA 组患者轻度致残率较安慰剂组增加（44% vs 32%）。因此，发病 3 小时内缺血性卒中患者静脉用 rt-PA 溶栓治疗，尽管症状性脑出血的风险高，但是临床结局会改善。

rt-PA 静脉应用治疗急性缺血性卒中管理（AIS）如下。

（1）适应证：①临床确诊为脑梗死；②发病至用药≤3 小时；③CT 扫描未发现脑出血或 >1/3MCA 供血区域水肿；④年龄≥18 岁；⑤患者或代理人知情同意。

（2）禁忌证：①血压持续高于 185/110 mmHg；②血小板 <100 000/mL；HCT <25%；葡萄糖 <50 或 >400 mg/dL；③48 小时内使用肝素，PTT 延长，或 INR 值升高；④症状迅速缓解；⑤3 个月内有卒中或头部外伤病史；颅内出血；⑥14 日内有重大手术史；⑦小卒中症状；⑧21 天内有消化道出血病史；⑨近期有心肌梗死病史；⑩昏迷或昏睡。

（3）说明：①开放两条静脉通道（避免动脉穿刺或中心静脉导管置入）；②查阅 rt-PA 的适应证；③0.9 mg/kg（最大 90 mg），10% 静脉注射，余下在 1 小时内静脉滴注；④频繁监测血压；⑤24 小时内不再给予其他抗血栓药物；⑥神经功能状态下降或血压不能控制，停止注射，给予冷沉淀物，立即进行脑成像；⑦2 小时内避免导尿管导尿。

3. 血管内治疗 颅内大血管堵塞性缺血性卒中患者死亡率和致残率很高。大血管堵塞［大脑中动脉（MCA）、颈内动脉、基底动脉］通常栓子很大，单独静脉使用 rt-PA 难以开通。动脉溶栓会增加血栓点的药物浓度并减少系统性出血的并发症。急性脑血栓栓塞尿激酶原试验Ⅱ（PROCAT）发现，对发病 6 小时内的急性大脑中动脉堵塞采用尿激酶原动脉溶栓会使患者获益。基底动脉溶栓可能对部分患者有效。急性缺血性卒中（AIS）动脉溶栓未通过美国食品药品监督管理局（FDA）审批。但是许多卒中中心基于这些研究结果已经开展动脉溶栓治疗。

4. 抗栓治疗

（1）血小板抑制药：阿司匹林是唯一被证明治疗急性缺血性卒中有效的抗血小板药物；有多种抗血小板剂被证明对卒中二级预防有效。两项大型研究国际卒中试验（IST）和中国急性卒中试验（CAST）发现，卒中后 48 小时内用阿司匹林会降低卒中再发风险和死亡率。

（2）糖蛋白Ⅱb/Ⅲa 受体抑制药：阿昔单抗会引起颅内出血，应该尽量避免缺血性卒中患者急性期使用。目前正在研究氯吡格雷预防 TIA/轻型卒中患者卒中复发的效果。

5. 神经保护 神经保护是指延长脑耐受缺血的治疗。动物实验发现，阻断兴奋性氨基酸通路的药物具有保护神经元和胶质细胞的作用，但是人体试验未发现具有神经保护作用。低温对心搏骤停患者和动物卒中模型，是一种有效的神经保护治疗，但是没有在缺血性卒中患者中充分研究过。

6. 卒中单元和康复治疗 综合性卒中单元会进行康复治疗以改善神经功能预后，减少死亡率。临床路径和医师对患者一心一意的服务会改善预后。卒中团队可以全天候对急性卒中进行紧急评估，包括对急性卒中患者药物治疗和溶栓或血管内治疗的评估，这些分别是初级和综合性卒中中心的重要任务之一。

卒中患者恰当的康复治疗，包括早期物理疗法、作业疗法和语言康复，以及对患者及其家属关于神经功能缺损、预防卧床并发症的宣教等（包括肺炎、DVT 和肺栓塞、皮肤压疮、肌肉挛缩），鼓励患者克服这些缺陷并提供指导。康复的目的是帮助患者返回家庭，通过提供安全、适合的指导，最大程度恢复患者功能。此外，抑制疗法（制动健侧肢体）能够改善患者卒中后或卒中多年后的偏侧肢体瘫痪，表明物理疗法能够恢复未用神经元通路。这些发现表明，神经元系统适应性要比我们想象的强，已经开始有研究探索能够促进神经元长期恢复的物理和药动学方面的疗法。

第二节　脑出血

脑出血可通过其位置和其潜在的血管病因进行划分。出血破入硬膜下和硬膜外的多数是由于外伤引起。SAH 多由于外伤或颅内动脉瘤破裂所致。这里主要讨论脑实质出血和脑室内出血。

一、诊断

颅内出血通常在卒中的急性期可通过非增强 CT 评价发现。由于 CT 较常规 MRI 对血肿的敏感性更高，故在卒中的诊断中作为首选的检查手段。血肿的部位对脑出血诊断具有鉴别的作用。表 3-1 列举了出血原因及解剖位置的一些常见病因。

表 3-1　颅内血肿的病因

病因	出血位置	机制
头颅外伤	脑实质：额叶、颞叶前部；蛛网膜下隙	脑组织受外力后出现减速造成同侧损伤及对冲伤
高血压性脑出血	壳核、基底节区、丘脑、小脑半球、脑干	慢性高血压导致该部位小血管破裂
脑梗死后出血转化	基底节区、皮质下、脑叶	1%~6% 的缺血性卒中后可出现，特别是大面积脑梗死后
脑转移瘤	脑叶	肺癌、绒毛膜癌、黑色素瘤、肾细胞癌；甲状腺肿瘤；心房黏液瘤
凝血机制相关	任何部位	不常见的原因，通常与既往卒中或潜在的血管异常相关
药物相关	脑叶、蛛网膜下隙	可卡因，安非他明，苯丙氨醇
动静脉畸形	脑叶、脑室内、蛛网膜下隙	每年出血率为 2%~4%
动脉瘤	蛛网膜下隙、脑室内，罕见于硬膜下	真菌性或非真菌性动脉瘤
淀粉样变性	脑叶	颅内血管退行性疾病；与 AD 相关，60 岁以下患者少见
海绵状血管瘤	脑实质内	多发的海绵状血管瘤与 KRIT1, CCM2, PDCD10 基因突变相关
硬脑膜动静脉瘘	脑叶，蛛网膜下隙	由于静脉内压力增高导致脑出血
毛细血管扩张症	通常见于脑干	较为罕见的出血

二、急性期处理

患者常出现意识水平下降，并且逐渐进展，需密切注意患者气道的管理。在 CT 检查完成前需要维持患者最初的血压。脑出血血肿扩大与血压升高是相关的，但是目前仍不明确的是降低血压是否会降低脑血肿扩大。在更多的研究结果出来之前，除非怀疑患者颅内压明显升高，目前推荐控制患者平均动脉压（MAP）<130 mmHg。若患者已行 ICP 监测，目前推荐将脑灌注压（MAP-ICP）控制至 60 mmHg 以上［也就是说若患者血压升高，则需降低患者的平均动脉压（MAP）］。降压药物需选择静脉注射非血管扩张药物（如尼卡地平、拉贝洛尔或艾司洛尔）。小脑出血的患者或伴有意识状态明显下降、影像学检查提示脑积水改变的患者需紧急给予神经外科评估。基于临床表现和 CT 检查的结果，则需要采用进一步的影像学评估手段，包括 MRI 或血管造影检查。如果外科会诊已经完成，嗜睡或昏迷的患者处理上需关注 ICP 升高、气管插管、过度通气、甘露醇和抬高患者床头。

三、脑实质内出血

脑实质内出血是最常见的颅内出血的类型，占所有卒中类型的 10% 左右，且与卒中的 50% 死亡相关。

在亚洲人群和黑色人种中发生率更高。高血压、外伤和脑淀粉样变性是最常见的原因。高龄、酗酒也会增加脑出血的风险，可卡因和麻黄碱的滥用是年轻患者脑出血最常见的原因之一。

（一）高血压性脑实质出血

1. 病理生理机制　高血压性脑实质出血（又称高血压性脑出血或高血压性颅内出血）通常是由于脑内深穿支的一个小动脉自发破裂所致，最常见的部位是基底节区（特别是壳核）、丘脑、小脑和脑桥。若出血位于其他位置或既往无高血压病史，则更需关注患者其他可能的原因，包括肿瘤、血管畸形或其他。颅内出血血肿可能小，也可能体积较大，可压迫周围脑组织，引起脑疝甚至死亡。出血也可能累及脑室系统，可增加死亡率或出现脑积水。

大部分高血压性脑出血患者在发病 30～90 分钟进展，与抗凝药物相关的脑出血多可在 24～48 小时仍可出现进展。在 48 小时内巨噬细胞在血肿表面吞噬血肿。出血后 1～6 个月，血肿吸收，形成一个裂缝样的橙色洞腔，腔壁为神经胶质细胞瘢痕及含铁血红素吞噬细胞。

2. 临床表现　虽然脑出血并不一定与用力相关，但是通常发生在患者清醒时或应激时。脑出血的患者表现为突然出现局灶性神经功能缺损的症状和体征。癫痫不常出现。局灶性神经功能的改变通常可于发病 30～90 分钟恶化进展，可出现意识水平的下降和由于颅内压升高导致的头痛和恶心、呕吐。

壳核出血是高血压性脑出血最常累及的部位，且经常累及其周边的内囊部位，故对侧偏瘫是标志性体征。当症状较轻时，在出血 5～30 分钟可出现单侧面瘫，出现言语不清，之后逐渐出现肢体无力、双眼向偏瘫侧凝视。偏瘫侧肢体功能障碍可能持续进展直到患肢肌张力降低或升高。若出血量较大时，患者意识状态从嗜睡逐渐进展至昏睡，则提示上位脑干受压。当患者出现昏迷伴有深的、不规则、间断的呼吸，出现同侧瞳孔扩大及固定或去大脑强直，则患者病情可能迅速恶化。在轻症患者中，压迫邻近脑组织产生的水肿可能使患者神经功能障碍在 12～72 小时仍加重。

丘脑出血的患者可能出现对侧的偏瘫和偏身感觉障碍，主要是由于压迫或侵及邻近的内囊所致。显著的感觉障碍通常可出现。失语，但通常仍有复述保留，可能在优势侧丘脑受累后出现，非优势侧半球受累可能出现结构性失用或缄默，还可出现同向性视野缺损。由于累及中脑上部程度不一，丘脑出血可能引起严重且典型的眼动障碍，包括双眼内下视时出现分离、双侧瞳孔不等大、瞳孔对光反射消失、病灶对侧斜视、同侧 Horner 征、集合反射消失、凝视障碍、病理性眼球震颤。患者可逐渐出现慢性对侧疼痛综合征（Dejerine-Roussy 综合征）。

脑干出血的患者，可在数分钟内进展为深昏迷和四肢瘫。通常可出现显著的去大脑强直和针尖样瞳孔（1 mm），但对光反射仍存在。头位改变时患者眼球水平活动受损（玩偶眼或头眼反射消失）或冰水灌耳眼球反射消失。呼吸深快、严重的高血压和大量出汗是较常见的，部分患者在数小时内可能死亡，但是出血量较小时通常可抢救过来。

小脑出血的患者通过在数小时内进展，通常表现为后枕部头痛、持续呕吐及步态共济失调。小量出血的患者可能仅出现肢体共济失调而不出现其他神经功能缺损的症状及体征，头晕或眩晕可能是主要表现。患者可出现病灶侧的共轭凝视麻痹，出现向病灶对侧强迫性眼位，或出现同侧第Ⅵ对脑神经麻痹。其他少见的眼部症状主要包括眼睑痉挛、单眼不自主闭合、眼球浮动及反向斜视。构音障碍和吞咽困难较为常见。数小时后，患者可出现嗜睡至昏迷，这是由于脑干受压或梗阻性脑积水，在脑干受压前行即时的外科干预可能会避免患者死亡。第 4 脑室梗阻后出现的脑积水可被脑室外引流缓解，但最终的血肿清除对患者的存活是必需的。若患者深部的小脑核团未受累，则可以完全康复。

（二）脑叶出血

症状和体征可在数分钟内出现。大部分脑叶出血较少，引起的神经功能缺损症状及体征较为局限。如枕叶出血大多出现偏盲；左侧颞叶出血多表现为失语和谵妄状态；顶叶出血多表现为感觉障碍；额叶出血多表现为上肢无力。大量脑出血患者若压迫丘脑或中脑，多可表现出嗜睡或昏迷。大部分脑叶出血的患者可出现局部头痛，半数以上出现呕吐或昏睡，颈强直和癫痫少见。

（三）其他原因所致的脑出血

脑淀粉样变性是一种老年退行性疾病，多累及小动脉，为淀粉样蛋白沉积在脑动脉壁上所致。淀粉样血管病可导致患者出现首次或复发脑叶出血，也是老年患者脑叶出血最常见的原因。部分急性心肌梗死患者行静脉溶栓后出现脑出血与此有关。患者如在数月内或数年内表现为多处出血（或梗死）或在MRI 对含铁血黄素磁敏感序列上见微出血信号可能也与脑淀粉样变性有关。但其最终诊断依靠病理检查，病理检查显示血管壁上可被刚果红染色的淀粉样蛋白沉积。载脂蛋白 E 基因上的 $\varepsilon2$ 和 $\varepsilon4$ 基因发生等位突变导致复发性脑叶出血风险增高，可能是淀粉样血管病的标志。目前，仍无特殊的治疗方法，但是抗血小板药物和抗凝药物是需要避免使用的。

可卡因和麻黄碱是青年患者（＜45 岁）脑卒中的常见原因。脑出血、脑梗死和 SAH 均与兴奋药的使用相关。血管检查无特异性，可表现为完全正常的血管、大血管闭塞或狭窄、血管痉挛，或与血管病变一致。这种拟交感神经药相关的卒中发生机制目前仍不明，但是可卡因可提高交感神经的活性，进而引起急性且严重的血压升高，这可能会导致出血发生。半数以上的兴奋药所致的脑出血多为脑内出血，其他的为蛛网膜下隙出血。对于 SAH 患者，多可发现囊状动脉瘤，推测可能是由于急性血压升高导致动脉瘤破裂。

脑外伤通常也可引起颅内出血，常见出血位置为脑内（特别是颞叶、前额叶）和进入蛛网膜下隙、硬膜下和硬膜外区域。对于突然出现的不明原因的局灶性神经功能缺损症状（包括偏瘫、嗜睡或昏迷），必须考虑到外伤的可能，特别是缺损的症状在患者跌倒后出现。

与抗凝药物相关的脑出血可发生在脑内的任何部位，大部分见于脑叶或硬膜下。抗凝药物相关的脑出血进展缓慢，可超过 24～48 小时。凝血功能障碍和血小板减少症应被及时纠正。血液系统疾病相关的脑出血（如白血病、再生障碍性贫血、血小板减少性紫癜）可见于任何部位，也表现为多个部位的出血。皮肤和黏膜出血通常也是一个证据，是诊断的线索。

脑肿瘤出血可能是颅内占位性病变最早的表现。绒毛膜癌、恶性黑色素瘤、肾细胞癌、支气管肺癌是最常见的可能导致脑出血的转移性肿瘤。成人多形性胶质母细胞瘤和儿童髓母细胞瘤也会导致出血。

高血压性脑病是恶性高血压的一个并发症。严重的高血压通常可出现头痛、恶心、呕吐、惊厥发作、意识模糊、嗜睡和昏迷。短暂或持久的局灶性神经功能缺损的症状，多提示其他血管性疾病（脑出血、血栓或动脉粥样硬化性血栓形成），包括视网膜出血和渗出、视盘水肿（高血压性视网膜病）、肾和心脏疾病的证据。大部分患者颅内压和脑脊液蛋白升高。MRI 显示典型的后部脑水肿（枕叶＞额叶），且是可逆的，也就是"可逆性后部白质脑病"。该类患者高血压可能是原发的，也可能由于慢性肾病、急性肾小球性肾炎、妊娠所致的急性细胞毒血症、嗜铬细胞瘤或其他病因所致。降低血压可逆转该疾病过程，但是可导致卒中发生，特别是血压下降过快时。神经病理检查可见点状或弥漫的脑水肿改变，或可出现点状或大体积的脑出血改变。显微镜检查可提示小动脉坏死、点状脑梗死灶和出血灶。这种改变需考虑高血压性脑病的可能，慢性复发性头痛、头晕、复发性 TIA、小卒中通常与高血压相关。

原发性脑室出血较为罕见。多由于脑实质出血后破入脑室系统而不表现出脑实质受损的神经功能症状，或者出血可起源于室管膜周围的静脉。血管炎，特别是结节性多动脉炎或系统性红斑狼疮，可导致任何部位颅内静脉系统的出血改变，但是动脉系统也可出现血管壁破裂后导致脑出血。近一半的原发脑室出血患者通过全脑血管造影检查可发现病因，脓毒血症可导致全脑白质区小出血灶出现。Moyamoya 病是动脉闭塞后缺血性卒中的改变，特别对于年轻患者，也可出现脑实质内出血。脊髓内出血多由于动静脉畸形、海绵窦血管畸形或转移瘤所致。脊髓硬膜外出血多可出现迅速进展的脊髓或神经根受压综合征，脊髓出血多表现为突然出现背痛和脊髓病的征象。

四、实验室及影像学检查

患者需常规进行血生化和血常规的筛查，尤其要关注患者血小板数和 PT/PTT，可用于鉴别凝血机制异常疾病。CT 检查对诊断急性幕上脑实质出血很可靠。由于患者活动和颅后窝骨头伪影所干扰，小的脑干出血可能不能被及时诊断。出血 2 周后，血肿逐渐清除，影像上可见密度逐渐减低直至与周围脑组织呈现同样的密度，但容积效应和脑水肿可仍存在。在某些患者中，2～4 周后出现血肿周边强化环，持续约数月。MRI 虽然对诊断颅后窝出血更敏感，但是对大部分患者是不必要的。MRI 上的血流信号图像可用于鉴别 AVM，确定脑出血的病因。当颅内出血病因尚不明确时，可能需要进行 MRI、CTA 和血管造影检查，特别是当患者为年轻患者，既往无高血压病史，出血不位于高血压性脑出血常见的 4 个部位时。增强 CT 上出现的急性血肿周边的点状强化，也就是"点征"多提示死亡风险增高。部分治疗中心对脑出血的患者常规进行 CT 和 CTA（附带强化后图像）检查以确定大血管病变，且可提供预后相关信息。当患者出现局灶性神经功能症状及意识障碍，经常表现出颅内压增高的表现，此时进行腰椎穿刺可能增加脑疝的风险，因此需避免进行腰椎穿刺。

五、治疗

约有 50% 的高血压性脑出血患者在急性期死亡，其他患者若急性期过后通常可得到较好的恢复。ICH 评分是一个用于评估死亡和临床预后较好的指标。任何确诊的凝血性疾病需立即给予纠正。对于服用维生素 K 抑制药的患者，静脉输注凝血酶原复合物后给予新鲜冰冻血浆和维生素 K 制剂可迅速逆转凝血异常。若脑出血与血小板减少症相关（血小板计数 < 50 000/μL），静脉输注新鲜血小板就有必要。紧急血小板抑制功能测定对指导输注血小板的临床意义仍不清楚。

目前，对出血本身可做的处理较少。血肿在出血的前几小时有可能扩大，因此在脑出血的急性期控制血压可能对于预防血肿扩大是合理的。一个使用Ⅶa 因子复合物用于降低脑血肿扩大的 Ⅲ 期临床研究结果并未提高患者的功能预后，因此临床上尚不提倡使用该类药物。

幕上脑室出血的清除并不能提高患者的预后。国际脑出血神经外科联盟（STICH）将 1 033 位幕上脑出血患者随机分为两组：早期外科行血肿清除术组和常规内科治疗组。该研究结果是早期行外科手术组并未获得更好的功能预后，但该结果仍存在争议，因 26% 的常规内科治疗组的患者最终仍因神经功能恶化而接受外科手术治疗。总之，该研究结果不支持幕上出血患者常规行外科治疗，但是，很多治疗中心在患者出现进展性神经功能恶化后行手术治疗。脑出血外科手术的技巧在提高，在将来，创伤少的内镜血肿清除术可能被研究证实其有效性。

对小脑出血患者进行评估时需神经外科会诊；直径 > 3 cm 的小脑出血患者大部分需行外科治疗。当患者神志清且无脑干受累的征象、血肿直径 < 1 cm 时，则外科手术通常不需要。当患者血肿直径在 1~3 cm 时，需被严密监测，及早发现意识障碍和呼吸循环功能衰竭的表现。

血肿周围的脑组织受压移位，但未必出现缺血梗死。因此，大部分脑出血存活的患者在血肿吸收后，邻近脑组织可再次恢复功能。脑出血急性期的仔细管理可使患者得到良好的恢复。

但是令人惊讶的是，大面积脑出血的患者颅内压可正常。但是，若血肿导致显著的中线结构受压，患者随后可出现昏迷、脑水肿、脑积水、渗透性物质引起 ICP 降低。这可为脑室穿刺引流术或 ICP 监测提供足够的时间和机会。一旦患者行 ICP 监测后，可根据监测结果调整患者通气及渗透性药物的使用，以控制患者脑灌注压（MAP-ICP）在 60 mmHg 以上。如 ICP 监测显示患者 ICP 升高，患者可能需进行脑室引流，继续使用渗透性药物；如患者 ICP 持续升高，则可能需行外科手术治疗进行血肿清除及呼吸支持治疗；相反，当患者 ICP 监测显示在正常范围内或轻度升高，则患者通气治疗及渗透性药物的使用可暂缓。因为过度通气可导致脑血管痉挛，出现缺血表现，当患者 ICP 升高已被解除，或渗透性药物已对患者治疗足够时，过度通气则不需紧急给予。糖皮质激素对血肿周围的水肿无效。

六、预防

高血压是原发性脑出血最常见的原因。控制血压、不酗酒、禁止兴奋性药品（如可卡因和安非他命）使用均是预防脑出血的措施。怀疑淀粉样变性的患者应避免使用抗血小板聚集药物。

第三节　血管异常

血管异常可被分为先天性血管畸形和后天获得性血管病变。

一、先天性血管畸形

动静脉畸形（AVMs）、静脉畸形、毛细血管扩张症可终身临床不发病。AVMs 大部分为先天，但也有部分病例报道为后天获得。

真性 AVMs 是动脉系统和静脉系统之间存在直接连接，患者多表现为头痛、癫痫发作、颅内血肿。AVMs 血管是在皮层表面或深部脑组织出现异常血管团。AVMs 的体积变化多端，直径可从小的数毫米至扭曲的大团动静脉连接异常血管网，足以使心排血量增加从而导致心力衰竭。动脉和静脉之间相沟通的异常血管在组织学表现为动脉或静脉。AVMs 可发生在大脑半球、脑干、脊髓的各个部位，但是大的血管畸形通常见于大脑半球的后部，形成一个从皮质延伸至脑室系统的楔形病灶。

AVMs 以脑出血、头痛或癫痫起病，患者多见于 10～30 岁，偶可见于 50 岁以上的患者。AVMs 通常见于男性，也有少数家族型 AVMs 的报道。家族型 AVMs 通常是常染色体显性遗传性疾病，是遗传性出血性毛细血管扩张症中的一种，多是由于内皮因子（9 号染色体）或激活受体样激酶 1（染色体 12）发生突变所致。

头痛（无出血）可能为半侧搏动样痛，类似偏头痛或播散的头痛。局灶性癫痫，伴或不伴全面发作，大约可见于 30% 的患者。一半以上的 AVMs 以脑出血起病。大部分脑出血的患者为脑实质出血，部分患者也可见于累及蛛网膜下隙。出血通常不波及基底池，症状性脑血管痉挛也较为少见。每年再破裂的风险是 2%～4%，且在发病的前几周风险最高。较大出血可导致死亡，较小出血直径 1 mm 左右，仅出现轻微的局灶症状或无症状。AVM 可能足够大，从邻近正常的脑组织盗血而显著地增加静脉压力从而出现静脉性梗死，可发生在原发部位及脑的远隔部位。这种情形最常见于 MCA 分布区大的 AVMs。

前循环大的 AVMs 患者，在眼部、前额部、颈部，可听到收缩期和舒张期杂音与颈动脉搏动混合在一起（有时患者本人可听到）。AVMs 破裂造成的头痛通常不与动脉瘤性出血的爆裂样头痛类似。MRI 诊断价值较 CT 更高，虽然非增强 CT 扫描有时可发现 AVM 钙化，增强 CT 可显示异常的血管团。一旦确诊后，常规的血管造影是用于评价 AVM 解剖结构的金标准。

在手术可及的部位，症状性 AVMs 可进行外科治疗，通常治疗前先进行栓塞，以减少术中再出血。立体定向放射治疗是除外科手术治疗以外的另一种选择，它可以导致治疗后 2～3 年 AVM 的慢性硬化。

无症状的 AVMs 患者每年出血风险是 2%～4%。数个造影特征可协助预测出血的风险。有意思的是小的 AVMs 出血风险似乎更高。但是，出血复发后残疾相对较轻，因此对于无症状的 AVMs 是否行手术治疗目前仍是存在争议的。一个大型的随机对照研究正在试图回答这个问题。

静脉异常通常是由于大脑、小脑或脑干的异常静脉循环导致的。这些结构，与 AVMs 不同的是存在有功能的静脉通路。若是在颅脑影像检查偶然发现这些异常血管时，临床意义较小且是可以被忽略的。外科干预这些血管可能导致静脉血梗死或出血。静脉异常通常与海绵窦畸形相关，可能增加出血的风险。若患者的海绵窦畸形被处理的话，则这些静脉异常可不做干预。

毛细血管扩张是毛细血管畸形，经常在正常的脑组织中形成大的血管网。在桥脑和深部脑白质是常见的经典位置，这种畸形在出血性毛细血管扩张症患者中可见。目前没有治疗方案。

二、后天获得性脑血管病变

海绵状血管瘤是位于深部脑白质和脑干的异常毛细血管窦形成的一簇血管团，没有正常的神经结构。已在家族型海绵状血管瘤数个不同的染色体上发现变异：KRIT1（7q21q22）、CCM2（7p13）和 PDCD10（3q26.1）。KRIT1 和 CCM2 参与血管形成，*PDCD10* 是载脂蛋白基因。海绵状血管瘤通常直径 <1 cm，伴有静脉系统异常。血管瘤通常出血量较少，仅引起轻微的占位效应。单个海绵状血管瘤每年的出血风险为 0.7%～1.5%，对于既往曾有临床上脑出血或多发畸形的患者，出血风险更高。若血管瘤靠近皮层则可表现为癫痫。外科干预可以降低出血和癫痫发作的风险，但是对靠近皮层的血管瘤效果较差。放射性治疗目前仍未显示出有效性。

硬脑膜动静脉瘘是获得性硬脑膜动脉至静脉窦相沟通的血管异常。患者通常主诉为与脉搏频率一致的头鸣（跳动性耳鸣）和头痛。依据异常沟通的程度不同，静脉压力可升高至足以引起皮层缺血、静脉高压和脑出血，特别是蛛网膜下隙出血。外科和血管内治疗通常有效。这些瘘可由外伤引起，但大部分还是原发的。瘘与静脉窦血栓是相关的。静脉窦血栓数年或数月后可出现瘘，提示血栓进展过程中的血管因素可能引起异常的血管联系。另外，硬脑膜动静脉瘘引起静脉窦闭塞，可能是由于静脉结构的高压或高血流导致。

第四章

周围神经疾病

第一节　概述

周围神经系统（PNS）包括神经根组成的脊神经和脑干腹外侧发出的脑神经，但不包括嗅神经和视神经，后者是中枢神经系统的特殊延伸。周围神经系统的功能或结构损害称为周围神经疾病。

一、解剖与生理

周围神经系统包括位于脑干和脊髓的软膜所包被部分以外的全部神经结构，即与脑干和脊髓相连的脑神经、脊神经的根和神经节、神经干、神经末梢分支以及自主神经。周围神经系统与中枢神经系统的分界，从大体上看在脑干和脊髓的表面。从组织结构上看，由神经膜细胞包绕着的神经结构属于周围神经系统。如图4-1所示，与脊髓腹侧面相连接部分，称为前根（或腹根），主要包括前角运动细胞发出的纤维及自主神经纤维；与背侧面相连的部分称为后根（或背根），主要包括进入脊髓的感觉神经纤维。后根在椎间孔处有膨大的脊神经节（也称背根神经节），在其稍远端，前根与后根汇合成脊神经。神经根位于椎管的脊髓蛛网膜下隙，浸泡于脑脊液中。脊神经干很短，出椎间孔后随即再分为细小的背支与粗大的前支。背侧支分布于颈部和躯干背部的深层肌肉及皮肤。前支中除胸神经尚保持着明显的节段性，分布在胸部肌肉皮肤外，其他部分分别参与颈丛、臂丛和腰骶丛的形成。从这些神经丛发出主要的周围神经干，分布于颈部、腹部、会阴及四肢的肌肉和皮肤。

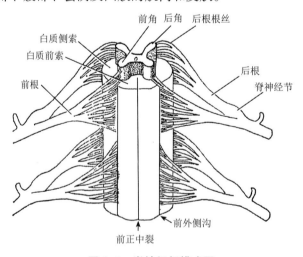

图4-1　脊神经根模式图

脊神经以相对规则的间隔与脊髓相连，共31对，包括8对颈神经、12对胸神经、5对腰神经、5对骶神经和1对尾神经。其中第1～第7对颈神经自相应椎体上缘的椎间孔穿过，第8对颈神经自第7颈体下缘的椎间孔穿过。其余均自相应椎体下缘的椎间孔穿过。

与脊神经不同，附着于脑干的 10 对脑神经，间隔不规则，无前根、后根之分。一些脑神经有一个或多个神经节，一些脑神经则没有神经节。运动、感觉和自主神经元都可以分为胞体和突起两部分。神经元的胞体具有胞核及胞质。神经元突起包括树突和轴突。胞体与树突可接受来自与之联系的神经轴突传来的冲动，而轴突则将自身的电活动输出到其效应细胞。突起的生长、再生以及正常功能的维持依赖于胞体合成的蛋白质、神经递质等向突起的运输。神经元胞体向轴突输送其合成的物质，轴突内物质也可向胞体输送，这个现象称为轴浆运输。

神经纤维一般是指轴突，可分为有髓鞘和无髓鞘两种。周围神经纤维的髓鞘是由神经膜细胞产生的鞘状被膜一层层环绕轴突所形成。每个神经膜细胞包绕一小段轴突，因而在一段段髓鞘之间的部分存在细小的间隔，称作郎飞结。无髓鞘纤维则是几个裸露的轴突形成小束，每一小束的轴突外由神经膜细胞包绕。无髓鞘纤维的直径远小于有髓鞘纤维。神经纤维传导冲动就是电兴奋沿轴突全长传导的过程，依赖于细胞内外液的离子浓度差。在有髓纤维，由于髓鞘来源于多层细胞膜的包绕，含有丰富的脂类物质，具有很好的绝缘性，因而只有郎飞结处的轴突与细胞外液接触，仅在相邻的郎飞结处形成兴奋传导的电位差，所以电兴奋的传导由一个郎飞结跳跃到下一个郎飞结，速度较快；相对而言，无髓纤维兴奋的传导是不断地使相邻部位膜电位变化，顺序地沿着轴索传导而完成的，它比有髓鞘纤维传导速度慢。

二、病理改变

周围神经的病理改变包括：①沃勒变性；②轴突变性；③神经元变性；④节段性脱髓鞘（图 4-2）。

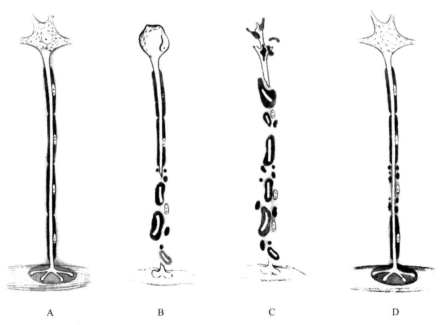

图 4-2　周围神经病理改变

A. 正常；B. 沃勒变性与轴突变性的病变发展方向不同，但病理所见相似；C. 神经元变性；
D. 节段性脱髓鞘

1. 沃勒变性　是指神经轴突因外伤断裂后，其远端的神经纤维发生的顺序性变化。由于轴浆运输被阻断，轴突断端远侧的部分很快自近端向远端发生变性、解体。这些碎片由神经膜细胞和巨噬细胞吞噬。断端近侧的轴突和髓鞘也发生同样的变化，但通常只向近端继续 1、2 个郎飞结即不再进展。神经膜细胞增殖，在基底层内组成 Bungner 带的神经膜管，断端近侧轴突的再生支芽借此向远端延伸，如果轴突的断裂靠近胞体，则导致胞体的坏死。

2. 轴突变性　是周围神经疾病，特别是中毒、代谢性神经病中最常见的一种病理变化。主要是在致病因素影响下，胞体内营养物质合成障碍或轴浆运输阻滞，最远端的轴突营养障碍最严重，因而变性通常从轴突的最远端开始，向近端发展，故也称"逆死"。轴突变性的病理改变与沃勒变性基本相同，但沃勒变性一般特指外伤性轴突断裂所致；轴突变性则是中毒、代谢、自身免疫病等因素所致。二者病变发展的方向通常有所区别，因而也将轴突变性称为沃勒样变性。

3. 神经元变性　是指发出轴突组成周围神经的神经元胞体变性坏死，并继发其轴突在短期内变性、解体，临床上称为神经元病。运动神经元损害见于运动神经元病、急性脊髓灰质炎等，神经节的感觉神经元损害见于有机汞中毒、癌性感觉神经元病等。

4. 节段性脱髓鞘　指髓鞘破坏而轴突相对保持完整的病变。病理上表现为神经纤维全长上不规则分布的长短不等的节段性髓鞘破坏，而轴突相对保留，吞噬细胞与增殖的神经膜细胞吞噬髓鞘碎片。可见于炎性神经病，如 Guillain-Barre 综合征、中毒、遗传性或代谢性疾病。病变引起的损害在较长的神经纤维更易于达到发生传导阻滞的程度，因此，临床上常见运动与感觉障碍的表现以四肢的远端更明显。

神经元的胞体与轴突、轴突与神经膜细胞依存关系密切，神经元胞体的坏死导致其轴突的变性坏死，沃勒变性如果发生在接近胞体的轴突也可使胞体坏死；轴突变性总是使其膜外包绕的髓鞘崩解破坏，而严重的脱髓鞘病变经常导致轴突的继发变性。

周围神经具有较强的再生修复能力，神经元胞体的完好是再生修复的基础。沃勒变性的神经纤维，其与胞体相连的轴突远端以芽生的方式沿 Bungner 带向远端生长，最终部分神经纤维可对其效应细胞再支配。急性脱髓鞘病变的髓鞘再生较迅速而完全，未继发轴突变性时一般功能恢复良好。髓鞘脱失与再生反复发生并有轴突继发变性时，功能难于恢复。

三、分类

由于周围神经疾病的病因、受累范围及病程不同，分类很难涵盖所有的病种。临床常用以下分类方法。

（一）按病因分类

如感染性、中毒性、营养缺乏和代谢性、遗传性、自身免疫性及副肿瘤性等。

（二）按起病方式和病程演变分类

1. 急性　病情在数秒至 1 周左右进展达到高峰，可见于外伤、缺血、中毒、免疫等因素致病者。

2. 亚急性　病情在 1 个月内进展达到高峰，可见于中毒、营养缺乏、代谢异常以及副肿瘤性周围神经病。

3. 慢性　病情进展超过 1 个月以上，主要见于遗传性和免疫性周围神经病。

4. 复发性　同一疾病在主要症状、体征及理化检查指标恢复后再次明显进展加重者称作复发。临床将具有这类复发特点者描述为复发性。主要见于遗传性和免疫性周围神经病。

（三）按受损神经功能分类

（1）感觉性周围神经病。
（2）运动性周围神经病。
（3）自主神经病。

（四）按受累神经分布形式分类

1. 单神经病　也称局灶性神经病，表现为单根神经分布区的功能障碍。可因局部性原因或全身性原因引起。局部性原因主要有急性创伤、机械性嵌压、高温、电击和射线损伤等；全身性原因可为代谢性或中毒性疾病，如糖尿病、铅中毒等。

2. 多发性单神经病　也称多灶性神经病，表现为多根神经分布区功能障碍且分布不对称。一部分多灶性神经病呈神经丛病变的表现。其病因与单神经病相同。

3. 多发性神经病　以两侧对称分布的功能障碍和末梢神经受损较重为主要特点。常是中毒、某些营养物质缺乏、全身代谢性疾病或自身免疫病所致。

4. 多发性神经根病　为广泛的脊神经根损害所致的多发性神经病，此时若并发周围神经干的病变，则称为多发性神经根神经病。其病因与多发性神经病相同。

四、临床表现

周围神经损害的临床表现是受损神经支配区的运动、感觉及自主神经功能异常，运动障碍和感觉障碍又可根据病理生理改变分为刺激性症状和麻痹性症状。自主神经功能异常的表现较复杂，依照交感、副交感神经对效应器官的不同作用，出现规律性变化。

1. 运动障碍　包括刺激性症状和麻痹性症状。

（1）刺激性症状。①肌束震颤：是骨骼肌放松状态下，肌束出现不自主的抽动，它由一个或多个运动单位和自发性放电所致，可见于各种下运动神经元损伤的疾病，但也可见于正常人。②肌痉挛：也称肌纤维颤搐，表现同一运动单位复杂的重复放电，临床所见为该部位肌纤维颤搐导致上覆皮肤出现蠕动样运动。可见于多发性硬化、Guillain-Barre 综合征、放射性神经丛病变支配面部肌肉的神经受累。③痛性痉挛：发生于一块肌肉或一个肌群的短暂、不随意的收缩，伴有疼痛。在正常人，常见于小腿后部肌群，肌肉用力收缩时易诱发。在盐分丢失、低血钠、低血钙及许多神经疾病中出现率增加。

（2）麻痹性症状。①肌力减低：即瘫痪，受累程度上可为完全性或不完全性。受累范围符合神经支配区域，如面神经麻痹时只引起其支配一侧的面部表情肌瘫痪；Guillain-Barre 综合征（GBS）是广泛的周围神经与神经根病变，所有运动性脑神经、脊神经支配的骨骼肌均可受累，且远端受累常比近端早而严重。②肌张力减低：周围神经的传导障碍使维持肌张力的牵张反射弧中断，表现为肌张力减低或消失，因而周围神经病变引起的瘫痪具有弛缓性的特点。③肌萎缩：轴突变性或神经断伤后，肌肉由于失去神经的营养作用而萎缩。肌萎缩在神经损伤后数周内出现并进行性加重，而且若 12 个月内未能建立神经再支配，则难以完全恢复。脱髓鞘性神经病不伴有轴突变性时，肌萎缩不明显。

2. 感觉障碍　包括刺激性症状和感觉缺失症状。

（1）刺激性症状。①感觉异常：在无外界刺激的情况下出现针刺感、麻木感、蚁行感等，自发感觉一般出现于四肢远端，是多发性神经病的常见表现。②感觉过敏：轻微的刺激引起强烈的感觉体验，易于在双下肢远端出现，可见于某些代谢性疾病和中毒引起的周围神经病。③自发痛：没有外界刺激存在而感到疼痛称为自发痛。神经不同部分病变时，疼痛特点不同。神经末梢病变时多为局部性疼痛，多见于肢体远端；神经干、神经根病变时可出现沿神经走行的自发痛，即神经痛。疼痛的特点多为放射性疼痛，表现是疼痛不局限于局部，而是扩展到受累神经的感觉支配区。疼痛性质多为电击样、撕裂样、切割样或刺痛。根据疼痛发生的神经不同，冠以神经名而命名，如三叉神经痛、枕大神经痛、肋间神经痛、坐骨神经痛等。引起神经痛的原因如果是脊神经后根病变，则称为根痛，如腰椎间盘突出压迫组成坐骨神经的腰神经后根时产生根性坐骨神经痛。④刺激性疼痛：当压迫或牵拉病变的神经干时产生的疼痛，如压迫颈部风池穴检查枕大神经压痛。Lasegue 征就是用直抬腿动作牵拉坐骨神经检查有无疼痛。

（2）感觉缺失症状。即感觉减退或丧失。神经干及其分支的病变，感觉缺失发生于支配区，但由于相邻神经对交界区的重叠支配，使感觉缺失区比受损神经真正的分布区小；多发性神经病时较长的神经纤维最先受累，因而表现为手套或袜套样感觉缺失，即末梢型感觉缺失。遗传性感觉神经病可表现为分离性感觉缺失。

3. 腱反射减弱或消失　周围神经病变同时损害感觉纤维和运动纤维，腱反射弧的向心径路与离心径路同时受损，因而表现为腱反射的减弱或消失。如坐骨神经痛可出现患侧踝反射的减弱或消失；多发性神经病可出现双侧踝反射消失；Guillain-Barre 综合征则为四肢腱反射的减弱或消失。

4. 自主神经障碍　自主神经障碍的程度与神经内自主神经纤维多寡有关，正中神经、尺神经、坐骨神经内有大量交感神经纤维，因而自主神经障碍的症状较突出。自主神经障碍的主要表现是血管舒缩功能受损引起的皮肤发绀、无汗或多汗，皮温低，皮肤、皮下组织萎缩变薄，指甲变脆失去光泽。血管舒缩障碍突出时，可有高血压或直立性低血压。迷走神经损害时常出现心律失常和心动过速。也可出现无泪、无涎、阳痿及排尿、排便障碍。

5. 其他　麻风、遗传性和获得性慢性脱髓鞘性神经病、神经纤维瘤病和神经膜细胞瘤可有周围神经增粗、变形。严重的多发性周围神经损害，尤其是发生于生长发育期，可致手、足和脊柱的畸形如爪形手、足下垂、马蹄足和脊柱侧弯等。由于感觉丧失，生理性自我保护机制不健全，加上失神经支配引起的营养障碍，可造成皮肤的营养性溃疡及 Charcot 关节。

五、辅助检查

1. 神经电生理检查　神经传导速度（NCV）和肌电图（EMG）检查对诊断有重要意义。测定末端潜伏期（DL）、神经干的运动神经传导速度（MCV）和复合肌肉动作电位（CMAP）、感觉神经传导速度（SCV）和感觉神经动作电位（SNAP）、F 波等数据可以较全面地反映周围神经根、神经丛、神经干、神经末梢等部分运动和感觉神经受损情况。结合 EMG 改变，可推断神经病变的性质是轴突变性还是脱髓鞘。对鉴别运动神经纤维损害与肌病也有重要价值。NCV 属于无创性检查，EMG 为微创性检查，适于对周围神经病进行动态跟踪随访研究。

2. 影像学检查　对探寻病因有较大价值，也是选择治疗方法的依据。如坐骨神经痛可疑神经根受累时，可经腰椎及椎间盘的 CT 扫描或腰部 MRI 检查，诊断或排除椎间盘突出、肿瘤等神经根的压迫性病变。

第二节　脑神经疾病

一、三叉神经痛

三叉神经痛是指三叉神经分布区反复发作的短暂性剧痛。

（一）病因与病理

三叉神经痛分为原发性和继发性两种类型，继发性是指有明确的病因，如邻近三叉神经部位发生的肿瘤（胆脂瘤）、炎症、血管病等引起三叉神经受累，多发性硬化的脑干病灶也可引起三叉神经痛；原发性是指病因尚不明确者，但随着诊断技术的发展与提高，研究发现主要由伴行小血管（尤其是小动脉）异行扭曲压迫三叉神经根，使局部产生脱髓鞘变化所引起；三叉神经节的神经细胞因反复缺血发作而受损导致发病；其他还有病毒感染，岩骨嵴异常变异产生机械性压迫等。

（二）临床表现

1. 年龄、性别　70%～80% 发生于 40 岁以上中老年，女性略多于男性，二者发病比约为 3：2。

2. 疼痛部位　限于三叉神经分布区内，以第二、第三支受累最为常见，95% 以上为单侧发病。

3. 疼痛性质　常是电灼样、刀割样、撕裂样或针刺样，严重者伴同侧面肌反射性抽搐，称为"痛性抽搐"。发作时可伴有面部潮红、皮温增高、球结膜充血、流泪等。由于疼痛剧烈，患者表情痛苦，常用手掌或毛巾紧按、揉搓疼痛部位。

4. 疼痛发作　常无先兆，为突然发生的短暂性剧痛，常持续数秒至 2 分钟后突然终止。间歇期几乎完全正常。发作可数天 1 次至每分钟发作数次不等。大多有随病程延长而发作频度增加的趋势，很少自愈。

5. 扳机点　在疼痛发作的范围内常有一些特别敏感的区域，稍受触动即引起发作，称为"扳机点"，多分布于口角、鼻翼、颊部或舌面，致使患者不敢进食、说话、洗脸、刷牙，故面部及口腔卫生差，情绪低落，面色憔悴，言谈举止小心翼翼。

6. 神经系统检查　原发性三叉神经痛者，神经系统检查正常；继发性三叉神经痛者可有分布区内面部感觉减退、角膜反射消失，也可表现为疼痛呈持续性，可并发其他脑神经麻痹。

（三）诊断与鉴别诊断

根据疼痛发作的部位、性质、扳机点等即可诊断。但需注意原发性与继发性的鉴别以及与其他面部疼痛的鉴别。

1. 与继发性三叉神经痛鉴别　应做进一步检查，如脑 CT 或 MRI，必要时进行脑脊液检查，以寻找病因。沿三叉神经走行的 MRI 检查，可发现某些微小病变对三叉神经的压迫等。

2. 与其他头面部疼痛鉴别　①牙痛，一般为持续性钝痛，可因进食冷、热食物而加剧。②副鼻窦炎，也表现为持续钝痛，可有时间规律，伴脓涕及鼻窦区压痛，鼻窦摄 X 线片有助诊断。③偏头痛，以青年女性多见，发作持续数小时至数天，疼痛性质为搏动性或胀痛，可伴恶心呕吐。先兆性偏头痛患者发作前有眼前闪光、视觉暗点等先兆。④舌咽神经痛，疼痛部位在舌根、软腭、扁桃体、咽部及外耳道，疼痛性质与三叉神经痛相似，也表现为短暂发作的剧痛。局麻药喷涂于咽部，可暂时镇痛。⑤蝶腭神经痛，又称 Sluder 综合征，鼻与鼻旁窦疾病易使翼腭窝上方的蝶腭神经节及其分支受累而发病，表现为鼻根后方、上颌部、上腭及牙龈部发作性疼痛并向额、颞、枕、耳等部位扩散，疼痛性质呈烧灼样、刀割样，较剧烈，可持续数分钟至数小时，发作时可有患侧鼻黏膜充血、鼻塞、流泪。

（四）治疗

原发性三叉神经痛首选药物治疗，无效时可用封闭、神经阻滞或手术治疗。

1. 药物治疗　①卡马西平：为抗惊厥药，作用于网状结构－丘脑系统，可抑制三叉神经系统的病理性多神经元反射。初始剂量为 0.1 g，每天 2 次，以后每天增加 0.1 g，分 3 次服用，最大剂量为 1.0 g/d，疼痛停止后，维持治疗剂量 2 周左右，逐渐减量至最小有效维持量。不良反应有头晕、嗜睡、走路不稳、口干、恶心、皮疹等。少见但严重的不良反应是造血系统功能损害，可发生白细胞减少，甚至再生障碍性贫血。罕见的有剥脱性皮炎等。②苯妥英钠：初始量为 0.1 g，每天 3 次，可每天增加 50 mg，最大剂量为 0.6 g/d，疼痛消失 1 周后逐渐减量。不良反应有头晕、嗜睡、牙龈增生及共济失调等。③治疗神经病理性疼痛的新型药物有加巴喷丁、普瑞巴林、奥卡西平等，具有疗效肯定、较少不良反应等优势，可结合患者病情、经济情况及个人意愿选用。④辅助治疗可应用维生素 B_1、维生素 B_{12}，疗程 4～8 周。

2. 封闭治疗　将无水乙醇或其他药物如甘油、维生素 B_{12}、泼尼松龙等注射到三叉神经分支或半月神经节内，可获镇痛效果。适应证为药物疗效不佳或不能耐受不良反应；拒绝手术或不适于手术者，疗效可持续 6～12 个月。

3. 半月神经节射频热凝治疗　在 X 线或 CT 导向下，将射频电极经皮插入半月节，通电加热 65～80 ℃，维持 1 分钟，适应证同封闭治疗。不良反应有面部感觉障碍、角膜炎和带状疱疹等。疗效可达 90%，复发率为 21%～28%，重复应用仍有效。

4. 手术治疗　用于其他治疗方法无效的原发性三叉神经痛，手术方式有：①三叉神经显微血管减压术，近期疗效可达 80% 以上，并发症有面部感觉减退，听力障碍，滑车、外展或面神经损伤等；②三叉神经感觉根部分切断术；③三叉神经脊髓束切断术。

5. γ 刀或 X 线刀治疗　药物与封闭治疗效果不佳，不愿或不适于接受手术的，也可以采用 γ 刀或 X 线刀治疗，靶点是三叉神经感觉根。起效一般开始于治疗后 1 周。由于靶点周围重要结构多，毗邻关系复杂，定位需要特别精确。

二、特发性面神经麻痹

特发性面神经麻痹又称 Bell 麻痹或面神经炎，为面神经管中的面神经非特异性炎症引起的周围性面肌瘫痪。

（一）病因、病理与发病机制

病因尚不完全清楚，多认为当风寒、病毒感染和自主神经功能障碍致面神经内的营养血管痉挛，引起面神经缺血、水肿。由于面神经通过狭窄的骨性面神经管出颅，故受压而发病。另外，神经病毒感染一直是被怀疑的致病因素，如带状疱疹、单纯疱疹、流行性腮腺炎、巨细胞病毒等。近年的研究用不同的手段如病毒分离与接种、病毒基因组检测等证实了受损面神经存在单纯疱疹病毒感染。病理变化主要是神经水肿，有不同程度的脱髓鞘。由于面神经管为骨性腔隙，容积有限，如果面神经水肿明显，则使面神经的神经纤维受压，可致不同程度轴索变性，这可能是部分患者恢复不良的重要原因。

（二）临床表现

任何年龄均可发病，男性略多于女性。发病前常有受凉史。部分患者起病前后有患病一侧的耳后乳突区轻度疼痛。起病迅速，一侧面部表情肌瘫痪为突出表现。患者常于清晨洗漱时发现一侧面肌活动不利，口角歪斜，症状在数小时至数天内达到高峰。查体可见一侧面部额纹消失，睑裂变大，鼻唇沟变浅变平，病侧口角低垂，示齿时口角歪向健侧，做鼓腮和吹口哨动作时，患侧漏气。颊肌瘫痪使食物常滞留于齿颊之间。不能抬额、皱眉，眼睑闭合无力或闭合不全。闭目时眼球向上外方转动而露出巩膜，称Bell 征。由于眼睑闭合不全，易并发暴露性角膜炎。下眼睑松弛、外翻，使泪点外转，泪液不能正常引流而表现流泪。

由于面神经病变部位的差别，可伴随其他症状：

（1）茎乳孔处面神经受损，仅表现同侧周围性面瘫。

（2）面神经管内鼓索神经近端的面神经受损，除面神经麻痹外，还有同侧舌前2/3味觉丧失，唾液减少，为鼓索神经受累引起。

（3）如果在镫骨肌神经近端面神经受损除面神经麻痹外，还表现为同侧舌前2/3味觉丧失和重听（听觉过敏）。

（4）病变在膝状神经节时，除表现为面神经麻痹、同侧舌前2/3味觉丧失和重听（听觉过敏）外，还有患侧乳突部疼痛、耳郭和外耳道感觉减退，外耳道或鼓膜出现疱疹，见于带状疱疹病毒引起的膝状神经节炎，称Hunt 综合征。

（三）辅助检查

为除外桥小脑角肿瘤、颅底占位病变、脑桥血管病等颅后窝病变，部分患者需做颅脑 MRI 或 CT 扫描。

（四）诊断与鉴别诊断

根据急性发病、一侧的周围性面瘫，而无其他神经系统阳性体征即可诊断，但需与下列疾病鉴别。

1. 吉兰-巴雷综合征　可有周围性面瘫，但多为双侧性。少数在起病初期也可表现为单侧，随病程逐渐发展为双侧。其他典型表现如对称性四肢弛缓性瘫痪与脑脊液蛋白-细胞分离等。

2. 面神经附近病变累及面神经　急、慢性中耳炎，乳突炎，腮腺炎或肿瘤可侵犯面神经，邻近组织如腮腺肿瘤、淋巴结转移瘤的放射治疗可损伤面神经。应有相应原发病病史。

3. 颅后窝肿瘤压迫面神经　如胆脂瘤、皮样囊肿、颅底的肉芽肿、鼻咽癌侵犯颅底等均可引起面神经损害，但起病较缓，有进行性加重的病程特点，且多伴有其他神经系统受累的症状及体征。

4. 脑桥内的血管病　可致面神经核损害引起面瘫，但应有脑桥受损的其他体征如交叉性瘫痪等。

5. 莱姆病　是由蜱传播的螺旋体感染性疾病，可引起脑神经损害，以双侧面神经麻痹常见，常伴皮肤红斑、肌肉疼痛、动脉炎、心肌炎、脾大等多系统损害表现。

（五）治疗

1. 急性期治疗　治疗原则是减轻面神经水肿、改善局部血液循环与防治并发症。①起病2 周内多主张用肾上腺皮质激素治疗。地塞米松 10～15 mg/d，静脉滴注，连用 1 周后改为泼尼松 30 mg/d，顿服，1 周后逐渐减量。泼尼松 30～60 mg，晨1 次顿服，连用 7～10 天，以后逐渐减量。但近来国外学者对激素治疗有争议，故其有效性尚待循证医学研究的进一步证实。②补充 B 族维生素，如口服维生素 B_1、腺苷辅酶 B_{12} 或肌内注射维生素 B_1、维生素 B_{12} 等。③Hunt 综合征的抗病毒治疗可用阿昔洛韦 10～20 mg/（kg·d），分2～3 次静脉滴注，连用 2 周，或更昔洛韦 5～10 mg/（kg·d）静脉滴注，分 1～2 次，连用 7～14 天，并注意血常规、肝功能变化。④在茎乳孔附近行超短波透热、红外线照射或局部热敷治疗。注意保护角膜、结膜，预防感染，可采用抗生素眼水、眼膏点眼，带眼罩等方法。

2. 恢复期治疗　病后第 3 周至 6 个月以促使神经功能尽快恢复为主要原则，可继续给予 B 族维生素治疗，同时采用针灸、按摩、碘离子透入等方法治疗。

3. 后遗症期治疗　少数患者在发病 2 年后仍留有不同程度后遗症，严重者可试用面-副神经、面－舌下神经吻合术，但疗效不肯定。

三、面肌痉挛

面肌痉挛又称面肌抽搐，以一侧面肌阵发性不自主抽动为特点。

（一）病因

面肌痉挛的异常神经冲动可能是面神经通路的某个部位受到压迫而发生水肿、脱髓鞘等改变。病变处纤维"短路"形成异常兴奋。国内外报道，经手术证实部分患者在面神经近脑干部分受邻近血管的压迫，以小脑后下动脉和小脑前下动脉压迫最多见。这与三叉神经痛有着相似的病理解剖机制。部分患者因邻近面神经的肿瘤、颅内感染、血管瘤等累及面神经而引起。少数病例是面神经炎的后遗症。

（二）临床表现

多在中年以后发病，女性多于男性。多数患者首先从一侧眼轮匝肌的阵发性抽动开始，逐渐累及一侧的其他面肌，特别是同侧口角部肌肉最易受累。说话、进食或精神紧张、情绪激动可诱发症状加剧。入睡后抽动停止，神经系统检查可见一侧面部肌肉阵发性抽动，无其他阳性体征。

（三）辅助检查

肌电图于受累侧面肌可记录到同步阵发性高频率发放的动作电位。

（四）诊断与鉴别诊断

以单侧发作性面部表情肌的同步性痉挛为特点，神经系统检查无其他阳性体征，即可诊断。肿瘤、炎症、血管瘤引起的面肌抽搐多伴有其他神经症状和体征，应做 X 线片、脑 CT 或 MRI 检查，以明确病因。还应除外以下疾病。

1. 习惯性抽动症　多见于儿童及青壮年，为短暂的眼睑或面部肌肉收缩，常为双侧，可由意志暂时控制。其发病与精神因素有关。脑电图、肌电图正常，抽动时的肌电图所见，与正常肌肉主动收缩波形一致。

2. 部分性运动性癫痫　面肌抽搐幅度较大，多同时伴有颈部肌肉、上肢或偏身的抽搐。脑电图可有癫痫波发放。脑 CT 或 MRI 可能有阳性发现。

3. Meige 综合征　即睑痉挛－口下颌肌张力障碍综合征。老年女性多发，表现为双侧眼睑痉挛，伴口舌、面肌、下颌及颈肌肌张力障碍。

4. 功能性眼睑痉挛　常见于女性患者，多局限于双侧眼睑肌，下部面肌不受累。可伴有其他癔症症状，其发生、消失与暗示有关。

（五）治疗

1. 病因治疗　病因明确者应针对病因积极治疗。

2. 药物治疗　①可用抗癫痫药、镇静药，如卡马西平 0.1 g，每天 2 次开始，渐增量至 0.2 g，每天 3 次，或苯妥英钠 0.1 g，每天 3 次，或地西泮 2.5 mg，每天 3 次，可能出现头晕、乏力、嗜睡等不良反应。②近年来发展的 A 型肉毒毒素（BTX）注射方法可用于治疗包括本病在内的多种局限性异常或过度肌肉收缩，是目前治疗本病的主要方法之一。其作用机制是选择性作用于局部外周胆碱能神经末梢的突触前膜，抑制乙酰胆碱囊泡的量子性释放，使肌肉收缩力减弱，缓解肌肉痉挛，注射部位常为眼轮匝肌、颊肌、颧大小肌和颈肌。多数报道有效率在 90% 以上，并发症主要是面神经炎和暴露性角膜炎。

3. 理疗　可选用直流电钙离子透入疗法、红外线疗法或平流电刺激等，可起到缓解肌肉痉挛的作用。

4. 显微神经血管减压术　自乳突后开颅，在手术显微镜下将血管与神经分开并垫入涤纶片、吸收性明胶海绵或筋膜等，多能收到较好的疗效。少数可并发面神经麻痹、听力下降及眩晕等。

四、多数脑神经损害

多数脑神经损害是指一侧或双侧多个脑神经同时受病变累及出现功能障碍或结构破坏。病变部位的不同可导致临床上形成特定的综合征。临床常见的多数脑神经损害综合征，见表4-1。

表4-1 临床常见的多数脑神经损害综合征

综合征	受累脑神经	临床表现	常见病因
眶上裂综合征	Ⅲ、Ⅳ、Ⅵ、V₁	①全部眼肌麻痹，表现为上睑下垂，眼球固定于正中位，瞳孔散大，对光反射消失，伴调节反应障碍；②眼裂以上的面部皮肤感觉障碍	眶上裂局部的骨折、垂体瘤、蝶骨嵴脑膜瘤、脊索瘤、动脉瘤或受鼻窦炎波及
眶尖综合征	Ⅱ、Ⅲ、Ⅳ、Ⅵ、V₁	眶上裂综合征的表现加上视力障碍即构成眶尖综合征。视力损害可表现为中心暗点与周边视野缺损	眶尖部外伤、炎症与肿瘤
海绵窦综合征	Ⅲ、Ⅳ、Ⅵ、V₁或伴有V₂、V₃	除眶上裂综合征的表现之外，眼部静脉回流障碍致眼睑、结膜水肿、充血及眼球突出	继发于蝶窦或面部感染后的感染性海绵窦血栓形成、外伤性海绵窦动静脉瘘及邻近部位的肿瘤侵犯
岩尖综合征	V、Ⅵ	外直肌麻痹，出现眼球内斜及复视；眼球后部、额部及面颊中部疼痛、感觉异常或减退	乳突炎、中耳炎、岩尖部肿瘤或外伤
脑桥小脑角综合征	V、Ⅶ、Ⅷ，可伴Ⅵ、Ⅸ、Ⅹ	耳鸣、耳聋、眼震、眩晕与平衡障碍；面部感觉障碍，角膜反射减弱或消失；周围性面瘫	听神经瘤最常见，也见于局部炎症及其他占位性病变、动脉瘤与血管畸形
颈静脉孔综合征	Ⅸ、Ⅹ、Ⅺ	同侧声带麻痹而声音嘶哑，咽部肌肉麻痹而咽下困难，同侧咽反射消失，向对侧转颈无力，同侧耸肩不能	局部肿瘤、炎症

多数脑神经损害治疗措施主要是针对病因治疗。

第三节　脊神经疾病

脊神经疾病的主要临床表现是按照受损神经支配区分布的运动、感觉和自主神经功能障碍。肌力减退是运动功能障碍的最常见表现，可由轴索变性或神经传导阻滞引起，运动功能障碍还可表现为痛性痉挛、肌阵挛、肌束震颤等；大多数脊神经疾病可累及所有直径的感觉纤维，某些疾病会选择性破坏粗或细的感觉纤维，出现共济失调和深浅反射消失，提示粗纤维受损；痛温觉损害提示细纤维受损；自主神经功能障碍见于无髓鞘纤维受损。

一、单神经病及神经痛

（一）正中神经麻痹

正中神经由来自 $C_5 \sim T_1$ 的纤维组成，沿肱二头肌内侧沟伴肱动脉下降至前臂分支，支配旋前圆肌、桡侧腕屈肌、各指屈肌、掌长肌、拇对掌肌及拇短展肌。

1. 病因　正中神经的常见损伤原因是肘前区静脉注射时，药物外渗引起软组织损伤，或腕部割伤，或患腕管综合征。

2. 临床表现　正中神经不同部位受损表现为以下3点。

（1）正中神经受损部位在上臂时，前臂不能旋前，桡侧三个手指屈曲功能丧失，握拳无力，拇指不能对掌、外展。大鱼际肌出现萎缩后手掌平坦，拇指紧靠示指，若并发尺神经受损则呈现典型"猿手"。掌心、大鱼际、桡侧三个半手指掌面和2、3指末节背面的皮肤感觉减退或丧失。由于正中神经富含植物性纤维，损伤后常出现灼性神经痛。

（2）当损伤位于前臂中下部时，运动障碍仅有拇指的外展、屈曲与对指功能丧失。

（3）正中神经在腕部经由腕骨与腕横韧带围成的管状结构——腕管中到达手部，当腕管先天性狭窄或腕部过度运动而致摩擦损伤时，正中神经可受累，产生桡侧手掌及桡侧三个半指的疼痛、麻木、感觉减退，手指运动无力和大鱼际肌麻痹、萎缩，称为腕管综合征。通常夜间症状加重，疼痛可放射到前臂甚至肩部。多见于女性，常双侧发病，但利手侧可能发生更早且症状较重。

3. 治疗　轻症采用局部夹板固定制动，服用非甾体类抗炎药，如布洛芬 0.2 g，每日 3 次，配合腕管内注射泼尼松 0.5 mL，加 2% 普鲁卡因 0.5 mL，每周 1 次，2 次无效者考虑手术切断腕横韧带以解除正中神经受压。

（二）尺神经麻痹

尺神经由 $C_7 \sim T_1$ 的纤维组成，初在肱动脉内侧下行，继而向后下进入尺神经沟，再沿前臂掌面尺侧下行，主要支配尺侧腕屈肌、指深屈肌尺侧半、小鱼际肌、拇收肌与骨间肌，还支配手掌面 1 个半指，背面 2 个半指的皮肤感觉。

1. 病因　尺神经损伤的常见病因是腕、肘部外伤，尺骨鹰嘴部骨折，肘部受压等。

2. 临床表现　尺神经损伤的主要表现为手部小肌肉的运动丧失，精细动作困难；屈腕能力减弱并向桡侧偏斜；拇指不能内收，其余各指不能内收和外展；多数手肌萎缩，小鱼际平坦，骨间肌萎缩，骨间隙加深。拇指以外和各掌指关节过伸，第 4、第 5 指的指间关节弯曲，形成"爪形手"。感觉障碍以小指感觉减退或丧失最明显。

尺神经在肘管内受压的临床表现称为肘管综合征。肘管是由肱骨内上髁、尺骨鹰嘴和肘内侧韧带构成的纤维 - 骨性管道，其管腔狭窄，屈肘时容积更小，加之位置表浅，尺神经易于此处受到嵌压。主要表现为手部尺侧感觉障碍，骨间肌萎缩，肘关节活动受限，肘部神经增粗以及肘内侧压痛等。

3. 治疗　治疗主要包括肘关节制动、应用非甾体类抗炎药及手术减压。

（三）桡神经麻痹

桡神经源自 $C_5 \sim T_1$ 神经根，初行于腋动脉后方，继而与肱深动脉伴行入桡神经沟，转向外下至肱骨外上髁上方，于肱桡肌与肱肌间分为浅、深两终支分布于前臂及手背，支配肱三头肌、肘肌、肱桡肌、旋后肌、伸指肌及拇长展肌等，所支配各肌的主要功能是伸肘、伸腕及伸指。由于其位置表浅，是臂丛神经中最易受损伤的神经。

1. 病因　桡神经损伤的常见病因是骨折、外伤、炎症或睡眠时以手代枕、手术中上肢长时间外展和受压、上肢被缚过紧及铅中毒和酒精中毒等。近年来，醉酒深睡导致的桡神经受压损伤发病率有所增加，在病史询问中应予重视。

2. 临床表现　桡神经损伤的典型表现是腕下垂，但受损伤部位不同，症状也有差异。

（1）高位损伤时（如腋部损伤），上肢所有伸肌瘫痪，肘关节、腕关节和掌指关节均不能伸直。前臂不能旋后，手呈旋前位，垂腕致腕关节不能固定，因而握力减弱。

（2）上臂中 1/3 以下损伤时，伸肘功能保留。

（3）肱骨下端、前臂上 1/3 损伤时伸肘、伸腕功能保留。

（4）腕关节损伤仅出现感觉障碍。

桡神经损伤的感觉障碍一般轻微，多仅限于手的虎口区，其他部位因邻近神经的重叠支配而无明显症状。

3. 治疗　桡神经再生能力较好，治疗后可恢复功能，预后良好。

（四）腓总神经麻痹

腓总神经源自 $L_4 \sim S_3$ 神经根，在大腿下 1/3 从坐骨神经分出，是坐骨神经的两个主要分支之一。其下行至腓骨头处转向前方，分出腓肠外侧皮神经支配小腿外侧面感觉，在腓骨颈前分为腓深和腓浅神经，前者支配胫骨前肌、趾长伸肌、踇长伸肌、踇短伸肌和趾短伸肌，后者支配腓骨长肌和腓骨短肌及足背 2~5 趾背面皮肤。

1. 病因　腓总神经麻痹的最常见原因为各种原因的压迫，如两腿交叉久坐，长时间下蹲位，下肢石膏固定不当及昏迷、沉睡者卧姿不当等；也可因腓骨头或腓骨颈部外伤、骨折等引起；糖尿病、感染、酒精中毒和铅中毒也是致病的原因。在腓骨颈外侧，腓总神经位置表浅，又贴近骨面，因而最易受损。

2. 临床表现　腓总神经麻痹的临床表现包括足与足趾不能背屈，足下垂并稍内翻，行走时为使下垂的足尖抬离地面而用力抬高患肢，并以足尖先着地而呈跨阈步态。不能用足跟站立和行走，感觉障碍在小腿前外侧和足背。

3. 治疗　治疗除针对病因外，可用神经营养药、理疗等。

（五）胫神经麻痹

胫神经由 $L_4 \sim S_3$ 神经根组成。在腘窝上角自坐骨神经分出，在小腿后方下行达内踝后方，分支支配腓肠肌、比目鱼肌、腘肌、跖肌、趾长屈肌和蹈长屈肌以及足底的所有短肌。其感觉分支分布于小腿下 1/3 后侧与足底皮肤。

1. 病因　胫神经麻痹多为药物、酒精中毒，糖尿病等引起，也见于局部囊肿压迫及小腿损伤。当胫神经及其终末支在踝管处受压时，可引起特征性表现——足与踝部疼痛及足底部感觉减退，称为踝管综合征。其病因包括穿鞋不当、石膏固定过紧、局部损伤后继发的创伤性纤维化以及腱鞘囊肿等。

2. 临床表现　胫神经损伤的主要表现是足与足趾不能屈曲，不能用足尖站立和行走，感觉障碍主要在足底。

3. 治疗　治疗除针对病因外，也可用神经营养药、理疗等。

（六）枕神经痛

枕大神经、枕小神经和耳大神经分别来自 C_2、C_3 神经，分布于枕部、乳突部及外耳。

1. 病因　枕神经痛可由感染、受凉等引起，也见于颈椎病、环枕畸形、枕大孔区肿瘤等。

2. 临床表现　其分布区内的发作性疼痛或持续性钝痛，伴随阵发性加剧为枕神经痛。多为一侧发病，可为自发性疼痛，也可因头颈部的运动、喷嚏、咳嗽诱发或使疼痛加剧，部位多起自枕部，沿神经走行放射，枕大神经痛向头顶部放射，枕小神经痛、耳大神经痛分别向乳突部、外耳部放射，重时伴有眼球后疼痛感。枕大神经的压痛点位于乳突与第 1 颈椎水平后正中点连线的 1/2 处（相当风池穴）。枕部及后颈部皮肤常有感觉减退或过敏。

3. 治疗　治疗主要是针对病因，对症处理可采用局部热敷、封闭、理疗等。药物可口服镇痛药、B族维生素。疼痛较重时局部封闭效果较好。

（七）臂丛神经痛

臂丛神经由 $C_5 \sim T_1$ 脊神经的前支组成，包含运动、感觉和自主神经纤维，主要支配上肢的运动和感觉。5 个脊神经前支经反复组合与分离在锁骨上方形成上干、中干和下干，在锁骨下方每个干又分成前股、后股，之后由上、中干的前股合成外侧束，下干的前股自成内侧束，三个干的后股汇合为后束。外侧束先分出一支组成正中神经，而后延续为肌皮神经，内侧束也有部分纤维参与正中神经，而后延续为尺神经。后束则分成一较细小的腋神经和一较粗大的桡神经。一些重要的神经分支起源于臂丛的最近端，靠近神经根的水平，如 C_5、C_6 和 C_7 的前根发出胸长神经支配前锯肌；C_5 发出的肩胛背神经支配菱形肌。

1. 病因　常见的病因是臂丛神经炎、神经根型颈椎病、颈椎间盘突出、颈椎及椎管内肿瘤、胸出口综合征、肺尖部肿瘤以及臂丛神经外伤。

2. 临床表现　臂丛神经痛是由多种病因引起的臂丛神经支配区以疼痛、肌无力和肌萎缩为主要表现的综合征。

（1）臂丛神经炎：又称原发性臂丛神经病或神经痛性肌萎缩，多见于成年人，男性多于女性。约50% 患者有前驱感染史如上感、流感样症状，或接受免疫治疗、外科手术等。因而多数学者认为是一种变态反应性疾病。少数有家族史。

起病呈急性或亚急性，主要是肩胛部和上肢的剧烈疼痛，常持续数小时至 2 周，而后逐渐减轻，但肌肉无力逐渐加重。大多数患者的无力在 2~3 周时达高峰。颈部活动、咳嗽或喷嚏一般不会使疼痛加重，但肩与上肢的活动可明显加重疼痛。肌无力多限于肩胛带区和上臂近端，臂丛完全损害者少见。数周后肌肉有不同程度的萎缩及皮肤感觉障碍。部分患者双侧臂丛受累。

（2）继发性臂丛神经痛：主要由于臂丛神经邻近组织病变压迫，神经根受压有颈椎病、颈椎间盘突出、颈椎结核、颈髓肿瘤、硬膜外转移瘤及蛛网膜炎等。神经干受压有胸出口综合征、颈肋、颈部肿瘤、结核、腋窝淋巴结肿大及肺尖部肿瘤。主要表现为颈肩部疼痛，向上臂、前臂外侧和拇指放射，臂丛神经分布区内有不同程度的麻痹表现，可伴有局限性肌萎缩、上肢腱反射减弱或消失。病程长者可有自主神经障碍。神经根型颈椎病是继发性臂丛神经痛最常见的病因，主要症状是根性疼痛，出现颈肩部疼痛，向上肢放射。感觉异常见于拇指与示指，可有肌力减弱，伴局限性肌萎缩、患侧上肢腱反射减弱或消失。

3. 辅助检查　为判定臂丛神经损伤的部位和程度，根据患者情况选择脑脊液化验、肌电图与神经传导速度测定、颈椎摄 X 线片、颈椎 CT 或 MRI 检查，可为诊断与鉴别诊断提供重要依据。

4. 治疗　臂丛神经炎急性期治疗可用糖皮质激素，如泼尼松 20~40 mg/d，口服，连用 1~2 周或地塞米松 10~15 mg/d，静脉滴注，待病情好转后逐渐减量。应合用 B 族维生素如维生素 B_1、维生素 B_{12} 等。可口服非甾体抗炎药，也可应用物理疗法或局部封闭疗法止痛。恢复期注意患肢功能锻炼，给予促进神经细胞代谢药物以及针灸等。约 90% 患者在 3 年内康复。

颈椎病引起的神经根损害大多数采用非手术综合治疗即可缓解，包括卧床休息，口服非甾体抗炎药如布洛芬、双氯芬酸钠等。疼痛较重者，可用局部麻醉药加醋酸泼尼松龙 25 mg 在压痛点局部注射。理疗、颈椎牵引也有较好效果。以下情况可考虑手术治疗：①临床与放射学证据提示伴有脊髓病变；②经适当的综合治疗疼痛不缓解；③受损神经根支配的肌群呈进行性无力。

（八）肋间神经痛

1. 病因　肋间神经痛是肋间神经支配区的疼痛，分原发性和继发性。原发性罕见，继发性可见于邻近组织感染（如胸椎结核、胸膜炎、肺炎）、外伤、肿瘤（如肺癌、纵隔肿瘤、脊髓肿瘤）、胸椎退行性病变、肋骨骨折等。带状疱疹病毒感染也是常见原因。

2. 临床表现　主要临床特点有：①由后向前沿一个或多个肋间呈半环形的放射性疼痛；②呼吸、咳嗽、喷嚏、哈欠或脊柱活动时疼痛加剧；③相应肋骨边缘压痛；④局部皮肤感觉减退或过敏。带状疱疹病毒引起者发病数天内在患处出现带状疱疹。

3. 辅助检查　胸部与胸椎影像学检查、腰椎穿刺检查可提示继发性肋间神经痛的部分病因。

4. 治疗　包括以下 5 种治疗方式。

（1）病因治疗：继发于带状疱疹者给予抗病毒治疗，阿昔洛韦 5~10 mg/kg 静脉滴注，8 小时 1 次；或更昔洛韦 5~10 mg/（kg·d），分 1~2 次静脉滴注，连用 7~14 天。有肿瘤、骨折等病因者按其治疗原则行手术、化学药物治疗及放射治疗。

（2）镇静镇痛：可用地西泮、布洛芬、双氯芬酸钠、曲马朵等药物。

（3）B 族维生素与血管扩张药物：如维生素 B_1、维生素 B_{12}、烟酸、地巴唑。

（4）理疗：可改善局部血液循环，促进病变组织恢复，但结核和肿瘤患者不宜使用。

（5）封闭：局部麻醉药行相应神经的封闭治疗。

（九）股外侧皮神经病

股外侧皮神经病又称感觉异常性股痛、股外侧皮神经炎。股外侧皮神经由 L_{2-3} 脊神经后根组成，是纯感觉神经，发出后向外下斜越髂肌深面达髂前上棘，经过腹股沟韧带下方达股部。在髂前上棘下5~10 cm 处穿出大腿阔筋膜，分布于股前外侧皮肤。

1. 病因　股外侧皮神经病的主要病因是受压与外伤，如穿着紧身衣，长期系用硬质腰带或盆腔肿瘤、妊娠子宫等均是可能的原因。其他如感染、糖尿病、酒精及药物中毒以及动脉硬化等也是常见病因。部分患者病因不明。

2. 临床表现 起病可急可缓，多为单侧；大腿前外侧面皮肤感觉异常，包括麻木、针刺样疼痛、烧灼感，可有局部感觉过敏，行走、站立时症状加重，某些患者仅偶尔发现局部感觉减退。查体可有髂前上棘内侧或其下方的压痛点，股外侧皮肤可有局限性感觉减退或缺失。

3. 辅助检查 对症状持续者应结合其他专业检查及盆腔 X 线检查，以明确病因。

4. 治疗 治疗除针对病因外，可给予口服 B 族维生素，也可给予镇痛药物，局部理疗、封闭也有疗效。疼痛严重者可手术切开压迫神经的阔筋膜或腹股沟韧带。

（十）坐骨神经痛

坐骨神经痛是沿着坐骨神经径路及其分布区域内以疼痛为主的综合征。坐骨神经是人体最长的神经，由 $L_4 \sim S_3$ 的脊神经前支组成，经梨状肌下孔出盆腔，在臀大肌深面沿大腿后侧下行达腘窝，在腘窝上角附近分为胫神经和腓总神经，支配大腿后侧和小腿肌群，并传递小腿与足部的皮肤感觉。

1. 病因 坐骨神经痛有原发性和继发性两类，原发性坐骨神经痛也称为坐骨神经炎，为感染或中毒等原因损害坐骨神经引起，多与受凉、感冒等感染有关。病原体或毒素经血液播散而致坐骨神经的间质性炎症；继发性者临床多见，是因坐骨神经通路受压迫或刺激所致。根据发病部位可分为根性、丛性和干性。根性坐骨神经痛病变主要在椎管内以及脊椎，如腰椎间盘突出、椎管内肿瘤、脊椎骨结核与骨肿瘤，腰椎黄韧带肥厚、粘连性脊髓蛛网膜炎等；丛性、干性坐骨神经痛的病变主要在椎管外，常为腰骶神经丛及神经干邻近组织病变，如骶髂关节炎、盆腔疾病（肿瘤、子宫附件炎）、妊娠子宫压迫、臀部药物注射位置不当及外伤等。

2. 临床表现

（1）青壮年男性多见，急性或亚急性起病。

（2）沿坐骨神经走行区的疼痛，自腰部、臀部向大腿后侧、小腿后外侧和足部放射，呈持续性钝痛并阵发性加剧，也有呈刀割样或烧灼样疼痛者，往往夜间疼痛加剧。

（3）患者为减轻疼痛，常采取特殊姿势。卧位时卧向健侧，患侧下肢屈曲；平卧位欲坐起时先使患侧下肢屈曲；坐下时以健侧臀部着力；站立时腰部屈曲，患侧屈髋屈膝，足尖着地；俯身拾物时，先屈曲患侧膝关节。以上动作均是为避免坐骨神经受牵拉而诱发疼痛加重所采取的强迫姿势。

（4）如为根性坐骨神经痛，常伴有腰部僵硬不适，在咳嗽、喷嚏及用力排便时疼痛加剧，患侧小腿外侧和足背可有针刺麻木等感觉。如为干性坐骨神经痛，其疼痛部位主要沿坐骨神经走行，并有几个压痛点：①腰椎旁点，在 L_4、L_5 棘突旁开 2 cm 处；②臀点，坐骨结节与股骨大粗隆之间；③腘点，腘窝横线中点上 2 cm；④腓肠肌点，腓肠肌中点；⑤踝点，外踝后边。

（5）神经系统检查可有轻微体征，Lasegue 征阳性，患侧臀肌松弛，小腿轻度肌萎缩，踝反射减弱或消失。小腿外侧与足背外侧可有轻微感觉减退。

3. 辅助检查 辅助检查的主要目的是寻找病因，包括腰骶部 X 线平片，腰部脊柱 CT、MRI 等影像学检查；脑脊液常规、生化及动力学检查；肌电图与神经传导速度测定等。

4. 诊断与鉴别诊断 根据疼痛的分布区域、加重的诱因、可以减轻疼痛的姿势、压痛部位、Lasegue 征阳性及踝反射减弱或消失等，坐骨神经痛的诊断一般并无困难，但应注意区分是神经根还是神经干受损。诊断中的重点是明确病因，应详细询问病史、全面体格检查，注意体内是否存在感染病灶，重点检查脊柱、骶髂关节、髋关节及盆腔内组织的情况，有针对性地进行有关辅助检查。

鉴别诊断：主要区别局部软组织病变引起的腰背、臀部及下肢疼痛。腰肌劳损、急性肌纤维组织炎、髋关节病变引起的局部疼痛不向下肢放散，无感觉障碍、肌力减退、踝反射减弱消失等神经体征。

5. 治疗 应针对病因。如局部占位病变者，应尽早手术治疗。结核感染者需抗结核治疗，腰椎间盘突出引起者大多数经非手术治疗可获缓解。对症处理包括：①卧硬板床休息；②应用消炎镇痛药物如布洛芬 0.2 g 口服，每天 3 次；③B 族维生素，维生素 B_1 100 mg 肌内注射，每天 1 次；维生素 B_{12} 针剂 250 ~ 500 μg 肌内注射，每天 1 次；④局部封闭；⑤局部理疗可用于非结核、肿瘤的患者；⑥在无应用禁忌的前提下可短期口服或静脉应用糖皮质激素治疗，如泼尼松 30 mg 顿服，每天 1 次；地塞米松 10 ~ 15 mg 加氯化钠注射液 250 mL 静脉滴注，连用 7 ~ 10 天。

二、多发性神经病

多发性神经病曾称作末梢神经炎，是由不同病因引起的，以四肢末端对称性感觉、运动和自主神经功能障碍为主要表现的临床综合征。

（一）病因与发病机制

引起本病的病因都是全身性的。

1. 代谢障碍与营养缺乏　糖尿病、尿毒症、血卟啉病、淀粉样变性等疾病由于代谢产物在体内的异常蓄积或神经滋养血管受损均可引起周围神经功能障碍；妊娠、慢性胃肠道疾病或胃肠切除术后，长期酗酒、营养不良等均可因维持神经功能所需的营养物质缺乏而致病。

2. 中毒　①药物：呋喃唑酮、呋喃西林、异烟肼、乙胺丁醇、甲硝唑、氯霉素、链霉素、胺碘酮、甲巯咪唑、丙米嗪、长春新碱、顺铂等；②化学毒物：丙烯酰胺、四氯化碳、三氯乙烯、二硫化碳、正己烷、有机磷和有机氯农药、砷制剂、菊酯类农药等；③重金属：铅、汞、铊、铂、锑等；④生物毒素：白喉、伤寒、钩端螺旋体病、布氏杆菌病等。

3. 结缔组织病　系统性红斑狼疮、结节性多动脉炎、类风湿关节炎、硬皮病和结节病等可继发多发性神经病。

4. 遗传性疾病　遗传性运动感觉性神经病（HMSN）、遗传性共济失调性多发性神经病（Refsum病）、遗传性淀粉样变性神经病、异染性白质营养不良等。

5. 其他　恶性肿瘤、麻风病、莱姆病与 POEMS 综合征等也可出现多发性神经病，其机制与致病因子引起自身免疫反应有关。

（二）病理

主要病理改变是轴索变性与节段性脱髓鞘，以轴索变性更为多见。通常轴索变性从远端开始，向近端发展，即逆死性或称为远端轴索病。

（三）临床表现

可发生于任何年龄。由于病因不同，起病可表现为急性和慢性过程。部分患者有缓解—复发。病情可在数周至数月达高峰。主要症状体征有以下 4 点。

1. 感觉障碍　呈手套袜套样分布，为肢体远端对称性感觉异常和深浅感觉缺失，常有感觉过敏。感觉异常可表现为刺痛、灼痛、蚁行感、麻木感等。

2. 运动障碍　肢体远端不同程度肌力减弱，呈对称性分布，肌张力减低。病程长者可有肌肉萎缩，常发生于骨间肌、蚓状肌、大小鱼际肌、胫前肌和腓骨肌。可有垂腕、垂足和跨阈步态。

3. 腱反射减弱或消失　以踝反射明显且较膝腱反射减弱出现得早。上肢的桡骨膜、肱二头肌、肱三头肌反射也可减弱或消失。

4. 自主神经功能障碍　肢体远端皮肤变薄、干燥、苍白或青紫，皮温低。

由于病因不同，临床表现也略有不同，将常见的 6 种分述如下。

（1）呋喃类药物中毒：常见的呋喃类药物有呋喃唑酮（痢特灵）、呋喃妥因（呋喃坦丁）等。症状常在用药后 5 ~ 14 天出现。首先表现为肢体远端感觉异常、感觉减退和肢端疼痛。肢端疼痛剧烈者不敢穿鞋穿袜，怕风吹，怕盖被。肢端皮肤多汗，可有色素沉着。肌肉无力与肌萎缩相对较轻。应用此类药物时应密切观察周围神经症状。尤应注意不可超过正常剂量及长时间使用此类药物。

（2）异烟肼中毒：多发生于长期服用异烟肼的患者。临床表现以双下肢远端感觉异常和感觉缺失为主。可有肌力减弱与腱反射消失。其发病机制与异烟肼干扰维生素 B_6 的正常代谢有关。

（3）糖尿病：可继发中枢神经、神经根、神经丛及周围神经干的多种损害，但以周围神经为多；本文只讨论糖尿病性多发性神经病；本病表现为感觉、运动、自主神经功能障碍，通常感觉障碍较突出，可出现四肢末端自发性疼痛呈隐痛、刺痛、灼痛，可伴有麻木、蚁行感，夜间症状更重，影响睡眠。症状以下肢更多见。查体可有手套袜套样痛觉障碍，部分患者振动觉与关节位置觉消失，腱反射减弱或消失。也可出现肌力减低和肌萎缩。

（4）尿毒症：尿毒症引起的周围神经病，男性多于女性。运动与感觉神经纤维均可受累，呈对称性。早期可仅表现为双下肢或四肢远端的感觉异常，如刺痛、灼痛、麻木与痛觉过敏。症状发生于足踝部者称烧灼足，发生于双小腿者可表现为不安腿综合征。病情继续进展则出现双下肢麻木、感觉缺失、肌力减弱，严重者可有四肢远端肌肉萎缩。

（5）维生素 B_1 的缺乏：可因消化系统疾病引起的吸收功能障碍、长期酗酒、剧烈的妊娠呕吐、慢性消耗性疾病等导致维生素 B_1 缺乏。表现为两腿沉重感、腓肠肌压痛或痛性痉挛。可有双足踝部刺痛、灼痛及蚁行感，呈袜套样改变。病情进展可出现小腿肌肉无力，表现为垂足，行走时呈跨阈步态。腱反射早期亢进，后期减弱或消失。

（6）POEMS 综合征：为一种累及周围神经的多系统病变。病名由 5 种常见临床表现的英文字头组成，即多发性神经病、脏器肿大、内分泌病、M 蛋白和皮肤损害。也有称本病为 Crow-Fukase 综合征。多于中年以后起病，男性较多见。起病隐袭，进展慢。依照症状、体征、出现频率可有下列表现：①慢性进行性感觉运动性多神经病，脑脊液蛋白含量增高；②皮肤改变，皮肤因色素沉着变黑，并有增厚与多毛；③内分泌改变，男性出现阳痿、女性化乳房，女性出现闭经、痛性乳房增大和溢乳，可并发糖尿病；④内脏肿大，肝脾肿大，周围淋巴结肿大；⑤水肿，有视盘水肿、胸腔积液、腹腔积液、下肢指凹性水肿；⑥异常球蛋白血症，血清蛋白电泳出现 M 蛋白，尿检可有本－周蛋白；⑦骨骼改变，可在脊柱、骨盆、肋骨及肢体近端发现骨硬化性改变，为本病影像学特征，也可有溶骨性病变，骨髓检查可见浆细胞增多或骨髓瘤；⑧低热、多汗、杵状指。

（四）辅助检查

1. 电生理检查　以轴索变性为主的周围神经病表现为运动诱发波幅的降低和失神经支配肌电图表现，以脱髓鞘为主者则主要表现为神经传导速度减慢。

2. 血生化检测　重点注意检查血糖、尿素氮、肌酐、T_3、T_4、维生素 B_{12} 等代谢物质及激素水平。可疑毒物中毒者需做相应的毒理学测定。

3. 免疫学检查　对疑有自身免疫性疾病者可做自身抗体系列检查，疑有生物性致病因子感染者，应做病原体或相应抗体测定。

4. 脑脊液常规与生化检查　大多正常，偶有蛋白增高。

5. 神经活体组织检查　疑为遗传性疾病者可行周围神经活体组织检查，可提供重要的诊断证据。

（五）诊断与鉴别诊断

1. 诊断　根据四肢远端对称性运动、感觉和自主神经功能障碍可诊断。

2. 查找病因　主要依靠详细的病史、病程特点、伴随症状和辅助检查结果。

3. 鉴别诊断　亚急性联合变性发病早期表现与多发性神经病相似，随病情进展逐渐出现双下肢软弱无力，走路不稳，双手动作笨拙等；早期 Babinski 征可为阴性，随病情进展转为阳性；感觉性共济失调是其临床特点之一；肌张力增高、腱反射亢进、锥体束征阳性及深感觉性共济失调是区别于多发性神经病的主要鉴别点。

（六）治疗

1. 病因治疗　毒物中毒引起者应尽快停止与毒物的接触，应用补液、解毒剂等促进体内毒物的清除；药物引起者需停药，异烟肼引起者如神经病变较轻，而抗结核治疗必须继续应用时，可不停药，加用维生素 B_6 治疗；代谢性疾病与营养缺乏所致者应积极控制原发病；与自身免疫病相关者需采用糖皮质激素，重症者用地塞米松 10 mg 加氯化钠注射液 250 mL 静脉滴注，连用 7～10 天，继续用泼尼松 30 mg 清晨顿服，每天 1 次，依据病情逐渐减量。免疫球蛋白治疗按 0.15～0.4 g/（kg·d），连用 5～7 天，或应用血浆置换疗法；恶性肿瘤所致者可用手术、化疗、放疗等手段治疗。

2. 一般治疗　急性期应卧床休息，补充水溶性维生素，维生素 B_1 100 mg 肌内注射，每天 1 次；甲钴胺或氰钴胺 250～500 μg 肌内注射，每天 1 次；维生素 B_6 及辅酶 A。选择使用各种神经生长因子。

严重疼痛者可用抗癫痫药物，如加巴喷丁、普瑞巴林等。恢复期可增加理疗、康复训练及针灸等综合治疗手段。

第四节 吉兰－巴雷综合征

一、概述

吉兰－巴雷综合征（GBS），以往多译为格林－巴利综合征，是世界范围内引起急性弛缓性瘫痪最常见的疾病之一。临床呈急性起病，症状多在2周内达到高峰。主要表现为多发的神经根和周围神经损害，常见四肢对称性、弛缓性瘫痪。免疫治疗可以缩短病程，改善症状。主要包括以下几种亚型：急性炎症性脱髓鞘性多发性神经病（AIDP）、急性运动性轴索型神经病（AMAN）、急性运动感觉性轴索型神经病（AMSAN）、Miller Fisher综合征（MFS）、急性泛自主神经病和急性感觉神经病（ASN）。

二、流行病学

GBS的年发病率为（0.6~2.4）/10万人，男性略多于女性，各年龄组均可发病。欧美的发病年龄在16~25岁和45~60岁出现两个高峰，我国尚缺乏系统的流行病学资料，但本病住院患者年龄资料分析显示以儿童和青壮年多见。在北美与欧洲发病无明显的季节倾向，但亚洲及墨西哥以夏秋季节发病较多。

三、病因与发病机制

虽然GBS的病因尚未确定，但大多认为是多因素的。可从机体内外两个方面探讨。

（一）外在致病因素

超过2/3的患者发病前4周内有呼吸道或胃肠道感染症状。曾发现的前驱感染病原体包括空肠弯曲菌、巨细胞病毒、EB病毒、肺炎支原体、乙型肝炎病毒和人类免疫缺陷病毒等。1982年，有学者注意到了空肠弯曲菌（Cj）感染与GBS发病有关，此后的研究发现，在许多国家和地区Cj感染是最常见的GBS发病前驱因素，特别是以腹泻症状为前驱感染的GBS患者有Cj感染证据者高达85%，从AMAN型GBS患者肠道分离出Cj更多见。

分子模拟学说认为外来致病因子因具有与机体某组织结构相同或相似的抗原决定簇，在刺激机体免疫系统产生抗体后，这种抗体既与外来抗原物质结合，又可发生错误识别，与体内具有相同抗原决定簇的自身组织发生免疫反应，从而导致自身组织的免疫损伤。

依照分子模拟学说已经成功地建立了不同病理表现的GBS动物模型。应用周围神经髓鞘抗原P2蛋白可诱发实验性自身免疫性神经炎（EAN）；应用P1可同时诱发EAN和实验性自身免疫性脑脊髓炎（EAE）；EAN的病理改变与人类AIDP病变相似。应用神经节苷脂GM_1或混合的神经节苷脂，可诱发病理改变与AMAN相似的动物模型。

（二）机体因素

人所共知，对某种疾病是否易患，在不同的个体是有差别的。这在一定程度上与免疫遗传因素有关。与免疫相关的基因群结构和功能复杂，基因多态性的存在，使得不同个体对特定抗原物质的识别提呈及引起免疫反应的强弱存在差别。目前尚无公认的GBS易感基因被发现。

虽然GBS的确切发病机制仍不明确，但本病是由细胞免疫和体液免疫共同介导的自身免疫病这一观点已得到公认。证据有以下5点：

（1）AIDP的典型病变中存在大量淋巴细胞浸润，巨噬细胞也参与了病变的形成。

（2）电子显微镜观察AMAN患者周围神经，可见巨噬细胞自郎飞结处攻击裸露的轴突，进而继续移行至相对完整的髓鞘内，直接破坏轴突。

（3）早在光学显微镜没有可见的病理改变时，免疫电镜即可发现 AMAN 患者周围神经郎飞结部位出现抗原抗体复合物及补体沉积。

（4）GBS 患者血中存在特异的循环抗体，部分患者的循环抗体与 GM_1 等神经节苷脂产生抗原抗体结合反应或与 Cj 的抗原成分有交叉反应；Fisher 综合征常有 GQ_{1b} 抗体存在并与 Cj 感染关系密切。

（5）将患者或动物模型的血清被动转移至健康动物的周围神经可引起与前者相似的病变，而将上述血清用 Cj 的抗原吸附后再转移至健康动物则不再产生病变。

四、病理学

AIDP 的主要病理改变是周围神经组织中小血管周围淋巴细胞与巨噬细胞浸润以及神经纤维的节段性脱髓鞘，严重病例出现继发轴突变性。Schwann 细胞于病后 1～2 周开始增殖以修复受损的髓鞘，此时致病因素对髓鞘的破坏可能尚未停止。

AMAN 的主要病变是脊神经前根和周围神经运动纤维的轴突变性及继发的髓鞘崩解，崩解的髓鞘形成圆形、卵圆形小体，病变区内少见淋巴细胞浸润。早期病变组织的电子显微镜观察可见巨噬细胞自朗飞结处移行至相对完整的髓鞘内破坏轴突。

AMSAN 的病理特点与 AMAN 相似，但脊神经前后根及周围神经纤维的轴突均可受累。

五、临床表现

多数患者起病前 4 周内有胃肠道或呼吸道感染症状，少数有疫苗接种史。该病呈急性起病，病情多在 2 周内达高峰。弛缓性瘫痪是最主要的特点，多数患者肌无力从双下肢向双上肢发展；少数严重病例，肌无力症状最早出现在双上肢或四肢同时出现，两侧相对对称，数日内逐渐加重。腱反射减弱或消失，无病理反射。约 25% 病情严重者，出现呼吸肌麻痹，需要辅助呼吸。约 1/3 患者出现颈后部或四肢肌肉疼痛，有的出现脑膜刺激征。尤其在儿童，肌肉疼痛更为常见，并且常为首发症状。部分患者有不同程度的脑神经损害，可为首发症状而就诊，以双侧周围性面瘫最常见，其次为咽喉部肌肉瘫痪。眼球运动、舌肌及咬肌的瘫痪少见。部分患者有四肢远端感觉障碍，如手套袜套样分布的感觉减退；或感觉异常如刺痛、麻木、烧灼感等。部分患者有自主神经症状，如多汗、皮肤潮红，严重病例出现心动过速、期前收缩等心律失常，高血压或直立性低血压，一过性尿潴留等。AIDP、AMAN 和 AMSAN 的临床表现相似，只是 AMAN 没有明显的感觉异常。如果没有电生理或充分的病理资料，AMAN 和 AMSAN 与 AIDP 很难区分。

起病后症状迅速进展，50% 患者在 2 周内达高峰，约 90% 患者病后 4 周症状不再进展。多在症状稳定 1～4 周后开始恢复，肢体无力一般从近端向远端恢复，往往需要数周到数月的时间。本病的主要危险是呼吸肌麻痹。肺部感染、严重心律失常及心力衰竭等并发症也是致死的重要因素。

Fisher 综合征以眼外肌麻痹、共济失调和腱反射消失三联征为主要临床表现。其占 GBS 的 5% 左右，在亚洲报道较多前驱感染，可有呼吸道感染、腹泻和空肠弯曲菌感染。急性起病，病情在数天至数周内达到高峰。多以复视起病，少数以肌痛、四肢麻木、眩晕和共济失调起病。在发病数天内出现进行性加重的眼外肌麻痹，对称或不对称，部分患者可伴有眼睑下垂，瞳孔对光反射多正常，部分患者可有瞳孔散大。躯干性共济失调或上下肢共济失调。腱反射减弱或消失，而肌力正常或轻度减退。部分患者伴有其他脑神经麻痹，包括球部肌肉和面部肌肉无力。部分患者伴有感觉异常，表现为四肢远端和面部麻木和感觉减退。少数患者伴有膀胱功能障碍。病程有自限性，多在发病 2 周到 2 个月恢复，多数无残留症状。

六、实验室检查

1. 脑脊液检查　典型的表现是蛋白 - 细胞分离现象，即蛋白含量增高而白细胞数正常。蛋白增高常在起病后 2～4 周出现，但较少超过 1.0 g/L；白细胞计数一般 $< 10 \times 10^6/L$；糖和氯化物正常。部分患者脑脊液出现寡克隆区带。部分患者脑脊液神经节苷脂抗体阳性。

2. 神经电生理 通常选择一侧正中神经、尺神经、胫神经和腓总神经进行测定。电生理改变的程度与疾病严重程度相关，在病程的不同阶段电生理改变特点也有所不同。

中国专家推荐的各型 GBS 神经电生理诊断指南如下。

AIDP 诊断标准如下。①运动神经传导，至少有两条运动神经存在至少一项异常。a. 远端潜伏期较正常值延长 25% 以上；b. 运动神经传导速度比正常值减慢 20% 以上；c. F 波潜伏期比正常值延长 20% 以上和（或）出现率下降；d. 运动神经部分传导阻滞，周围神经远端与近端比较，复合肌肉动作电位（CMAP）负相波波幅下降 20% 以上，时限增宽 <15%；e. 异常波形离散，周围神经近端与远端比较，CMAP 负相波时限增宽 15% 以上。当 CMAP 负相波波幅不足正常值下限的 20% 时，检测传导阻滞的可靠性下降。远端刺激无法引出 CMAP 波形时，难以鉴别脱髓鞘和轴索损害。②感觉神经传导一般正常，但异常时不能排除诊断。③针电极肌电图，单纯脱髓鞘病变肌电图通常正常，如果继发轴索损害，在发病 10 天至 2 周后肌电图可出现异常自发电位。随着神经再生则出现运动单位电位时限增宽、高波幅、多相波增多及运动单位丢失。

AMAN 的电生理诊断标准：电生理检查内容与 AIDP 相同，诊断标准如下：①运动神经传导：a. 远端刺激时 CMAP 波幅较正常值下限下降 20% 以上，严重时引不出 CMAP 波形，2~4 周后重复测定 CMAP 波幅无改善。b. 除嵌压性周围神经病常见受累部位的异常外，所有测定神经均不符合 AIDP 标准中脱髓鞘的电生理改变（至少测定 3 条神经）。②感觉神经传导测定：通常正常。③针电极肌电图：早期即可见运动单位募集减少，发病 1~2 周后，肌电图可见大量异常自发电位，此后随神经再生则出现运动单位电位的时限增宽、波幅增高、多相波增多。

AMSAN 的电生理诊断标准：除感觉神经传导测定可见感觉神经动作电位波幅下降或无法引出波形外，其他同 AMAN。

MFS 的电生理诊断标准感觉神经传导测定可见动作电位波幅下降，传导速度减慢；脑神经受累者可出现面神经 CMAP 波幅下降；瞬目反射可见 R1、R2 潜伏期延长或波形消失。运动神经传导和肌电图一般无异常。电生理检查不是诊断 MFS 的必需条件。

3. 神经活组织检查 不需要神经活组织检查确定诊断。腓肠神经活检可见有髓纤维脱髓鞘现象，部分出现吞噬细胞浸润，小血管周围可有淋巴细胞与巨噬细胞浸润，严重病例出现继发轴索变性。

4. 严重病例可有心电图改变 以窦性心动过速和 ST-T 改变最常见。

5. 血清学检查 AIDP 部分患者血清可检测到特殊抗体，如抗微管蛋白（tubulin）IgM、IgG 抗体，IgG 型抗神经节苷脂（GM_1、GM_{1b}、$G_{a1}NAc-GD_{1a}$）抗体。部分患者血清检测到抗空肠弯曲菌抗体，抗巨细胞病毒抗体等。

AMAN 部分患者血清中可检测到 IgG 型抗神经节苷脂 GM_1 抗体和（或）GM_{1b} 抗体，IgM 型抗神经节苷脂 GM_1 抗体阳性，少数可检测到 IgG 型抗 GD_{1a} 抗体，IgG 型抗 $G_{a1}NAc-GD_{1a}$ 抗体。部分患者血清空肠弯曲菌抗体阳性。

AMSAN 部分患者血清中可检测到抗神经节苷脂 GM_2 抗体。

MFS 大多数患者血清 GQ_{1b} 抗体阳性。部分患者血清中可检测到空肠弯曲菌抗体。

6. 细菌学检查 部分患者可从粪便中分离和培养出空肠弯曲菌。

七、诊断及鉴别诊断

首先临床医师需要进行定位诊断，分析病变是在周围神经还是在脑干、脊髓、传导束、神经肌肉接头、肌肉等部位。一旦定位在周围神经，GBS 最常见，但需要排除低钾性周期麻痹、重症肌无力、中毒性神经病、脊髓灰质炎等。在实际工作中，对于 GBS 的诊断主要依靠临床，以便对病情典型且迅速加重的患者尽快诊断，尽快开始免疫治疗。因此，在没有电生理和脑脊液检查时机和检查条件的时候，临床拟诊十分重要。临床加实验室检查有助于最终确诊、进行临床研究、对不典型患者进行最终诊断以及区分不同亚型。

1. 中国专家推荐的诊断指南（2010 年） ①常有前驱感染史，急性起病，进行性加重，多在 2 周左右达高峰；②对称性肢体和延髓支配肌肉、面部肌肉无力，重症者可有呼吸肌无力，四肢腱反射减低或消失；③可伴轻度感觉异常和自主神经功能障碍；④脑脊液出现蛋白－细胞分离现象；⑤电生理检查提示运动神经传导速度减慢、末端潜伏期延长、F 波异常、传导阻滞、异常波形弥散等；⑥病程有自限性。

2. 国际上广泛采用的 Asbury（1990 年）修订诊断标准

（1）GBS 必备诊断标准：①超过 1 个以上肢体出现进行性肌无力，从轻度下肢力弱，伴或不伴共济失调，到四肢及躯干完全性瘫，以及延髓性麻痹、面肌无力和眼外肌麻痹等；②腱反射完全消失，如具备其他特征，远端腱反射丧失，肱二头肌反射及膝腱反射减低，诊断也可成立。

（2）高度支持诊断标准如下。①按重要性排序的临床特征：a. 症状和体征迅速出现，至 4 周时停止进展，约 50% 的病例在 2 周、80% 在 3 周、90% 在 4 周时达到高峰。b. 肢体瘫痪较对称，并非绝对，常见双侧肢体受累。c. 感觉症状、体征轻微。d. 脑神经受累，50% 的病例出现面神经麻痹，常为双侧性，可出现眼球麻痹及眼外肌麻痹；约 5% 的病例最早表现为眼外肌麻痹或其他脑神经损害。e. 通常在病程进展停止后 2 ~ 4 周开始恢复，也有经过数月后开始恢复，大部分患者功能可恢复正常。f. 可出现自主神经功能紊乱，如心动过速、心律失常、直立性低血压、高血压及血管运动障碍等，症状可为波动性，应除外肺栓塞等可能性。g. 发生神经症状时无发热。②变异表现（不按重要性排序）：a. 发生神经症状时伴发热；b. 伴疼痛的严重感觉障碍；c. 进展超过 4 周，个别患者可有轻微反复；d. 进展停止但未恢复或遗留永久性功能缺损；e. 括约肌通常不受累，但疾病开始时可有一过性膀胱括约肌功能障碍；f. 偶有 CNS 受累，包括不能用感觉障碍解释的严重共济失调、构音障碍、病理反射及不确切的感觉平面等，但其他症状符合 GBS，不能否定 GBS 诊断。

（3）高度支持诊断的脑脊液特征：①主要表现为 CSF 蛋白含量发病第 1 周升高，以后连续测定均升高，CSF 单个核细胞（MNC）数 $10 \times 10^6/L$ 以下；②变异表现为发病后 1 ~ 10 周蛋白含量不增高，CSF-MNC 数（11 ~ 50）$\times 10^6/L$。

（4）高度支持诊断的电生理特征：约 80% 的患者显示 NCV 减慢或阻滞，通常低于正常的 60%，但因斑片样受累，并非所有神经均受累；远端潜伏期延长可达正常 3 倍，F 波反应是神经干近端和神经根传导减慢的良好指标；约 20% 的患者传导正常，有时发病后数周才出现传导异常。

（5）怀疑诊断的特征：①明显的持续不对称性力弱；②严重的膀胱或直肠功能障碍；③发病时就有膀胱或直肠功能障碍；④CSF-MNC 数在 $50 \times 10^6/L$ 以上；⑤CSF 出现多形核白细胞；⑥出现明显感觉平面。

（6）除外诊断的特征：①有机物接触史；②急性发作性卟啉病；③近期白喉感染史或证据，伴或不伴心肌损害；④临床上符合铅中毒或有铅中毒证据；⑤表现单纯感觉症状；⑥有肯定的脊髓灰质炎、肉毒中毒、癔症性瘫痪或中毒性神经病诊断依据。

由上述标准可见，GBS 诊断仍以临床为主，支持 GBS 诊断的实验室证据均需具备必要的临床特征才能诊断。变异表现是在符合临床标准的 GBS 中偶尔出现特殊症状，这些症状虽不能除外 GBS，但应引起怀疑。如出现两个以上变异表现应高度怀疑 GBS 诊断，首先排查其他疾病。

3. 与其他疾病鉴别　需与以下 10 种疾病鉴别。

（1）低血钾性周期性麻痹：为急性起病的两侧对称性肢体瘫痪，病前常有过饱、饮酒或过度劳累病史，常有既往发作史，无感觉障碍及脑神经损害，发作时血钾低及心电图呈低钾样改变，脑脊液正常。补钾治疗有效，症状可迅速缓解。

（2）重症肌无力全身型：可表现为两侧对称性四肢弛缓性瘫痪，但多有症状波动如休息后减轻，劳累后加重即所谓晨轻暮重现象，疲劳试验及新斯的明试验阳性，脑脊液正常。重复电刺激低频时呈递减反应，高频时正常或呈递减反应，血清抗乙酰胆碱受体抗体阳性。

（3）急性脊髓炎：病变部位在颈髓时可表现为四肢瘫痪，早期肌张力减低呈弛缓性，但有水平面型深、浅感觉消失，伴尿、便潴留。脊髓休克期过后表现为四肢肌张力升高，腱反射亢进，病理反射阳性。

（4）脊髓灰质炎：起病时常有发热，肌力减低常不对称，多仅累及一侧下肢的一至数个肌群，呈节段性分布，无感觉障碍，肌萎缩出现早。脑脊液蛋白与细胞在发病早期均可升高，细胞数较早恢复正常，病后3周左右也可呈蛋白-细胞分离现象。确诊常需病毒学证据。

（5）肉毒毒素中毒：可导致急性弛缓性瘫痪，该病的病理生理机制已经阐明，即毒素抑制运动神经末梢突触释放乙酰胆碱。典型的临床表现包括眼内肌和眼外肌麻痹，延髓麻痹，口干，便秘，直立性低血压。无感觉系统受损症状。出现眼内肌麻痹，早期出现视物模糊是与GBS的重要鉴别点。神经重复电刺激检查提示突触前膜病变特征，有助于诊断。大多数患者是由于摄入被肉毒杆菌或毒素污染的熟肉类食品发病的，多有流行病学资料支持。肉毒杆菌可从患者的大便培养。

（6）农药、重金属、有机溶剂等中毒可引起中毒性周围神经病：由于误服、劳动防护不利等因素，国内有较多报道这类毒物经消化道或呼吸道过量进入人体，引发急性或迟发性中毒性周围神经病。有明确病史并且两者间有明确时间关系的病例，鉴别诊断不难。神经电生理检查可见呈轴索损害为主，少数可有脱髓鞘损害的特点。临床表现多先累及下肢，电生理提示轴索越长的部位越易受损。

（7）副肿瘤性周围神经病。有多种临床类型，常见的如感觉性神经病、感觉运动性神经病、周围神经病并发浆细胞病等。单纯运动受累者少见。副肿瘤性周围神经病多见于肺癌、肾癌、异常蛋白血症。临床起病多呈亚急性病程，进展超过1个月。主要表现为四肢套式感觉障碍、四肢远端对称性肌无力且下肢常重于上肢、肌萎缩及腱反射减弱。脑脊液可正常或轻度蛋白升高。神经电生理检查多表现为轴索损害的特点。血清学检查可见具有特征性的副肿瘤相关抗体。对周围神经病患者尤其是中年以上患者应注重肿瘤的筛查，尤其是呼吸系统、消化系统、女性生殖系统等，对前列腺癌、膀胱癌等也应重视。副肿瘤性周围神经病的病程及严重程度与癌肿的大小及生长速度并不一定平行。神经损害表现可出现在已经确诊的肿瘤患者，也可出现在发现肿瘤之前数年。

（8）蜱咬性麻痹：十分少见，但是与GBS很相似。儿童比成年人更易受到感染，因此是儿童GBS患者需要进行鉴别的疾病。麻痹是由蜱产生的内毒素引起。这种毒素引起疾病的分子病理生理机制尚未完全阐明，但很可能影响周围神经的轴突和神经肌肉接头。在美国报告的病例，蜱的清除与数小时内的肌力改善有关。但是，在澳大利亚，去除蜱之后病情在一段时间内仍然进展。很可能是不同的毒素。蜱往往植根于头皮，需要仔细地检查。

（9）GBS需与狂犬病鉴别：一些狂犬病病例在有脑炎表现之前出现急性弛缓性瘫痪。国外曾有报道一例数年前被疯狗咬伤的患者，发病后迅速发展至瘫痪和死亡。最初的临床和病理诊断为AMSAN，因为脊髓或周围神经的病理检查没有炎症反应表现，却有运动神经元死亡，似乎支持AMSAN诊断。不过，之后在运动神经元和感觉神经元处发现有大量的狂犬病毒，表明该病毒长时间潜伏于此。国内也曾报道经脑组织病理证实的麻痹型狂犬病病例。

（10）Fisher综合征需要与Bickerstaff脑干脑炎相鉴别：日本报道该病例较多，临床表现的特征和病程与Fisher综合征相似，但常有中枢神经损害的表现，包括意识水平下降、眼球震颤、腱反射活跃、病理反射阳性、偏身型分布的感觉减退，神经影像学上显示明确的脑干、小脑异常病灶。神经电生理检查显示部分患者有周围神经损害。

八、治疗

国际上已经完成了一些关于AIDP免疫治疗的病例对照研究，AIDP成为相对少数可以在循证医学证据基础上选择治疗的周围神经系统疾病。免疫治疗不仅可以缩短恢复时间，而且可防止疾病进展至更严重的阶段。但各种免疫疗法对轴索型GBS的疗效仍不十分清楚。GBS患者的总体治疗原则可分为：早期阶段防止病情进展、病情高峰及平台期精心护理、免疫治疗和之后康复治疗。其中免疫治疗是以抑制免疫反应，清除致病因子，阻止病情发展为目标。

1. 一般治疗　包括以下内容。

（1）疾病监测和早期教育：由于GBS患者的病情可迅速发展，急剧恶化。除了最轻微的病例外，拟诊GBS患者应立即住院观察。早期阶段，在例行检查进行诊断的同时，行呼吸和心血管功能监测，并告知患者及其家属诊断及病程中可能发生的情况，进行疾病及其预后的教育。对病情进展快，伴有呼吸肌受累者，应该严密观察。

疾病进展阶段的关键是要监测血气或肺活量、脉搏、血压和吞咽功能。呼吸肌麻痹是本病最主要的危险之一，应密切观察呼吸困难的程度。当表现为呼吸浅快、心动过速、出汗以及口唇甲皱由红润转为苍白或发绀，经鼻导管给氧及清理呼吸道后，短时间内仍无改善者；或有明显的呼吸困难，肺活量在 $12 \sim 15$ mL/kg 或肺活量迅速降低，血气分析氧分压 <80 mmHg（10.66 kPa）时，提示呼吸功能已不能满足机体需要，可尽早进行气管插管或气管切开术，给予机械通气；如需气管插管和呼吸器辅助呼吸，应当提前决定转重症监护病房。有呼吸困难和延髓性麻痹患者应注意保持呼吸道通畅，尤其注意加强吸痰及防止误吸。但还要综合考虑呼吸频率的变化，如果患者并发第Ⅸ、第Ⅹ对脑神经麻痹，表现吞咽困难或呛咳，就存在发生窒息或吸入性肺炎的危险，应更早考虑行气管插管或气管切开术。有证据表明，任何患者发生高碳酸血症或低氧血症时应尽早插管。

监测休息时的脉搏和血压，以及体位变化时的脉搏和血压，是诊断早期自主神经功能不全的方法。患者的自主神经功能不全时通气量减少或过度增加也是一个严重的问题。

（2）GBS 患者的重症监护与防治并发症：尽管 20 世纪 80 年代之前 GBS 病死率的统计不够全面，但严重患者病死率可高达 15% ~ 20%。国外报道，开始于 20 世纪 80 年代初的大规模多中心研究数据表明，经过现代重症监护和免疫治疗，病死率为 1.25% ~ 2.5%。重症监护单元死亡的原因通常不是因为呼吸衰竭，而是并发感染、心肌梗死或肺栓塞。如果患者病程较长，长时间停留在重症监护病房，会发生并发症。住院超过 3 周，有 60% 的患者发生肺炎、菌血症或其他严重感染。

重症患者应进行连续心电监护直至恢复期开始。窦性心动过速一般不需治疗，如症状明显或心率过快，可用小量速效洋地黄制剂适当控制，心动过缓可由吸痰操作引起，可用消旋山莨菪碱、阿托品治疗。严重心律失常少见，如心房颤动、心房扑动、传导阻滞等，可会同心血管专业医师解决。在自主神经功能障碍表现为高血压或低血压的患者也应注意调整和稳定血压。

坠积性肺炎与吸入性肺炎及由此引发的败血症、脓毒血症应早使用广谱抗生素治疗并可根据痰病原体培养与药敏试验结果调整抗生素。

延髓性麻痹者，因吞咽困难和饮水反呛，需给予鼻饲维持肠道营养供给，以保证足够每日热量、维生素和防止电解质紊乱。但若有并发消化道出血或胃肠麻痹者，则应停止鼻饲，给予胃肠动力药促进肠蠕动恢复，同时给予静脉营养支持。

为预防下肢深静脉血栓形成及由此引发的肺栓塞，应经常被动活动双下肢或穿弹力长袜，推荐没有禁忌的患者使用低分子肝素皮下注射，5 000 U，每天 2 次。应用脚踏板和患侧肢体被动运动也有助于减少静脉血栓形成的危险。如果没有其他应用指征，不推荐使用甘露醇治疗神经根和神经干水肿，因为不仅没有实际效果，还可能因为脱水作用导致血液浓缩诱发下肢深静脉血栓形成。患者面肌无力，暴露的角膜易于发生角膜炎，严重病例甚至可能留有后遗症，故应进行相应的防护性治疗。

许多患者在疾病早期出现四肢或全身肌肉疼痛与皮肤痛觉过敏，可适当应用镇痛药物。如果单纯镇痛药没有作用，可以使用镇静药。阿片类镇痛药的一大不良反应是便秘，所以监测肠蠕动和早期干预很重要。可应用润肠药与缓泻药保持大便通畅。

保持床面清洁平整并定期翻身以防止压疮，也可使用电动防压疮气垫。

有尿潴留者可做下腹部按摩促进排尿，无效时应留置尿管导尿。

重视患者焦虑与抑郁状态发生，做好心理疏导工作，保持对患者鼓励的态度，经常安慰患者虽然恢复较慢，但最后多可明显恢复。症状严重者也可配合抗焦虑与抗抑郁药物治疗。

2. 免疫治疗　有以下 3 种治疗方式。

（1）静脉滴注人血丙种球蛋白：是具有循证医学证据的治疗方法。静脉滴注丙种球蛋白（IVIg）能够缩短病程，阻止病情进展，减少需要辅助通气的可能，近期和远期疗效都很好；静脉滴注丙种球蛋白与血浆交换的效果类似，在机械通气时间、死亡率及遗留的功能障碍方面两种疗法无明显区别（Ⅰ级证据）。在儿童患者中使用也有效（Ⅱ级证据）。推荐的方法是 0.4 g/（kg·d），连用 5 天。及早治疗更有效，一般在 2 周内应用。也有少数患者在疗程结束后神经功能障碍虽有部分改善，但仍存在需辅助通气等严重情况，可考虑间隔数日再用 1 个疗程。个别有轻微不良反应，如头痛、肌痛、发热，偶有并发血栓栓塞事件、肾功能异常、一过性肝损害的报道。

（2）血浆交换：是具有循证医学证据的治疗方法。血浆交换（PE）的疗效，在过去的 20 年中被认为是 GBS 治疗的金标准，血浆交换治疗能够缩短 GBS 患者的病程，阻止病情进展，减少需要辅助通气的可能，近期（4 周）和远期（1 年）疗效也很好（Ⅰ级证据）。推荐用于发病 4 周之内的中度或重度患者，发病在 2 周之内的轻度患者也可以从血浆交换中受益。方法是在 2 周内共交换 5 倍的血浆量，隔日 1 次，并且进行得越早越好。每次血浆交换量为 30～40 mL/kg，在 1～2 周进行 5 次。少于 4 次的血浆交换疗效差，而更多的血浆交换对于轻中度的患者也没有更多的获益。尽管 PE 疗效明确，但因该方法对设备和条件要求高，价格昂贵，还要注意医源性感染等问题，故一定程度上应用受到限制。PE 的禁忌证主要是严重感染、心律失常、心功能不全、凝血系统疾病等；其不良反应为血流动力学改变可能造成血压变化，心律失常，使用中心导管可引发气胸、出血等，以及可能并发败血症。

血浆交换和静脉滴注丙种球蛋白联合治疗效果不肯定，PE 治疗后给予 IVIg 疗效并不优于单独应用 IVIg 治疗（Ⅱ级证据）。临床中常遇到重症的 GBS 患者，在应用一个疗程 PE 或 IVIg 之后，病情仍没有好转甚至进展，这种情况下可以继续应用一个疗程，但需要除外亚急性或慢性炎症性脱髓鞘性多发性神经病。IVIg 没有严重的不良反应，而且使用方便，因此应用更广泛。

（3）激素治疗：曾经是治疗 GBS 的主要方法，近 10 多年来，国外对 AIDP 治疗的一些随机对照研究结论认为激素无效。在病情恢复时间、需要辅助呼吸时间、病死率、一年之后恢复程度，应用激素与安慰剂都没有明显差别。不仅口服泼尼松或泼尼松龙等激素制剂治疗没有疗效，而且静脉滴注甲泼尼龙也没有明显的获益。虽然短期应用没有明显的不良反应，但是长期应用会带来严重的不良反应。单独应用 IVIg 与 IVIg 联合应用激素疗效没有明显差别。

应该看到，由于 GBS 有多个亚型且病情轻重、持续时间差别较大，病因是非单一性的，激素使用的时机、种类、剂量及给药方法也各不相同，因而也有学者认为，就目前证据下结论为时尚早。尤其对不同亚型的 GBS，激素治疗的疗效还有待进一步探讨。

3. 辅助治疗　主要注意维持患者水、电解质与酸碱平衡，常规使用水溶性维生素并着重增加维生素 B_1、维生素 B_{12}（如甲钴胺、氰钴胺）的补充。可应用神经生长因子等促进神经修复。瘫痪严重时应注意肢体功能位摆放并经常被动活动肢体，肌力开始恢复时应主动与被动活动相结合，按摩、理疗等神经功能康复治疗。

九、预后

85% 患者在 1～3 年完全恢复，少数患者留有长期后遗症，病死率约为 5%，常见死因为严重全身性感染、肺栓塞、心肌梗死、心力衰竭与心律失常、成人呼吸窘迫综合征等。老年患者，有严重神经轴突变性、辅助呼吸时间超过 1 个月或进展快且伴有严重自主神经功能障碍者预后不良。约 3% 患者可能出现 1 次以上的复发，复发间隔可数月至数十年。这些患者应注意与 CIDP 鉴别。

第五章

中枢神经系统感染性疾病

第一节　脑膜炎

一、流行性脑脊髓膜炎

流行性脑脊髓膜炎简称流脑，是由脑膜炎双球菌引起的脑脊髓膜的急性化脓性炎症性疾病，多呈地方性流行。其致病菌为脑膜炎双球菌，流行季节多为冬春季，可累及任何年龄组，病死率及致残率高。

（一）病因病理学

脑膜炎双球菌为革兰阴性球菌，属奈瑟菌属，常寄生于正常人咽喉部。传播途径为口咽部分泌物的飞沫。平均潜伏期为 3~4 天。病原菌由鼻咽部侵入血液循环形成败血症，最常见的转移性病灶为脑脊髓膜。脑膜炎球菌性败血症常导致弥漫性血管损害，包括血管内皮坏死、管腔内血栓形成及血管周围出血等。脑脊髓膜的主要病理变化为急性广泛性渗出性炎症反应，脑脊液中常充满白细胞，渗出物中含有脑膜炎双球菌。脓性渗出物可沿血管周围间隙深入脑实质。软脑膜广泛出血及血管扩张。重症病例有脑实质充血、出血、坏死及水肿，可有脑疝形成。暴发型病例往往有循环衰竭、血管内皮损害、DIC 及休克。若不及时治疗，有 30%~40% 的病例将死于脑疝或败血症等。

（二）诊断

1. 临床表现

（1）症状。

1）可发生于任何年龄，但以儿童及青少年多见。较少累及 3 岁以下及 50 岁以上的人。

2）常呈地方性流行。

3）冬季及早春多发。

4）最初症状为上呼吸道感染，如咳嗽、头痛和咽喉痛等，持续数日后发病。

5）常见症状为高热、呕吐、严重头痛、精神异常、意识障碍或癫痫发作等，约 1/4 的患者起病急剧，病情迅速加重。意识障碍通常为淡漠、意识模糊、嗜睡或昏睡。昏迷少见，往往提示预后不良。

6）大部分患者有全身肌痛、关节痛及颈项强直。

7）部分患者会出现皮疹。

8）婴幼儿患者的症状有很大不同，发展速度可能较慢。激惹及喷射性呕吐常见，而颈项强直少见。约 40% 的患儿可能在最初几天出现癫痫发作。

（2）体征。

1）几乎所有病例都有脑膜刺激征，少部分患者有角弓反张。

2）婴儿常有前囟隆起，脑膜刺激征不明显。

3）患者可有不同程度的意识障碍。

4）少部分病例有眼底视盘水肿或双侧瞳孔不等大。

5）60%～80%的患者在眼结膜、黏膜、腋下及躯干有皮下出血斑，并可呈融合趋势。

6）10%～20%的患儿会出现休克、广泛皮肤黏膜出血及DIC。

7）慢性病例可有脑神经损害表现。

2. 辅助检查

（1）脑脊液：理论上应尽快做腰椎穿刺进行病原学诊断。但如患者有严重意识障碍、眼底水肿、局灶性神经系统体征或癫痫发作等，则应先做神经影像学检查。脑脊液常为脓性，同时压力升高、糖含量降低及蛋白含量升高。细菌涂片可发现革兰阴性双球菌（阳性率为70%～90%）。

（2）细菌学检查：脑脊液及瘀斑涂片可找到脑膜炎双球菌，阳性率为60%～80%。血和脑脊液培养阳性率可达80%。

（3）血常规：白细胞计数明显增高，多在20×10^9/L以上，中性粒细胞百分比也明显增高。并发DIC时，血小板减少。

（4）血清学检查：用免疫学方法可检测血或脑脊液中的特异性抗原或抗体，以协助诊断。

（5）神经影像学：CT往往不能显示明显异常。MRI增强扫描能较好地显示脑膜病变、脑水肿及脑梗死。在腰椎穿刺之前进行CT扫描的指征包括明显的意识改变、眼底水肿、局灶性神经体征及癫痫发作等。

（三）治疗

1. 抗生素

（1）青霉素：从1950年开始，单药大剂量静脉使用青霉素治疗本病取得成功以来，它一直作为治疗的主要用药。近来有耐药菌株出现的报道。现大多主张首先选用大剂量青霉素。成人每日1 200万～2 000万U（20万U/kg），分次静脉注射，连用7～10天。使用青霉素不能有效清除健康携带者口腔及鼻咽部寄生的菌株。

（2）氨苄西林：被证实对本病有效。适用于儿童及年长者，但常需与三代头孢菌素联合使用。4～6 g/d，分次静脉使用。

（3）头孢菌素三代及四代：此类药物抗菌活性强，易透过血脑屏障，且不良反应小，重症病例可优先考虑使用，如头孢曲松4～6 g/d，对耐药菌株有较好疗效。对于诊断不明确的病例，经验性治疗首选三代头孢菌素。

（4）磺胺：曾是治疗的首选药物，必要时仍可考虑。

2. 地塞米松　10～20 mg/d，分次静脉注射。对脑水肿、休克及败血症有益，短期使用。

3. 脑水肿及脑疝　脑疝发生率为6%～8%。颅内高压者需用20%甘露醇溶液，250 mL/次〔1～2 g/（kg·次）〕，静脉注射，每天3～4次。必要时，可外科手术减压或脑室引流。

4. 休克及DIC　需扩容、改善微循环及使用肝素等。

5. 有高热者　应使用物理及药物降温。

6. 有抽搐者　应及早给予抗惊厥药物，如肌内注射苯巴比妥钠或使用冬眠疗法等。

7. 有呼吸衰竭或严重肺部感染的患者　应尽早气管切开行人工辅助通气。

8. 保护重要器官　如心、肾等的功能。

9. 晚期并发症的处理　恢复期可能并发交通性脑积水，需进行分流处理。

（四）预后

即使能早期诊断并给予合适的治疗，其总体病死率仍达5%～10%，而重症脓毒败血症的病死率可能超过40%。10%～20%的生存者有神经系统后遗症。

（五）预防

1. 患者的隔离　按照属地化原则就地隔离与治疗，并要求执业人员在使用抗生素前收集医学标本进行检验。

2. 密切接触者的医学管理　密切接触者指患者护理人员、密切接触的家庭成员及医护人员等，应至少观察 7 天。一旦出现相关症状，应及时报告并就诊，并需进行应急性预防服药，如服用磺胺及等量碳酸氢钠 3~5 天。

3. 上报疫情　按照传染病防治法规定，流脑属于乙类传染病的报告和管理。医学执业人员在发现病例后 6 小时内（城市）或 12 小时内（农村），通过传染病疫情信息监测系统进行报告。

4. 应急接种　当有流行时，相应部门会根据流行菌株对高危人群进行应急性接种工作。

二、化脓性脑膜炎

化脓性脑膜炎是化脓性细菌所致的软脑膜－蛛网膜及其包绕的蛛网膜下隙及脑室内液体的炎症反应，脑及脊髓的表面轻度受累。脓液聚集在蛛网膜下隙及脑室内，可阻碍脑脊液循环，引起阻塞性脑积水，并可能引起脑神经及脊神经粘连。脑及脊髓实质可有小脓肿、小软化灶及动静脉炎。重症病例有脑疝形成。

（一）病因病理学

致病细菌因年龄不同而异，常见菌种包括肺炎球菌、脑膜炎双球菌、B 型流感嗜血杆菌、金黄色葡萄球菌、乙型溶血性链球菌及革兰阴性杆菌等。它们通过外伤、直接蔓延、血液循环、静脉窦或脑脊液等途径到达软脑膜－蛛网膜。脑膜对细菌或毒素的反应依次为脑膜小血管及毛细血管充血、通透性增加、蛋白渗出及炎细胞聚集等。渗出的纤维蛋白原在数天内转化成纤维素，与各种细胞渗出物一起覆盖在脑表面或脑室内。病程较长者会出现纤维化而导致软脑膜、蛛网膜增厚、粘连，使脑神经受累及脑脊液循环受阻。中小血管的炎性改变可导致脑实质病变。若早期使用抗生素，在最初的几天细菌及炎细胞会消失而不留下各种慢性改变。

（二）诊断

1. 临床表现

（1）症状。

1）任何年龄均可发病。

2）新生儿急性化脓性脑膜炎发生频率较高，可有高热，而神经系统表现甚少。常有早产、产伤或产前母亲有感染史。起病快，常有高热、呼吸困难、黄疸及嗜睡等，随后可有抽搐、角弓反张及呼吸暂停等。

3）婴幼儿症状可稍有不同，表现为发热、食欲差、易激惹、精神错乱、抽搐及意识不清。年长儿有头痛。

4）成人脑膜炎表现极为相似，多为起病急、畏寒、高热、头痛、呕吐、抽搐、颈项强直及意识障碍等。发病前可有上呼吸道、肺、耳、鼻窦等部位的感染。

（2）体征：儿童表现有意识障碍、角弓反张、呼吸不规则、前囟隆起及脑神经损害。成人则有典型的脑膜炎表现，如颈项强直、Kerning 征阳性、Brudzinski 征阳性、意识障碍或眼底视盘水肿等。病程稍晚可有脑神经受累表现，如动眼神经麻痹等。在肺炎球菌及流感杆菌感染的早期，可能就有明显的局灶性神经系统体征。发病 1 周后出现持续性神经功能缺损或顽固性癫痫发作，往往提示血管炎。

2. 辅助检查

（1）脑脊液常规：腰椎穿刺是明确诊断的必要检查，但若有明显的局灶性神经系统体征或有严重颅内高压的证据，则需先进行脑部 CT 或 MRI 检查。脑脊液压力往往增高。其外观浑浊、脓样，白细胞数多在每升数百到数千个，分类以多形核细胞为主，可达 90% 以上。偶有首次腰椎穿刺正常，数小时后复查变为脓性。葡萄糖含量常降低，低于 2 mmol/L。氯化物含量也降低。蛋白含量升高，可达 1 g/L 以上。若在早期即经验性使用有效抗生素治疗，脑脊液改变可能非常不典型。

（2）脑脊液培养：脑脊液涂片及细菌培养可明确诊断。

（3）血常规：白细胞明显增高，以中性粒细胞为主。

（4）脑部影像学检查：CT 或 MRI 检查可发现脑实质肿胀、局部脑软化、坏死及脑膜反应等。

（5）皮肤瘀斑涂片。

3. 鉴别诊断

（1）流行性脑脊髓膜炎：好发于冬春季，呈局部小流行，皮肤黏膜有出血点，病情重者来势凶猛，可有休克及 DIC 等。

（2）结核性脑膜炎：起病较缓，病程较长。早期症状较轻，多为低热、头痛、慢性消耗及脑膜刺激征。晚期有精神症状、意识改变、脑神经损害及颅内高压、脑积水等表现。脑脊液改变为淋巴细胞为主的轻度炎症反应，同时糖及氯化物降低，蛋白升高。其他部位结核病的存在可提示诊断。

（三）治疗

化脓性脑膜炎的诊断一旦确立，应立即给予强有力的抗生素治疗，以提高疗效、减少后遗症及降低病死率。

抗生素的应用：对脑脊液涂片未能找到致病菌的患者，可根据病史、年龄及体征初步估计致病菌而给予适当治疗。婴儿多为革兰阴性杆菌、葡萄球菌及链球菌感染。幼儿以流感嗜血杆菌最多，其次为肺炎链球菌及脑膜炎双球菌。多次复发性脑膜炎为肺炎链球菌感染。成人往往以肺炎链球菌及脑膜炎双球菌最多。

选择抗生素：在等待检查结果的同时，应根据经验立即开始使用具有杀菌能力强并能透过血脑屏障的抗生素，力争在最短时间内控制感染。待检验结果出来后再进行调整。目前，使用的头孢三代及四代抗生素多为广谱抗菌，透过血脑屏障的能力最强，且其抗菌谱广，可考虑优先选用。青霉素类、喹诺酮类及大环内酯类抗生素等也可选用。红霉素养、羧苄西林素、一和二代头孢菌素、氨基糖苷类抗生素通过血脑屏障的能力能较差，较少选用。对于耐药金黄色葡萄球菌，需选万古霉素或利奈唑胺。

用药途径应尽量考虑分次静脉给药。

抗生素疗程：使用抗生素的时间一般为 10～14 天或更长。无并发症者早期给予恰当治疗，可在 1 天至数天内清除脑脊液中的病原菌，有并发症者应相应延长。如患者临床症状进行性好转，并不需要反复腰椎穿刺来评价疗效。如患者有较长时间的发热，或迟发性嗜睡或偏瘫，则应怀疑有硬膜下积脓、乳头炎、静脉窦血栓形成或脑脓肿等，需延长治疗时间。停药后的症状复发，需立即重新开始治疗。

三、结核性脑膜炎

结核性脑膜炎（TBM）是结核病的严重并发症之一，常继发于原发病灶或其他器官的结核灶。在发展中国家，TBM 是最常见的慢性中枢神经系统感染。本病多见于儿童，是小儿结核病死亡最重要的原因。近年来，成人发病率有增加趋势，虽然有抗结核病药和肾上腺皮质激素的使用，但病死率仍很高，主要是因为早期诊断不易，治疗不及时或不规范。故结核性脑膜炎的早期诊断和治疗极为重要。此外，HIV 感染者患 TBM 的概率比普通人群高 500 倍，有时 TBM 可能为 AIDS 的首发症状。

（一）病因病理学

本病病原菌为结核分枝杆菌（结核杆菌）。病理变化主要有无数小的结核结节，脑膜广泛炎症，弥漫性充血，浆液纤维蛋白渗出物多聚集在脑底和脑干周围或外侧裂及脑沟。大脑半球凸面较少受累。蛛网膜下隙及脑室内也有渗出物。渗出物可阻塞脑脊液循环引起脑积水或损害脑神经（如第Ⅲ、第Ⅵ、第Ⅶ对脑神经）及脊神经根。炎性渗出物主要由纤维素、淋巴细胞、浆细胞、其他单个核细胞和一些多形核白细胞组成。脑实质可因炎症性血管损害而引起梗死、出血或脓肿。在脑或脊髓实质内的干酪样结节可形成脓肿或肉芽肿（结核球）。有时，渗出物可能主要聚集在脊髓导致多发性脊神经根损害及脊髓受压。

（二）诊断

1. 临床表现

（1）症状。

1）婴儿及儿童多发，但成年人发病明显增多。

2）起病多较缓慢，偶有急剧起病者。

3）儿童往往以精神差、易疲乏、激惹、食欲差、呕吐及低热起病。成人常诉乏力、体重减轻、头痛、畏光、视力障碍、食欲缺乏及低热起病。这些中毒症状可持续 1~2 周。

4）因脑膜刺激而出现头痛、呕吐加重，精神症状，意识改变，可有抽搐、偏瘫、不自主运动、共济失调，或脑神经如动眼神经、面神经损害的表现。

5）部分患者可能有双下肢无力、麻木及大小便异常等脊髓受累的表现。

6）病情继续发展，患者可出现昏迷、呼吸不规则及极度衰竭。

（2）体征。

1）早期多无明显神经系统异常发现。

2）病情进展后，多数患者有明显脑膜刺激征，婴儿前囟隆起，眼底视盘水肿或渗出、出血。

3）可有脊髓、脊髓膜或脊神经根受累的表现。

4）全身呈消耗状态。

5）部分患者有单瘫、偏瘫、截瘫、四肢瘫、角弓反张、失语、失明、视盘水肿、动眼神经麻痹、周围性面瘫、瞳孔不等大或脑疝形成等。

2. 实验室检查

（1）脑脊液：脑脊液检查为最重要的检查。脑脊液压力高，外观清亮或呈"毛玻璃"样，偶为绿色或草黄色，久置后表面出现一种蛛网状凝块。白细胞计数 $50 \times 10^6/L \sim 500 \times 10^6/L$，以淋巴细胞为主，早期可能以多形核细胞为主。早期蛋白含量仅轻重度增加，病程进展后，则可达到 $2 \sim 4 g/L$。糖含量常明显下降或完全缺如（糖含量持续显著下降往往提示预后不良）。钠及氯化物逐渐下降，中晚期相当显著，可能与 ADH 分泌失调或肾上腺结核有关。但早期有部分患者的脑脊液检查可能完全正常。

（2）病原学检查。

1）细菌学检查：脑脊液检出结核杆菌是确诊的依据。其方法有脑脊液离心沉淀或蛋白薄膜做抗酸染色，或脑脊液做培养加动物接种。结核菌培养时要注意获得阳性结果的概率与送检脑脊液的量有直接关系。除非采用新的技术，至少要等到 4 周后才会有细菌生长。最近，有一项新的快速结核菌培养技术，有可能在 1 周内鉴定出微生物，但不能依靠它排除本病的诊断。

2）PCR 检查：用 PCR 的方法检测脑脊液中的结核杆菌 DNA 是早期诊断敏感的方法，但存在假阳性，若同时做斑点杂交可提高阳性率。

3）检测抗结核抗体：用 ELISA 或斑点免疫结合实验检查血或脑脊液中的结核杆菌抗体有辅助诊断意义，脑脊液中结核抗体少有假阳性结果。

4）脑脊液中脑膜炎神经生化标志的检测：TBM 患者脑脊液中亚硝酸盐、精氨酸前体、同型半胱氨酸、苯丙氨酸及维生素 B_{12} 水平明显升高，而在无菌性脑膜炎患者的脑脊液中无改变。这些生化标志可作为早期鉴别诊断的辅助方法。

5）PPD 试验：PPD 试验阳性可协助诊断，但阴性不能排除 TBM 的诊断，必要时可加大 PPD 的试验剂量。

6）T-spot TB：是基于 ELISPOT 技术来分析结核杆菌抗原特异性 T 辅助细胞分泌 γ 干扰素能力，比结核菌素试验特异性高。对成人而言，其特异性可达 97.2%，而儿童的特异性稍差。

3. 影像学检查

（1）脑部影像学：CT 或 MRI 在一定程度上有诊断意义。常见的改变有明显脑膜强化、阻塞性脑积水、脑水肿、脑梗死及结核球等，增强扫描更具诊断价值。MRA 有可能发现脑底部大血管的阻塞性改变。

（2）检查脑外结核病灶：胸部 X 线检查是必须进行的项目，可发现肺活动性结核病灶。对怀疑有脊柱结核者，可进行相应部位的 X 线检查。约 2/3 的 TBM 患者可在肺、小肠、骨骼或肾脏发现脑外结核。

4. 鉴别诊断 本病需与治疗不彻底的化脓性脑膜炎、病毒性脑膜炎及真菌性脑膜炎进行鉴别。

（1）化脓性脑膜炎：经过部分性治疗的化脓性脑膜炎，表现为症状相对较轻、病程较长、脑脊液改变不典型，易和结核性脑膜炎相混淆。但前者对抗生素反应较好。

（2）病毒性脑膜炎：该病为一急性自限性疾病。起病急剧，发病前有感冒史。表现为高热、头痛、肌痛及轻微脑膜刺激征，一般情况较好，脑脊液除压力高和轻度白细胞增高外，其余检查正常。

（3）真菌性脑膜炎：其表现和结核性脑膜炎极为相似，所以凡疑为结核性脑膜炎的患者均应反复进行脑脊液墨汁染色和真菌培养。

（三）治疗

早期积极治疗是降低病死率和病残率的关键。对于高度怀疑 TBM 的患者，在基本排除其他类型的慢性脑膜炎之后，无须等到有确凿证据即可尽早开始抗结核治疗。

1. 一般治疗

（1）给予高营养及富含维生素的饮食，昏迷患者应鼻饲流质饮食或使用静脉高营养。

（2）加强护理，防止肺部感染，压疮和水、电解质紊乱等并发症。

（3）惊厥时给予抗癫痫药物，如苯巴比妥钠 0.2 g，肌内注射，或 6% 水合氯醛溶液 30 ~ 50 mL，保留灌肠。

（4）颅内高压的处理：使用高渗性脱水药和利尿剂。

2. 抗结核药物　抗结核药物应早期、适量、联合、规律及全程用药。

（1）抗结核药物的选择：首选一线药物，主张四联用药。

1）异烟肼：成人剂量每日 0.3 g，分次口服。儿童剂量为 15 mg/（kg·d）。重症病例成人剂量可增加到 0.6 ~ 0.9 g/d，短期使用。可加用维生素 B_6 防止神经系统并发症。有明显药物性肝炎或严重肝功能损害时需停药。

2）利福平：为一线药物。成人每日 0.45 g，早晨一次顿服［儿童 10 ~ 20 mg/（kg·d）］。

3）以上两种为基本联合用药，同时还需选用乙胺丁醇或吡嗪酰胺。

4）乙胺丁醇剂量儿童及成人均为 15 ~ 25 mg/（kg·d），分次口服。其主要不良反应为球后视神经炎。

5）吡嗪酰胺每日 1 次口服，剂量为 20 ~ 35 mg/（kg·d）。其主要不良反应为胃肠道不适及肝脏损害（药物性肝炎）。以上 4 种药物均能透过血脑屏障。对于耐药菌株需同时使用这 4 种药物。因患者不能耐受上述某种药物时，可酌情选用下列药物。

6）对氨基水杨酸钠：为一线药物，较不易产生耐药性，但不易透过血脑屏障，在炎症时脑脊液中可达治疗浓度。本品多与其他药物合用。剂量成人每日 8 ~ 16 g（儿童每日 200 mg/kg），分次口服。

7）链霉素：成人每日 0.75 ~ 1 g，肌内注射，连续 1 ~ 2 个月后或脑脊液及脑膜刺激征好转时停药。卡那霉素等也可酌情选用。

（2）疗程：至少 1 年半至 2 年，但并不是完全必要全程使用所选药物。一般推荐四联治疗 2 个月。症状控制后改为异烟肼和利福平，半年后异烟肼单用至 1 年半到 2 年。定期复查肝肾功能、头部 CT 及脑脊液，来决定药物剂量及疗程。

3. 肾上腺皮质激素　在应用抗结核药物的基础上，加用激素能减轻中毒症状，防止颅内粘连和治疗脑水肿，对于有严重肝脏损害或颅内压增高者适用。多主张早期短程使用。多用地塞米松，成人 10 ~ 20 mg/d（儿童酌减），静脉使用。2 ~ 3 周后减量，4 ~ 6 周停药。

4. 脑积水的处理　因粘连所致的阻塞性脑积水，用药物治疗效果不佳时，可考虑脑室引流或腹腔分流。

（四）预后

未经治疗者大都在起病后 4 ~ 8 周死亡。结核性脑膜炎总病死率约为 10%，一旦患者陷于昏迷，其病死率可达 50%。20% ~ 30% 的生存者会遗留有各种神经系统损害，如智能障碍、精神症状、癫痫发作、视觉损害、眼外肌麻痹、耳聋或轻偏瘫等。

四、病毒性脑膜炎

中枢神经系统病毒性感染往往是其他组织和器官先行感染的最后结果，在神经系统受累之前常有神经外病毒复制期。无菌性脑膜炎指一组临床上表现为发热、头痛、脑膜刺激征及 CSF 以淋巴细胞增多为主、糖正常而细菌培养阴性的疾病。尽管其病因可能是多方面的，但其中最主要的是病毒性脑膜炎。它是由多种特异性病毒感染所致的良性、自限性中枢神经系统疾病。其病程短，预后良好。但有少数病例病情严重，预后不佳。

（一）病因病理学

我国致病病毒常为肠道病毒（包括脊髓灰质炎病毒）、腮腺炎病毒、Ⅱ型疱疹病毒及 HIV 等。通常这些病毒不能进入脑部，但当保护屏障破坏或抵抗力降低时，它们可通过血行播散侵入中枢神经系统。由于很少为致死性，故病理改变不很清楚，推测主要改变为软脑膜、蛛网膜的充血、水肿及渗出，脑实质受累很轻。

（二）诊断

1. 临床表现

（1）好发年龄：多见于儿童及年轻人。流行性腮腺炎病毒性脑膜炎以男性儿童多见。

（2）好发季节：肠道病毒感染主要发生在中夏及早秋，8～9 月达高峰。单纯疱疹脑膜炎呈散发。腮腺炎性脑膜炎可呈局部小流行。

（3）尽管本病由多种特异性病毒引起，但其临床表现大多相同。主要为急性起病的高热（体温可达39～40℃）、剧烈头痛、颈背疼痛、畏光、咽喉疼痛、畏寒、疲乏及颈项僵硬等。

（4）少部分患者可发生不同程度的嗜睡或轻度意识障碍，但不严重，并不影响患者叙述病史。一般无抽搐、偏瘫或昏迷等严重脑实质损害的表现。

（5）最主要的体检发现为不同程度的脑膜刺激征，但不如化脓性脑膜炎或蛛网膜下隙出血明显，且持续时间短。神经系统以外的发现可提供病毒感染的线索，如皮疹是柯萨奇病毒或埃可病毒感染的突出特征。

（6）症状经过数天或 1～2 周后迅速好转，大部分不遗留后遗症。

2. 辅助检查

（1）脑脊液：脑脊液的异常在第 4～第 6 天最为明显。腰椎穿刺脑脊液压力常增高。外观清亮、无色，偶有微浑。白细胞计数通常为 $10 \times 10^6/L \sim 100 \times 10^6/L$，淋巴细胞占 3/4，但早期可能以中性粒细胞为主。蛋白、糖及氯化物含量一般正常。若白细胞增高持续以中性粒细胞为主或蛋白含量高于 1 500 mg/L，则病毒性脑膜炎的可能性极小。如糖含量降低，则需考虑 TBM 或真菌性脑膜炎等。脑脊液细菌学检查为阴性。

（2）血常规：白细胞大多正常，约 1/3 的患者白细胞减少。

（3）病毒学检查：脑脊液的病毒分离或培养可确诊，但临床意义非常有限。

（4）血清学试验：血或脑脊液抗体检测可进行快速诊断。在恢复期与急性期抗体滴度呈 4 倍以上的升高有诊断意义。病毒特异的 IgM 测定也有助于早期诊断。

（5）病毒 PCR：在脑脊液中检测各种病毒核酸有极高的敏感性和特异性，可用于早期诊断，有临床意义。

（6）神经影像学：由于脑实质病变轻微，CT 或 MRI 检查往往正常。

3. 鉴别诊断　引起无菌性脑膜炎的非病毒性因素很多，如化学性或系统性疾病伴发脑膜炎等，注意区分。

（1）细菌性脑膜炎：经过不规则治疗的化脓性脑膜炎，其症状、体征及脑脊液变化有时与病毒性脑膜炎很相似。细菌性脑膜炎的中毒症状较重，脑膜刺激征更明显，脑脊液白细胞计数更高，往往以中性粒细胞为主。当鉴别有困难时，可先按细菌性脑膜炎治疗，并对其临床疗效及脑脊液检查进行动态观察。

（2）结核性脑膜炎：本病起病较慢，早期症状相对较轻，若不进行抗结核治疗，病情会进行性加重。故急性脑膜炎按细菌性或病毒性脑膜炎处理后，在 1～2 周仍无好转，应高度怀疑结核性脑膜炎或真菌性脑膜炎。

（3）其他疾病：一些不多见的系统性疾病，其脑脊液的变化与病毒性脑膜炎相似，如螺旋体性脑膜炎、贝赫切特综合征、葡萄膜大脑炎及 Mollaret 复发性脑膜炎等。

（三）治疗

病毒性脑膜炎是自限性疾病，其治疗主要是对症性的。发热及其他症状大多在数天内消失。一般 2 周内可望痊愈，不留后遗症。

1. 抗生素　抗生素本身对病毒感染无效。但由于细菌性脑膜炎的病死率及致残率很高，尽快清除 CSF 中的细菌和炎症细胞极为重要，故对于早期不能和细菌性脑膜炎相鉴别的病例，经验性地使用抗生素恰当而且必要。若有使用肾上腺皮质激素的必要，则必须加用抗生素。

2. 抗病毒制剂　针对单纯疱疹病毒、水痘病毒及巨细胞病毒已有有效的抗病毒制剂可以选用。对于有免疫功能缺损的患者，则有必要较长时间使用。可选用的药物有阿昔洛韦、更昔洛韦、伐昔洛韦及膦甲酸。一些病情较重或免疫低下的患者，应酌情应用干扰素或丙种球蛋白。此外，一些具有抗病毒作用的中药，如抗病毒口服液也可应用。使用这类药物要注意肝肾功能及白细胞的变化。

3. 肾上腺皮质激素　现普遍认为肾上腺皮质激素能抑制宿主的免疫力，故不主张常规使用。由于激素能减轻中毒症状、脑水肿和脑实质的损害，当有严重颅内高压时可考虑短期使用。对于由 Epstein-Barr 病毒感染所致的传染性单核细胞增多症脑膜炎，激素对缩短病程有显著疗效。

4. 脑水肿的处理　根据患者头痛、视盘检查及脑脊液压力情况，酌情应用激素和高渗性脱水剂。

5. 发热的处理　使用物理降温。

6. 其他　护理及支持治疗。

五、真菌性脑膜炎

中枢神经系统（CNS）真菌性感染远比细菌性感染少见，多继发于机体其他部位的感染，常由肺部原发病灶经血行播散而来。但有时原发病灶很小，临床检查不易发现。真菌可主要损害脑膜或脑实质，临床上以脑膜损害多见，称真菌性脑膜炎。对神经科医师而言，CNS 真菌性感染的诊断主要依据两点：一是有肺、皮肤或其他器官真菌感染的证据；二是有亚急性脑膜病变或多灶性脑部病变的表现。CNS 真菌病种类繁多，尽管其发生也可能没有明确的诱因，但更常见于导致免疫功能缺损的疾病，如 AIDS、器官移植、血液病、其他恶性疾病或长时间使用免疫抑制剂等。新型隐球菌性脑膜炎是最常见的 CNS 真菌病，下面重点介绍。

（一）病因病理学

新型隐球菌性脑膜炎由新型隐球菌感染所致，是最常见的中枢神经系统真菌病。新型隐球菌呈圆形或卵圆形，为条件致病菌。从鸽巢或鸽粪中分出的菌种多有致病性，可以认为接触鸽子排泄物是发生新型隐球菌病的主要原因。隐球菌一般先被吸入肺部，然后被肺泡巨噬细胞吞噬而死亡。肺部感染往往为亚临床过程。如感染剂量过大或机体免疫功能低下，则病原菌可生长，经血液播散到全身，中枢神经系统最易受到感染。病理变化主要为脑膜增厚、肉芽肿形成及脑脊液浑浊；蛛网膜下隙含大量似肥皂泡样的黏性渗出物。颅底蛛网膜粘连导致脑积水；脑组织水肿，脑实质可见小结节、肉芽肿及小脓肿，在脑脊液、脑膜及脑实质肉芽肿内存在大量的隐球菌。同时，可侵犯血管引起动脉炎，进而导致脑梗死。由于个体反应性不同以及病变性质和部位的差异，临床表现差别甚大，大体上表现为脑膜炎、脑膜脑炎及占位性病变。

（二）诊断

1. 临床表现

（1）起病形式：多为亚急性起病，也可为慢性或急性起病。虽然肺部感染发生于几乎所有患者，但其症状多短暂且轻微而被忽视。

（2）首发症状：常为头痛、呕吐、不规则发热或进行性颅内高压的症状。少部分患者可能以卒中样形式起病。

（3）随着病情进展，患者呈现明显的脑膜刺激征及视盘水肿，可伴有脑神经损害、偏瘫、失语、抽搐、精神症状或意识障碍等。其中脑神经损害并不十分常见。

（4）不经治疗的病例大多呈进行性发展，症状及体征进行性加重，最后死于脑疝。

（5）少部分患者可呈反复发作的病程，迁延数年或数十年。

（6）另有部分病例表现为局灶性神经系统损害，病程类似于脑肿瘤。

2. 辅助检查

（1）脑脊液：尽管脑脊液检查对诊断至关重要，但约 1/4 的患者脑脊液正常。变化类似于结核性脑膜炎的轻微炎性改变。压力多明显增高。外观清亮或微浑。约 1/3 患者的白细胞计数轻至中度增加，多为 $10 \times 10^6/L \sim 500 \times 10^6/L$，以淋巴细胞为主，糖、氯化物含量常降低，蛋白含量轻中度增加。与其他中枢神经系统的慢性感染的区别在于脑脊液中找到隐球菌。约 2/3 的患者脑脊液常规印度墨汁染色即可发现新型隐球菌，小脑延髓池穿刺取脑脊液，离心后用沉渣镜检可大幅提高阳性率。真菌培养阳性率近乎 100%，经 1 周左右有菌落出现。必要时，动物接种。

（2）约 60% 患者的血标本培养为阳性。

（3）血和尿常规检查多属正常。

（4）隐球菌抗原测定：特异性和敏感性均较高。脑脊液隐球菌抗原测定可能是较好的检查方法，和印度墨汁染色查隐球菌能相得益彰。

3. 特殊检查

（1）胸部 X 线检查：半数以上可见异常，表现为结核样、肺炎样改变。

（2）脑部影像学检查：CT 可能有阳性发现，但 MRI（增强或不增强）可发现肉芽肿、灶周脑水肿、脑软化、脑积水或脑膜强化等改变。

（3）脑组织活检：脑膜或肉芽组织活检能提高阳性诊断率。

4. 鉴别诊断　鉴别诊断包括与其他各种慢性脑膜炎，如结核性脑膜炎、其他真菌性脑膜炎及结节病等鉴别。必要时，需寻找有无伴发系统性疾病。

（三）治疗

1. 抗真菌治疗原则　强调早期诊断、早期治疗。用药剂量要足，疗程要长。必要时可多途径联合用药。未经治疗的病例几乎在 1～3 年死亡。一旦发现有复发迹象，应及时重复治疗。

2. 常用抗真菌药物

（1）两性霉素 B：目前仍为首选。能与敏感真菌胞膜上的甾醇部分结合，改变膜的通透性和膜内外的离子平衡而抑制真菌生长。一次静脉给药后，高血峰浓度可维持 6～8 小时，尿中排泄极慢。用法为 0.7～1 mg/（kg·d），用 5% 葡萄糖注射液 500 mL 溶解，浓度不超过 0.1 mg/mL，避光静脉滴入 6 小时以上。总疗程 6～8 周。脑脊液中的浓度较低，鞘内注射可提高脑脊液中的有效浓度，一般认为并不必要。鞘内注射开始剂量为 0.1 mg/次，以后渐增至 0.5～1 mg/次，用 1～2 mL 注射用水溶解，注射时缓慢反复地用脑脊液 2～3 mL 稀释后注入。注射前先入地塞米松 2～4 mg。每周 2～3 次，总量不超过 15 mg。但鞘内注射可导致抽搐，颅内高压时慎用。两性霉素 B 常见的不良反应有高热、寒战、头痛、肾功能损害、低血钾及血栓性静脉炎等。当 BUN 达到 40 mg/dL 或肌酐升高时，需停用；BUN 或肌酐降到正常时，又可重新开始。

（2）酯化的两性霉素 B：能明显降低肾毒性而又能较快取得疗效，用量 3～4 mg/（kg·d）。或两性霉素 B 脂质复合体，5 mg/（kg·d）。可以与氟胞嘧啶联合使用。适用于不能耐受普通两性霉素 B 患者。疗程至少在 4 周以上，如果脑脊液培养仍为阳性，则延长治疗。

（3）氟胞嘧啶：该药不良反应较少，与两性霉素 B 或酯化两性霉素 B 合用作为诱导治疗。该药能较好透过血脑屏障。口服吸收良好。用法为每日 100 mg/（kg·d），分次口服。疗程 1～2 个月或以上。

（4）氟康唑：又名大扶康，为第三代抗真菌药，被认为是两性霉素 B 的替代品，其疗效与之相当而不良反应少。用药后血及脑脊液中未结合的药物浓度高，尤其是脑脊液中的浓度可达血浆浓度的

80%。该药半衰期长，每日只需给药 1 次。作为巩固治疗，用法为 400 ~ 800 mg 静脉输入，连用 8 周。然后为维持治疗，每日 200 mg/d，连续 6 ~ 12 个月。其不良反应较小，患者耐受性较好，使用简单。

（5）米康唑：不良反应稍小。但抗菌力较弱，脑脊液中的浓度仅为血浓度的 5% ~ 10%。用法为成人每次 200 ~ 400 mg，溶于 5% 葡萄糖注射液或生理盐水中，静脉输入，每 8 小时 1 次。该药不宜与其他全身抗真菌药合用。

（6）伊曲康唑：为广谱抗真菌药物，尤其对曲霉菌有效。口服剂量为 100 mg，每 12 小时一次。由于很难透过血脑屏障，很少用于 CNS 的真菌性感染。

3. 抗真菌治疗方案

（1）HIV 感染或非器官移植患者隐球菌性脑膜脑炎的治疗方案：见表 5-1。

表 5-1　非 HIV 感染或非器官移植患者隐球菌性脑膜脑炎的治疗方案

治疗方案	疗程
诱导治疗	
1. 两性霉素 B + 氟胞嘧啶	大于 4 周
2. 两性霉素 B（不能耐受氟胞嘧啶时）	大于 6 周
3. 脂质体两性霉素 B（不能耐受两性霉素 B 时）	大于 4 周
4. 两性霉素 B 脂质复合体 + 氟胞嘧啶	
5. 两性霉素 B + 氟胞嘧啶（治疗有良好反应者）	大于 2 周
巩固治疗：氟康唑（400 ~ 800 mg/d）	8 周
维持治疗：氟康唑（200 mg/d）	6 ~ 12 个月

（2）HIV 感染或器官移植患者隐球菌性脑膜脑炎的治疗方案：见表 5-2。

表 5-2　HIV 感染或器官移植患者隐球菌性脑膜脑炎的治疗方案

治疗方案	疗程
诱导治疗	
1. 两性霉素 B + 氟胞嘧啶	2 周
2. 脂质体两性霉素 B + 氟胞嘧啶	2 周
3. 两性霉素 B 脂质复合体 + 氟胞嘧啶	2 周
4. 两性霉素 B，脂质体两性霉素 B，或两性霉素 B 脂质复合体（氟胞嘧啶不能耐受时）	4 ~ 6 周
替代方案：两性霉素 B + 氟康唑；两性霉素 B + 氟胞嘧啶；氟康唑；伊曲康唑	不定
巩固治疗：氟康唑（400 mg/d）	8 周
维持治疗：氟康唑（200 mg/d）	大于 1 年
维持治疗替代疗法	
1. 伊曲康唑 400 mg/d	大于 1 年
2. 两性霉素 B（1 mg/周）	大于 1 年

4. 对症治疗　患者常有明显颅内高压，可使用高渗性脱水药，必要时行脑室引流或去骨瓣减压。有抽搐者，给予止惊治疗。

5. 其他　加强全身护理、支持治疗及防治并发症。

6. 手术治疗　对于单个较大的肉芽肿或脑脓肿，引起颅内高压或进行性局灶性神经系统损害者，经抗真菌治疗效果不佳，可考虑手术切除。

（四）预后

未经治疗患者的病死率几乎为 100%，即使使用最完善的治疗方案，病死率也达 6%。

第二节　脑蛛网膜炎

脑蛛网膜炎是由不同病因引起的非特异性蛛网膜炎症。可发生于任何年龄，以中年多见，多为慢性或亚急性起病，少部分为急性起病。

一、病因

脑蛛网膜炎主要继发于急、慢性软脑膜炎，脑外伤及脑蛛网膜下隙出血等。

二、病理变化

脑蛛网膜炎基本病理变化为蛛网膜呈弥漫性或局限性增厚，常与硬脑膜及软脑膜粘连。可有囊肿形成，内充满液体。镜下见蛛网膜有大量的炎细胞浸润。脑蛛网膜炎可出现脑组织及脑神经粘连及损害，并可影响到脑脊液循环、吸收而出现脑室系统扩大及脑积水。脑部病变主要侵犯大脑半球凸面、脑底部（视交叉区及大脑脚间区）及颅后窝（小脑半球及桥小脑角）等。

三、诊断

（一）临床表现

1. 急性弥漫型　表现可与其他急性脑膜炎相似，但程度较轻。
2. 慢性弥漫型　主要表现为头痛、呕吐、视盘水肿、脑神经损害及脑膜刺激征。
3. 半球型　常有偏瘫、失语、局灶性癫痫、感觉障碍及颅内高压征等。
4. 颅底型　常影响视交叉。多表现为头痛及单眼或双眼视力障碍，眼底检查可见视盘水肿或视神经萎缩，并有视野改变。如累及第三脑室底部，可出现内分泌障碍的表现（如多尿、肥胖、嗜睡或糖代谢异常等）。
5. 颅后窝型　阻塞第四脑室出口，引起阻塞性脑积水。多为急性起病的头痛、呕吐、视盘水肿、眼球震颤、共济失调及脑神经损害等。如累及桥小脑角多属慢性起病，有第Ⅴ、第Ⅵ、第Ⅶ、第Ⅷ对脑神经损害的表现及小脑性共济失调等。

（二）实验室检查

脑脊液压力正常或增高，可有轻度细胞数及蛋白含量增高。

（三）特殊检查

CT 或 MRI 可发现脑室系统扩大及颅底脑池闭塞，增强扫描可有局部强化。

四、治疗

1. 抗感染治疗　对有感染或结核病者，应使用抗生素或抗结核治疗。
2. 肾上腺皮质激素　对弥漫型及有严重粘连的患者，可在使用抗生素的基础上使用肾上腺皮质激素治疗，可静脉或口服用药。如地塞米松 5～10 mg/d，静脉滴注，连用 7～14 天。但如果是结核病遗留的慢性蛛网膜粘连，不能使用激素治疗。
3. 颅内高压的处理　使用高渗性脱水剂。内科治疗无效者，可考虑外科脑脊液分流或行粘连松解术。
4. 鞘内用药　解除粘连可谨慎鞘内使用糜蛋白酶或地塞米松，每周 1 次。
5. 有明显压迫症状的蛛网膜囊肿　可考虑手术摘除。

第三节 脑炎

一、流行性乙型脑炎

流行性乙型脑炎简称乙脑，是以脑实质炎症为主要病变的中枢神经系统急性传染病。病原体为乙脑病毒，经蚊虫传播，多在夏秋季流行，主要分布在东南亚地区，多见于儿童。近年来，随着乙脑疫苗的普遍接种，本病的发病率明显降低。

（一）病理生理

人被携带乙脑病毒的蚊虫叮咬后，病毒经人体淋巴管或毛细血管至单核 - 吞噬细胞系统进行增殖，进入血液循环形成病毒血症。多数人仅表现为隐性感染，少数人因机体抵抗力低或感染病毒量大，乙脑病毒突破血脑屏障侵入中枢神经系统引起广泛病变。基本病变为神经细胞坏死、溶解后形成大小不等的软化灶，从大脑到脊髓均可受损，但以大脑皮质、间脑和中脑最为严重。

（二）诊断

1. 临床表现 多见于儿童、老年人及抵抗力低下者，集中在 7 ~ 9 月发病，潜伏期 4 ~ 21 天。

（1）初热期：起病急，病程 1 ~ 3 天即有发热、头痛、呕吐及不同程度的意识障碍。

（2）极期：第 4 ~ 第 10 天出现相应的症状。

1）高热：体温多在 39 ~ 40℃或以上。

2）意识障碍：自嗜睡到昏迷程度不等，意识障碍出现早、程度深以及持续时间长提示病情严重。

3）抽搐：可有手、足、面部或全身抽搐，为脑实质炎症、脑水肿、高热及低钠血症等所致，并可查及脑膜刺激征、锥体束征和颅内压增高甚至脑疝等相应体征。

4）呼吸衰竭：是引起死亡的主要原因，以中枢性呼吸衰竭为主，常伴瞳孔变化、血压上升、肌张力增高等；外周性呼吸衰竭则由呼吸肌麻痹或肺内感染所致。

（3）恢复期：体温逐渐下降，神志逐渐清醒。通常 2 周左右完全恢复，少数可有低热、失语、癫痫样发作、吞咽困难、自主神经功能紊乱和精神行为异常等，经治疗常可于 6 个月内恢复。超过 6 个月尚未恢复则为后遗症，以失语、痴呆等多见。

2. 辅助检查

（1）脑脊液。

1）从脑脊液中分离出乙脑病毒的阳性率很低。近年来，应用聚合酶链反应（PCR）技术能将脑脊液中微量的乙脑病毒 RNA 迅速扩增，这种敏感、快速的基因诊断方法已逐渐得到推广。

2）特异性抗体：应用酶联免疫吸附法（ELISA）检测血清及脑脊液中的 IgG、IgM 抗体，IgG 抗体于发病第 3 天即可检出，可用于早期诊断。其他尚有反向被动血凝抑制试验、免疫荧光法等检测方法。

3）一般性检查：脑脊液压力增高，白细胞增加，多为 $50 \times 10^6/L$ ~ $500 \times 10^6/L$，蛋白可轻度升高，糖和氯化物正常。

4）其他：病程 1 ~ 2 周，脑脊液中谷草转氨酶活性增高提示脑组织严重受损。近年来，国外资料提出，在患者脑脊液中检出的髓磷脂碱性蛋白（MBP）抗体和神经丝蛋白（NFP）抗体与预后有关。

（2）血液。

1）血清学检查：乙脑特异性 IgM 抗体出现较早，起病 1 周阳性率可达 80% 以上，有助于早期诊断。补体结合试验特异性强，但阳性反应出现较晚，于发病 1 个月后达高峰，多用于回顾性确诊，抗体效价以双份血清 4 倍以上增高为阳性。

2）血常规：多数患者血液中白细胞总数增高，中性粒细胞增至 80% 以上。

（3）脑组织活检：可进行组织病理学检查及病毒分离等。

3. 诊断标准

（1）疑似病例：在疾病流行地区的蚊子叮咬季节出现发热、头痛、恶心、呕吐、嗜睡、颈部抵抗、抽搐等中枢神经系统症状。

（2）确诊病例：①曾在疫区有蚊子叮咬史；②高热昏迷、肢体瘫痪、脑膜刺激征及巴宾斯基征阳性、肌张力增高；③高热昏迷、抽搐、躁狂进而呼吸循环衰竭而死亡；④脑组织、脑脊液或血清中分离出乙脑病毒；⑤脑脊液或血液中特异性 IgM 抗体阳性；⑥恢复期血清中特异性 IgG 抗体滴定度比急性期有 4 倍以上升高或急性期抗体阴性，恢复期抗体阳性。临床诊断：疑似病例加①和②或① + ② + ③并除外细菌性脑膜炎。实验确诊：疑似病例加④或⑤或⑥。

4. 鉴别诊断

（1）结核性脑膜炎：结核性脑膜炎无季节性，起病较缓，常有结核病史，脑脊液外观呈毛玻璃样，糖和氯化物降低，蛋白增高，可检出结核杆菌。

（2）中毒性菌痢：中毒性菌痢起病更急，24 小时内即有抽搐、昏迷并有中毒性休克。一般无脑膜刺激征，脑脊液多正常，粪便可查及大量脓细胞。

（3）其他病毒性脑炎：详见有关章节。

（三）治疗

1. 一般治疗　住院隔离，加强护理，维持水、电解质平衡及足够的营养。

2. 对症治疗

（1）高热。

1）控制室温 <25℃。

2）物理降温：如冰枕、擦浴。

3）药物降温：如阿司匹林口服、安乃近滴鼻、退热栓塞肛等，注意防止虚脱；高热伴抽搐者可行亚冬眠治疗，同时监测呼吸和血压等情况。

（2）抽搐。

1）去除诱因：脱水、降温、吸痰、给氧，纠正低钙、低钠血症。

2）镇静止痉：首选地西泮，儿童 0.1 ~ 0.3 mg/kg（每次 <10 mg），成人 10 ~ 20 mg 静脉注射。此外，还可应用水合氯醛、苯巴比妥等。

（3）呼吸衰竭。

1）保持呼吸道通畅，应用化痰药物，体位引流，翻身拍背，及时吸痰，必要时行气管插管及气管切开术。

2）呼吸兴奋剂：中枢性呼吸衰竭常用洛贝林等，但此类药物易引起或加重抽搐，应用东莨菪碱则既能兴奋呼吸中枢又能解痉、改善微循环和减轻脑水肿，其常用剂量：儿童 0.02 ~ 0.03 mg/（kg·次），成人 0.3 ~ 0.5 mg/次，静脉滴注。

（4）其他治疗：近年来研究表明，早期应用特异性吗啡受体拮抗剂纳洛酮能改善症状、缩短病程，还可应用干扰素、乙脑单克隆抗体等。此外，应用安宫牛黄丸、白虎汤等中药与西医结合治疗也取得良好效果。恢复期还应进行理疗及运动。

（四）预后与预防

本病病死率为 17%，致残率为 57%，可出现记忆力减退、反应迟钝、精神异常、癫痫、失语、脑神经麻痹及肢体瘫痪等后遗症。早期诊治和对易感人群接种疫苗是减少后遗症和病死率的关键。

二、疱疹病毒脑炎

在引起人类疾病的疱疹病毒中，单纯疱疹病毒、水痘-带状疱疹病毒、巨细胞病毒及 EB 病毒等均可引起脑炎，统称为疱疹病毒脑炎。前两种病毒主要是嗜神经性的，后两种病毒虽为嗜淋巴性的，却也能侵犯中枢神经系统。疱疹病毒属于 DNA（脱氧核糖核酸）病毒，其病毒粒子较大（直径 150 ~

200 μm），几乎仅在细胞核内发育。不同属、型的疱疹病毒在进行血清学检查时可存在交叉反应。此类病毒还具有引起宿主潜伏性感染的特性，单纯疱疹病毒与水痘-带状疱疹病毒能在宿主体内持续（终身）存在。

（一）单纯疱疹脑炎

单纯疱疹脑炎又称单纯疱疹病毒脑炎，故可简称为 HSE 或 HSVE。

1. 病因　HSE 的病因是由单纯疱疹病毒感染所致。单纯疱疹病毒有两种血清型：HSV-1 和HSV-2。6 个月后的婴儿易发生 HSV-1 的原发性感染，HSV-2 原发性感染多起于性生活后，原发性生殖器疱疹约80％ 由 HSV-2 引起，而单纯疱疹病毒脑炎主要由 HSV-1 引起，它是致命的散发性病毒性脑炎中最为常见的病因。据美国的统计，HSE 在该国已知病因的脑炎中占5％ ～20％，我国也常有报道。本文主要阐述 HSV-1 脑炎。

2. 病理　主要受累部位为颞叶内侧，额叶眶面和边缘系统如海马、杏仁核、嗅皮质、脑岛及扣带回等，疾病早期可仅损害一侧，即使双侧均受累，受损程度并不对称。肉眼观可见脑组织坏死、软化、出血及肿胀，故曾命名为急性坏死性脑炎；镜检可见坏死区内单核细胞、多形核细胞及巨噬细胞浸润，神经胶质细胞增生，神经元与神经胶质细胞核内有 Cowdry A 型嗜酸性包涵体，内含病毒颗粒及抗原。

3. 诊断

（1）临床表现：临床表现不尽一致，有的患者可有上呼吸道感染等前驱症状，有些患者可突然发生局限性或弥漫性脑功能受损的征象。单纯疱疹性皮肤损害仅见于少数病例，但也可为其他疾病的并发症，有唇疱疹病史者也无助于 HSE 的诊断，因为与一般人群的发生率相似。早期症状常为头痛与发热，体温可高达 40～41℃，体温正常者约占 10％。失语、局部性或全身性癫痫发作、偏瘫、精神异常或意识障碍均属常见症状。因额叶、颞叶及边缘系统受损，精神异常可重于神经症状，精神意识障碍可呈定向不良、妄想、幻觉、躁动不安、精神混乱、人格改变、嗜睡甚至昏迷。还可出现嗅觉丧失或视野缺损。由于有脑水肿、颅内压增高，可查及视盘水肿，头痛愈加剧烈并伴呕吐。其他体征尚有脑膜刺激征与自主神经功能障碍。病情发展迅速，数小时至数日内到达高峰，随病情恶化可因脑疝或内科并发症（肺炎、电解质紊乱）而导致死亡。少数病例呈亚急性或慢性病程，长达数月之久。未经治疗者的病死率为 60％ ～80％。极少数临床治愈的病例间隔 2 周至 3 个月可以复发。

（2）辅助检查。

1）脑脊液检查：10％ ～20％的患者在疾病早期脑脊液压力与化验正常，但大多数患者有颅内压增高及白细胞增多，为 $50×10^6/L$ ～ $1\,000×10^6/L$，初期以多形核为主，随后转变为淋巴细胞占优势；脑脊液中查到红细胞表明 HSV 感染引起出血性坏死，见于 75％ ～85％ 的患者，对诊断有一定的帮助；蛋白定量轻至中度增高，也可能正常；糖定量正常，有时可以降低。

2）免疫学检查：①HSV DNA，应用 PCR 证实脑脊液中的 HSV DNA 是最敏感的早期非创伤性方法，此法能将微量 HSV DNA 迅速扩增达几百万倍，有助于确诊 HSE，近年来已逐渐推广；②特异性HSV 抗体，酶联免疫吸附分析法（ELISA）敏感性最高，其他方法尚有免疫荧光法、中和试验、补体结合试验、被动血凝试验及免疫吸附血凝试验等。这些方法是用双份血清与双份脑脊液做动态检测，血和脑脊液抗体比值小于 20（或 40）、脑脊液中抗体 4 倍以上增长有诊断价值；缺点是只能做回顾性研究，不能尽早得出结论。

3）脑组织活检：脑活检的诊断价值可达 96％，如果由有经验的医生施行，并发症率仅为 2％。检查项目包括：①组织病理学检查 Cowdry A 型核内包涵体；②电镜证实 HSV 颗粒；③免疫荧光技术发现HSV 抗原；④病毒培养。活检标本还应进行细菌和真菌培养以排除其他致病因素。

4）影像学检查：①CT 检查，异常改变为病变好发部位的边界不清的低密度区，造影剂部分可增强，还可见到肿块效应与脑水肿；疾病早期 CT 可能正常；②MRI，对脑的含水量改变很敏感，能多维成像，病程早期即可见异常改变，特别是 T_2 加权像的高信号改变，T_1 加权像则显示低信号病灶，以颞叶为常见，其次为额叶，偶见于枕叶，均同时累及白质和灰质，并与侧脑室不相关联；③放射性核素（锝）脑扫描，显示坏死区吸收异常或弥漫性吸收异常，阳性率约占半数。

5）脑电图检查：在病程早期脑电图显示异常者占 80% ~ 90%，常在一侧颞区出现周期性发放的尖波、棘波或棘慢复合波；如果为双侧性异常，为预后不良的征兆。

（3）鉴别诊断：本病需与某些颅内占位性病变及其他中枢神经系统感染（如脑脓肿、化脓性脑膜炎、结核性脑膜炎、真菌性脑膜炎、带状疱疹病毒脑炎及麻疹病毒脑炎等）进行鉴别。但根据本病起病急、发展快、继发热、头痛等症状之后，精神异常与意识障碍明显，加上脑脊液、脑电图及影像学等辅助检查，不难作出正确诊断。

4. 治疗

（1）病因治疗：最有效的抗病毒药物为阿昔洛韦，为治疗 HSE 的首选药物，剂量为 30 mg/(kg·d)，分 3 次静脉滴注（8 小时 1 次），每次需滴注 1 小时，疗程为 10 ~ 14 天。此药主要经肾脏排泄，肾病患者慎用。不良反应甚少，偶见神经毒性反应，如意识改变、震颤、幻觉及癫痫发作。阿糖腺苷为次选药物，用法为 15 mg/(kg·d)，静脉滴注，每日量要在 12 小时滴完，10 天为 1 个疗程，主要不良反应有恶心、呕吐，大剂量可引起造血功能障碍，由于难溶于水，输液量大，对颅内压增高的患者颇为不利。对阿昔洛韦无效的病例还可选用膦甲酸钠，尤其对 TK 酶缺陷的单纯疱疹病毒变异株感染有效。

（2）对症治疗：对高热、抽搐、精神异常及颅内压增高的患者，可给予降温、解痉、镇静及脱水降颅压等相应治疗，有学者主张应用地塞米松等激素制剂来减轻脑水肿，克服脱水剂所致的颅内压反跳作用，宜早期、大量、短程使用。

（3）支持疗法：包括心脏功能监护，补充营养，注意水和电解质平衡。

5. 预后

（1）预后与开始治疗的时期有关：以应用阿昔洛韦为例，发病 4 天以内施治的病死率仅为 7%，4 天以上接受治疗的病死率增至 25%。

（2）预后与治疗手段有关：据统计，阿糖腺苷治疗使病死率降低至 28% ~ 44%（不同学者在发病后 1 个月与 6 个月的统计资料），显然不如阿昔洛韦的疗效。其他治疗措施是否合适均会影响预后。

（3）预后与年龄有关：30 岁以下的患者预后较好。

（4）预后与病情轻重有关：意识障碍愈重则预后愈差，有些患者存在严重的后遗症。

（二）水痘-带状疱疹脑炎

水痘-带状疱疹病毒（VZV）是水痘-带状疱疹脑炎（VZE）的病原体。VZV 呈全球性分布。水痘的流行有一定的季节性，通常发生于冬、春二季，带状疱疹则全年均可见到。VZV 除引起皮肤损害外，还可引起神经系统不同部位的病变，包括脑神经（三叉神经和面神经）、周围神经、脊髓、脑膜、脑血管及脑实质，后者受损时称为水痘-带状疱疹脑炎。

1. 病因　水痘-带状疱疹病毒在形态学上不易与其他疱疹病毒区别，受 VZV 感染在儿童可引起水痘，成人则引起带状疱疹。患过水痘的患者，病毒可潜伏在体内，某一时期再活化可发生带状疱疹，表明水痘病毒与带状疱疹病毒实际上是同一种病原体。

2. 病理　水痘-带状疱疹脑炎分为两种类型：①水痘脑炎是病毒直接侵犯脑部，病理检查显示脑膜的炎性改变以及脑血管周围炎细胞浸润（血管周围袖套），如果是小脑炎，常为免疫反应的结果，应属于感染后脑炎；②带状疱疹脑炎则为 VZV 感染后潜伏于脊神经后根神经节细胞或脑神经的半月神经节与膝状神经节内，老年和免疫功能低下促使潜伏的 VZV 再活化（复能），免疫功能低下见于霍奇金病、恶性淋巴瘤、放射治疗、人类免疫缺陷病毒（HIV）感染、应用细胞毒性药物或皮质酮类药物后。被激活的病毒通过受累神经节的周围突起，引起相应节段皮肤的带状疱疹，病毒再沿神经纤维（通常是三叉神经眼支）传入脑部，引起带状疱疹脑炎。此外，脑部症状也可因病毒直接侵犯所致。带状疱疹脑炎的病理变化为脑血管周围的单核细胞浸润、神经元变性、髓鞘脱失、神经细胞核内 Cowdry A 型包涵体和病毒样颗粒，如果伴脉管炎，呈肉芽肿性巨细胞动脉炎。

3. 诊断

（1）临床表现。

1）水痘脑炎：水痘脑炎主要见于儿童。

水痘性小脑炎见于 0.1% ~ 0.75% 的水痘患者，以构音障碍、眼球震颤、共济失调、恶心、呕吐和头痛为主要症状，起病突然，多在水痘消退后 1 周出现症状。

水痘脑炎见于 0.05% 的水痘患者，于水痘发生后 5 ~ 6 天出现发热、头痛、意识障碍和癫痫发作，可查及脑膜刺激征或局限性神经系统受损征象。病死率为 15% ~ 35%，存活者中 10% ~ 15% 留下明显后遗症。

2）带状疱疹脑炎：好发于中老年患者。脑炎发生时间与皮疹出现时间不定，多数患者出疹在前，脑部症状随后发生，平均间隔 9 天，也可长达 3 周，此时皮肤疱疹已消退，遗留色素斑，脑炎与皮疹同时发生或先于皮肤损害属偶见现象。带状疱疹脑炎又可分为以下 3 型。

弥漫性脑炎：起病较急，有头痛、呕吐、发热、抽搐和意识障碍，还可查及脑神经麻痹、锥体束征、脑膜刺激征及共济失调。病情一般较轻，可完全康复，少数遗留轻偏瘫和意识障碍，病情严重者可能死亡，如不发生并发症，也有可能恢复。

局限性脑炎：主要为脑白质受损，临床表现类似多灶性进行性白质脑病（宾斯旺格病），是免疫抑制患者的罕见并发症，皮疹发生后许久才出现脑病症状。

脑动脉炎：为疱疹后中枢神经系统的严重并发症，由三叉神经眼支的带状疱疹造成同侧颈内动脉及其分支的炎症和闭塞，呈卒中样起病，临床表现为病变对侧偏瘫。出疹到脑部症状的间隔时间不等，可同时发生，也可间隔半年之久，平均为 7 周。

（2）辅助检查。

1）脑脊液：脑脊液常清亮无色，40% 的患者有白细胞增高，以淋巴细胞为主，细胞数 $10 \times 10^6/L$ ~ $500 \times 10^6/L$，蛋白定量呈正常至中度增高，糖定量正常，压力可轻度增高。

2）水痘-带状疱疹的特征性皮疹可为 VZE 的诊断提供重要依据，如仅有少量疱疹则需要仔细检查才能发现，极少数患者不出现皮肤损害，造成诊断困难。除对皮疹的好发部位、分布及形态等进行辨认外，还可进行刮片或疱疹液检查，镜检观察到多形核巨细胞与核内包涵体，电镜可发现病毒颗粒，应用 PCR 证实病毒类型等。

3）血清学检查如补体结合试验、放射免疫测定法、免疫荧光技术、免疫过氧化酶法、荧光免疫对膜抗原试验（FAMA）、ELISA 及病毒分离等，均有助于本病的诊断。

4）脑脊液采用补体结合试验等查 VZV 抗体。

5）脑组织活检可用于局限性脑炎的患者，检查 Cowdry A 型包涵体、VZV 抗原或核酸，可进行病毒分离。

（3）鉴别诊断。

1）单纯疱疹病毒脑炎：一般病情较重，脑脊液可查及红细胞甚至黄变，脑脊液 HSV DNA 经 PCR 得以证实，但血清补体结合试验在 VZV 与 HSV 之间可能出现交叉反应，皮疹刮片 PCR 可能将带状疱疹误诊为单纯疱疹，需引起注意，因此还必须结合临床表现及其他辅助检查予以区分。

2）其他颅内感染如化脓性脑膜炎：全身感染中毒症状严重，周围血常规及脑脊液白细胞增高，以中性粒细胞为主，脑脊液涂片及细菌培养可获阳性结果。

4. 治疗与预防

（1）病因治疗：用于治疗 VZE 的抗病毒药物及疗法同 HSE。

（2）激素的应用：鉴于 VZV 感染伴发脑动脉炎可能为变态反应所致；对于此型患者，除了应用抗病毒制剂外，还可与地塞米松等激素（皮质酮类）联用。也有学者主张应用激素治疗疱疹后神经痛。

（3）防止病毒扩散：三叉神经眼支的带状疱疹、免疫功能受抑制的水痘或带状疱疹患者易发生感染向全身或神经系统扩散。阿昔洛韦能防止感染扩散和促使皮疹消退，静脉应用按 5 ~ 10 mg/kg 给药，8 小时 1 次，5 ~ 7 天为 1 个疗程；或阿昔洛韦口服，800 mg，每日 5 次（夜间除外），7 ~ 10 天为 1 个疗程。国外近来应用新药伐昔洛韦治疗无并发症的带状疱疹，500 mg，每日 3 次，7 天为 1 个疗程，此药在急性 VZV 感染期应用还可缩短疱疹后神经痛的时期。

（4）疱疹后神经痛的治疗：可应用镇痛剂、卡马西平、甲钴胺，或短期服用激素如泼尼松（起始量 60 mg/d，逐渐减量，7～10 天为 1 个疗程）。

（5）预防 VZV 感染。

1）疫苗接种：如接种减毒的水痘活疫苗，不仅适用于儿童，对成人也有预防作用。目前，主要使用含 VZVOKA 株的减毒水痘活疫苗，而另一种 VZV 疫苗则可以刺激老年人衰退的细胞介导的免疫反应，预防带状疱疹。

2）免疫球蛋白：用于预防水痘易感者，选择抗 VZV 滴度高的正常人血浆制备水痘-带状疱疹免疫球蛋白。

三、巨细胞病毒脑炎

巨细胞病毒（CMV）也是一种疱疹病毒，同样呈全球性分布。此种病毒在子宫内对胎儿的破坏作用引起死胎或早产，或先天性（宫内）感染引起新生儿多系统（包括神经系统）的病变或畸形，其脑部的病变有脑积水、脑内积水（内水脑）、小头畸形、小脑回畸形、脑内钙化（以脑室周围为主）和脑穿通畸形等，极少数婴儿可能发生巨细胞病毒脑炎（CMVE）；成人 CMV 感染所致神经系统的疾患几乎仅见于免疫功能受抑制的情况，属于机会性感染，神经系统的病变包括脑炎、脊髓炎、神经根炎及周围神经病等。

（一）病理

脑炎的病理改变主要有两种，即小胶质结节脑炎与脑室脑炎。CMV 感染的病变部位可见特征性的巨细胞，故命名为巨细胞病毒，此种细胞内含有大的核内或胞质内嗜酸性包涵体。以下仅阐述成人的巨细胞病毒脑炎。

（二）诊断

1. 临床表现 CMVE 为器官移植接受者与获得性免疫缺陷综合征（AIDS）患者常见的并发症，AIDS 的病原已查明为人类免疫缺陷病毒（HIV），随着受 HIV 感染者的增加，CMV 的感染也逐渐多见。对表现为亚急性脑病的同性恋男患者，且患 AIDS 已逾 1 年，又有全身性 CMV 感染的病史，应高度怀疑为 CMVE。CMVE 的症状与体征无特异性，呈弥漫性脑功能障碍：注意力和认知能力下降，精神与行为异常，并有代谢性脑病的一些症状；有时可伴轻偏瘫等局限性病状，或有癫痫发作，如果尚有视网膜病则具有诊断价值。

2. 辅助检查 脑脊液常规及生化、脑电图均可能异常，但无特异性。

3. 特殊检查

（1）PCR 技术：证实脑脊液中的 CMV DNA 有助于早期诊断。

（2）MRI：在 T_2 加权像上可显示病变区的高信号，如属脑室周围脑炎可察见脑室附近实质下的异常或脓肿样的小病灶，有一定的特异性。

（3）SPECT：显示脑部病变[201]铊摄入增加。

（4）原位杂交方法：应用地高辛配基标记的 CMV-DNA 探针，检查 CMVE 患者 CSF 细胞内的 CMV-DNA，如获阳性结果也是有价值的诊断试验。

4. 鉴别诊断 CMVE 应与其他脑炎进行鉴别。

（三）治疗

曾报道阿糖腺苷治疗成人 CMVE 能改善症状并使病毒培养转为阴性。但近年来，相继有几种抗 CMV 的药物问世，也用于治疗 CMVE：①丙氧鸟苷（更昔洛韦），5 mg/kg，按每 12 小时 1 次，静脉注射，14～21 天为 1 个疗程，维持量 5 mg/kg，肾功能不良者酌情减量，主要不良反应为白细胞及血小板减少；②膦甲酸，用于治疗对更昔洛韦产生抗药性或疗效不好的 CMVE 患者，也有学者主张将此两种药物联合应用，膦甲酸在国外已广泛用于治疗免疫抑制患者有 CMV 感染时，此药有良好的透过血脑屏障功用，剂量 60 mg/kg，每 8 小时 1 次，14～21 天为 1 个疗程，维持量用 90～120 mg/kg，每日 1 次，静脉注射，此药有一定的毒性，不良反应包括肾功能受损，低镁、低钾与低钙血症，以及抽搐、发热和皮疹等；每种不良反应见于 5% 以上的病例；③昔多呋韦在试用中，个别 AIDS 患者伴 CMVE 用昔多呋韦治疗获得改善。

四、EB 病毒脑炎

EB 病毒（EBV）也是一种疱疹病毒，是传染性单核细胞增多症（IM）的病原体，虽命名有"传染性"，实际上仅低度传染，或呈散发性。IM 通常为良性疾病，主要特点为发热、淋巴腺病、咽炎及肝脾肿大，神经系统的病变并不多见，且常发生于全身症状的病程之中。神经系统各个部位均可受累，因此可分为脑炎、脑膜炎、脑脊髓炎、贝尔麻痹（面神经炎）、单神经炎和多发性神经炎。

（一）病理

EB 病毒脑炎（EBVE）的病理改变为脑水肿与充血，镜检有神经细胞变性及血管周围淋巴细胞浸润。

（二）诊断

1. 临床表现 EBVE 呈急性或亚急性起病，好发于儿童或青年，脑炎的临床表现也根据脑部受损部位的不同或并发邻近部位的病变而有所差异。如果为弥漫性脑部损害，以头痛、意识障碍、癫痫样发作、精神异常与视幻觉为常见症状；如果为局限性脑部损害，可以有小脑脑炎、脑干脑炎或颞叶等相应部位受累的症状；如果脑与其他部位均受损，则出现脑脊髓炎或脑膜脑炎的症状。一般而言，儿童 EBVE 被认为是自限性疾病，通常不留后遗症或少有后遗症；但也有报道，相当多的患者发生神经系统后遗症，特别是年长者。必须强调的是，EBVE 的临床表现多种多样，无特异性，若发生在出现全身性典型症状的同时或以后则较易诊断，若 EBVE 是 IM 的最初或唯一表现，患者又是儿童或青少年，需考虑本病。为了明确诊断，应借助特殊检查。

2. 实验室检查

（1）血常规：淋巴细胞增多，可查及不典型的淋巴细胞。

（2）脑脊液：细胞数和蛋白定量可能正常，也可能增高，细胞的增多主要为淋巴细胞轻度增加。

3. 特殊检查

（1）免疫学检查。

1）血清 EBV VCA 抗体滴定度增高。

2）血清嗜异抗体滴定度增高，但并非见于所有患者，且在病程的第 1 周获阴性结果者仅占 10%～15%。

3）血清 EA 抗体的产生，见于 80% 的 IM 患者。

4）血清 EBV NA 抗体在 6～8 周产生并终身持续存在。

5）血清 EBV DNA 可应用 PCR 技术测定。

6）脑脊液可测得 EBV VCA 抗体与嗜异抗体，此外，应用 PCR 测定 EBV DNA 是目前很受推崇的早期诊断神经系统 EBV 感染的方法。

（2）病毒分离：能从急性期患者的咽部分离病毒。此外，有学者从 EBVE 患者的脑脊液中分离出病毒。

（3）影像学检查。

1）MRI 可发现灰质与白质 T_2 加权短期性延长（高信号）、脑室周围白质软化和脑萎缩。

2）SPECT 有时可显示病变部位血流灌注减少。

（4）脑电图描记：EBVE 患者的脑电图虽无特征性改变，但可见到弥漫性或局限性慢波或棘波，表明脑实质受到损害。

4. 鉴别诊断 EBVE 的临床表现无特异性，需与其他性质的脑炎进行鉴别，但根据全身性典型症状、血液与脑脊液免疫学的检测结果，诊断并不困难。

（三）治疗

EBVE 同全身性 IM 一样，大多数病例不需要特殊治疗即可完全康复。据报道，一例接受骨髓移植者患 EBVE，应用更昔洛韦得以治愈；阿昔洛韦在体外可抑制 EBV 复制；临床上还可应用肾上腺皮质激素和对症治疗，后者包括止痉剂、退热剂和脱水剂；应用肾上腺皮质激素的原因可能与本病属变态反应性疾病有关。

五、肠道病毒脑炎

肠道病毒属于微小 RNA（核糖核酸）病毒，无囊膜，在细胞质内繁殖，包括脊髓灰质炎病毒、柯萨奇病毒、埃可（ECHO）病毒以及近年来发现的肠道病毒 68 ~ 71 型。前 3 种肠道病毒又分成许多亚型。脊髓灰质炎病毒分为 3 型；柯萨奇病毒分 A、B 两组，分别有 23 型与 6 型；埃可病毒分成 32 型。人类是肠道病毒的自然宿主，约有 70 种血清型可使人类受到感染。主要的传播方式是直接或间接的粪—口传播，虽然肠道病毒经粪便排出，所引起的临床症状不限于胃肠等消化系统，病毒株及其亲嗜性不同，造成其靶器官的差异，上述 4 种肠道病毒均可引起中枢神经系统疾病。由于脊髓灰质炎疫苗的广泛应用，脊髓灰质炎病毒的致病率显著下降，其他肠道病毒（统称非脊髓灰质炎肠道病毒）的感染仍需重视。现已证实：埃可病毒 3、4、6、9、11、18、30，柯萨奇病毒 A9、B1 ~ B5 以及肠道病毒 70 与 71 型为脑部病变的病原体。肠道病毒感染引起的颅内病变以脑膜炎更为常见，但这些病毒也能引起脑炎或脑膜脑炎。

（一）病埋

肠道病毒脑炎的病理变化为神经细胞变性及脑血管周围单核细胞浸润。本文仅阐述非脊髓灰质炎性肠道病毒引起的脑炎或脑膜脑炎。

（二）诊断

1. 临床表现　肠道病毒脑炎与其他部位的肠道病毒感染一样，好发于夏季及早秋，但全年均可见到散发病例。儿童易于罹患，流行时成人也可发病。相当多的患者感染肠道病毒后无明显症状，出现脑炎症状者也因感染病毒株的不同而症状不同，常见的症状有发热、头痛、恶心、呕吐、抽搐及不同程度的意识障碍，有些患者可查及轻偏瘫或小脑共济失调等局限性脑炎的征象。柯萨奇 B 组病毒可引起新生儿脑炎；埃可病毒与肠道病毒 71 型可引起儿童小脑共济失调；肠道病毒 71 型感染时，在脑炎症状出现之前常有急性出血性结膜炎。这些情况可能有利于判断脑炎的感染源。肠道病毒脑炎通常预后较好，但也曾报道病死率为 2.5%。

2. 实验室检查

（1）血常规：白细胞正常或多形核细胞增多。

（2）脑脊液：白细胞数正常或增加，初期以中性粒细胞为主，随后以单核细胞占优势；蛋白定量正常或增高，尤其在病程后期；糖与氯化物含量正常。

3. 特殊检查

（1）病毒分离：在脑脊液中分离出肠道病毒是诊断肠道病毒脑炎的重要依据（阳性率为 10% ~ 85%）。

（2）应用 PCR 技术可以快速和灵敏地诊断肠道病毒感染，脑脊液病毒分离呈阴性结果的患者中，有 40% 经 PCR 可以查获肠道病毒 RNA，表明 PCR 较培养敏感，且很少出现假阴性结果。但血清型的特异性诊断仍需依赖细胞培养分离病毒。此外，埃可 22 型与 23 型不能借助 PCR 检出，因其 RNA 在扩增部位与其他肠道病毒差别太大。

（3）免疫荧光方法与 ELISA 检测肠道病毒的 IgM 抗体。

（4）脑脊液中和试验在康复期较急性期中和抗体呈 4 倍以上增长也有诊断价值。

（5）核酸杂交法：由于不同血清型的肠道病毒基因组间存在同源性，特别是 5' 端非编码区部分区域高度保守，故可供核酸杂交，使近年来对肠道病毒鉴定有了新的技术。①cDNA 探针：以病毒 RNA 某一片段为模板，由反转录酶催化产生，大多克隆在质粒载体中，再把带有显色基因（生物素或地高辛）或放射性核素的核苷酸掺入新合成的 cDNA 链中去，加以标记，若标本先经 12 ~ 24 小时组织培养可提高阳性率。②RNA 探针：由于 RNA 是单链分子，故它与靶序列的杂交反应效率极高，一般用特异的转录载体克隆肠道病毒 RNA 探针，混合几种 RNA 探针可使检测病毒型更广，RNA 探针在特异性和敏感性方面都优于 cDNA 探针。③寡核苷酸探针：比较上述两种探针，有两方面的优点——因其链短，与等量靶位点完全杂交时间短，且可识别靶序列内一个碱基的变化，可检测点突变，又可大量合成、价廉；此探针因选择 5' 端非编码区共同序列，故可牢固而特异地同大多数临床常见肠道病毒结合。为了克服标本中肠道病毒滴度太低的问题，近年来，采用 PCR 法将单一基因或短 DNA 序列放大，再与探针杂交，此法已应用于临床。在肠道病毒中枢神经系统感染流行时，从脑脊液中检测肠道病毒 RNA，阳性率高，并可在 24 小时内获得结果，比病毒培养（需 6~8 天）快得多。临床标本用 PCR 扩增后，再与非放射性核素标记肠道病毒探针杂交，数小时即有结果，更有助于临床确诊。

4. 鉴别诊断　肠道病毒脑炎也需要与其他性质的脑炎相鉴别，虽然本病的脑炎症状无特异性，但结合好发季节、患者年龄、免疫学检查及病毒分离结果可以确定诊断，如果适逢肠道病毒疾患流行时发病，能提供有益于诊断的线索。

（三）治疗

目前，尚无有效的抗肠道病毒的制剂，对肠道病毒脑炎主要是对症治疗与支持疗法，包括退热、镇静、止痛、抗抽搐、脱水及补充营养等，一般不主张应用激素。急性期应卧床休息，呕吐、腹泻者要注意水、电解质平衡；对惊厥及严重肌痛者，应适当给予镇静剂和止痛药。

六、麻疹脑炎

麻疹脑炎又称麻疹病毒脑炎（ME 或 MVE），是由副黏病毒族的麻疹病毒（MV）引起的疾病。MV 可导致中枢神经系统 3 种不同形式的感染：①急性感染后脑炎，为自身免疫反应性疾病；②急性进行性传染性脑炎，又名麻疹包涵体脑炎，是通称的麻疹脑炎，如果脊髓也受累，称为麻疹脑脊髓炎；③迟发性进行性脑炎，即亚急性硬化性全脑炎，归于慢病毒感染的范畴（将在另文描述，本文仅介绍第 2 种形式的感染）。

（一）病理

麻疹脑炎的主要病理变化为神经元与胶质细胞内出现大量核内嗜酸性包涵体，偶见血管周围单核细胞浸润，有时可查及多核巨细胞、包涵体及巨细胞内含 MV 抗原。

（二）诊断

1. 临床表现　麻疹脑炎好发于 6 个月至学龄前儿童（同麻疹的好发年龄），其他年龄组均可能发生，多在麻疹出疹后 4~7 天出现脑病症状，也可能发生于皮疹出现之前或出疹后数周。脑炎症状可为弥漫性或局限性。高热、头痛、呕吐、抽搐以及不同程度的意识障碍为弥漫性脑部病变的常见症状；局限性症状与病变部位有密切关系，一侧大脑半球受损有偏瘫、失语、偏盲等；小脑病变有共济失调、眼球震颤及肌张力减低；脊髓也受到波及，则同时有脑与脊髓的症状，依此类推。麻疹脑炎的病死率约为 10%。

2. 实验室检查

（1）血常规：前驱期白细胞总数减少。

（2）脑脊液一般化验：细胞数、蛋白定量正常或轻度增高。

（3）脑电图：脑电图可出现弥漫性高波幅慢波，但无特异性。

3. 辅助检查

（1）PCR：应用 PCR 检测脑脊液 MV RNA 是目前快速而灵敏的技术，对麻疹脑炎有很大的诊断价值。

（2）血凝抑制试验、中和试验或补体结合试验测定急性期与康复期血清与脑脊液中抗体滴度，如有 4 倍或 4 倍以上增长可确定诊断。

（3）酶免疫测定法（EIA）与免疫荧光试验也可用来诊断麻疹脑炎。

4. 鉴别诊断　麻疹脑炎也需要与其他性质的脑炎进行鉴别，但麻疹脑炎通常发生于皮疹之后，此种特征性皮疹与黏膜斑（红色斑丘疹与 Koplik 黏膜斑）、呼吸系统症状及脑部病变等病情经过，加上流行病学特点，不难从临床表现作出初步诊断，如再结合实验室检查结果，诊断当可确定。

（三）治疗

本病主要为对症治疗与支持疗法（参看其他脑炎的相应治疗），尚需注意防治并发症（包括呼吸系统与泌尿系统的细菌性感染）。近来有文献报道，非特异性转移因子的免疫治疗麻疹脑炎取得较好效果。

（四）预防

注射麻疹疫苗。

七、腮腺炎脑炎

腮腺炎是由一种 RNA 副黏液病毒——腮腺炎病毒引起的呼吸道传染病，又称流行性腮腺炎。这种病毒只有一种血清型，人类是其唯一的自然宿主。病毒主要侵犯唾液腺，尤其是腮腺，有炎性改变而出现腮腺肿大，其他腺体也可受累而发生睾丸炎、胰腺炎、乳腺炎及甲状腺炎等；腮腺炎病毒还可引起神经系统病变，是病毒性脑膜炎最常见的病因之一，患腮腺炎脑膜炎的儿童中有少数伴脑实质的损害，即脑膜脑炎，成年人患纯腮腺炎脑炎者极为罕见。

（一）病理

由于腮腺炎脑炎实际上是脑膜脑炎，其病理变化除脑组织水肿和软化、白质髓鞘脱失、神经细胞变性及胶质细胞增生外，还有脑膜与脑静脉周围淋巴细胞和吞噬小胶质细胞浸润。

（二）诊断

1. 临床表现　腮腺炎的好发季节为冬末春初，两种性别易患性相等，但神经系统并发症男性为女性的 3 倍，又以儿童居多，流行时期在社团生活的青年也可发病。前驱症状为厌食、低热、头痛、耳痛等，其后出现腮腺肿大和疼痛，中枢神经系统症状常在腮腺炎出现后 5 天内发生。据报道，约 2/3 的腮腺炎患者存在脑脊液白细胞增多，但其中半数具有中枢神经系统症状；反之，有中枢神经系统症状的患者只有半数患腮腺炎，表明腮腺炎病毒可仅引起脑膜脑炎而无前驱的腮腺炎症状。脑部症状如发生于腮腺炎后 1 个月，则不像由病毒直接感染所致，而是由免疫介导的脱髓鞘性感染后脑脊髓炎或脑炎，不属于本文讨论范畴。

发热、抽搐发作、精神异常和意识障碍等弥漫性脑病症状，偏瘫、运动和平衡障碍等局限性脑病症状，头痛、呕吐、颈项强直等脑膜受刺激的症状构成腮腺炎脑膜脑炎的表现形式。症状通常较轻，呈良性病程；部分患者可遗留导水管狭窄和脑积水、共济失调、行为异常、智能减退及听力丧失等后遗症。

2. 实验室检查

（1）血常规：白细胞总数轻度减低，但淋巴细胞百分率增高，早期多形核白细胞占优势。

（2）脑脊液检查：压力可升高，白细胞轻至中度增加，以淋巴细胞为主，蛋白定量轻度增高，糖及氯化物正常，5%～10% 的患者糖定量可减低。

3. 特殊检查　这些检查有助于病因的确定。

（1）病毒分离：血和脑脊液可分离出腮腺炎病毒，从感染第 2 周起可从唾液中分离出病毒。

（2）电镜观察：脑脊液细胞内可以察见含病毒核壳体样物质的包涵体。

（3）免疫学检查：感染早期，血清中 IgM 腮腺病毒抗体即可出现，6 个月后消失；感染后第 1 周，IgG 抗体出现，3～4 周达高峰。直接 IgG 抗体捕获 ELISA 可在脑脊液中测出高滴度的抗腮腺炎病毒抗体。其他免疫学方法，如补体结合试验、血凝抑制试验、中和试验、凝胶溶血试验、免疫荧光技术均可用来诊断腮腺炎脑炎。

（4）PCR：PCR 是当前检测脑脊液腮腺炎病毒 RNA 的快速而敏感的技术。

（5）脑电图：脑电图可见轻至中度的弥漫性异常，严重者可有重度弥漫性棘波和慢波，但缺少特异性。

4. 鉴别诊断　本病发生于腮腺炎症状出现以后时诊断并不困难，否则应与其他性质的脑炎或脑膜炎相鉴别。例如，当脑脊液糖定量降低时，应与结核性、化脓性或真菌性脑膜炎鉴别。对病因未查明的病毒性脑炎，应考虑到腮腺炎脑炎，做进一步检查。

（三）治疗

无特殊抗腮腺炎病毒的药物，因此，可给予对症治疗与支持疗法，中药板蓝根和青黛有一定的疗效，还可酌情应用肾上腺皮质激素。多数患者预后较好，但少数患者，尤其是儿童可能继发阻塞性脑积水。

（四）预防

预防腮腺炎及其并发症可应用灭活腮腺炎疫苗，但有发热或恶性病变的患者以及孕妇应禁用。

八、急性小脑共济失调症

急性小脑共济失调症又称 Leyden-Westphal 共济失调，临床症状以躯干、四肢共济失调，眼球震颤和言语障碍为特点。本症任何年龄均可发病，但主要发生于儿童，好发年龄为 1~4 岁，男女发病率相等。

（一）病因和发病机制

病因目前尚不清楚，多数学者认为与急性感染有关，其根据为：①大多数病例在病前 1~4 周曾患病毒、细菌和支原体感染性疾病；②不少文献报道，从患者的脑脊液、咽部分泌物及粪便中分离出埃可病毒、柯萨奇 A 病毒、流感病毒、疱疹病毒、水痘病毒、腮腺炎病毒和腺病毒等；有些患者的血清和脑脊液还查出抗体效价增高。发病机制多认为是机体对病毒感染引起的自身免疫反应，主要影响小脑；也有学者认为是病毒直接侵入小脑组织引起的急性病毒性小脑炎。

（二）诊断

1. 临床表现

（1）症状。

1）多数患者在发生共济失调的 1~4 周前有前驱感染症状，如发热、皮疹、上呼吸道症状等，通常在前驱症状消失后，或在完全健康的情况下，急起出现共济失调，病情进展迅速，在数小时至 3~4 天达高峰。

2）少数病例有发热、头痛、呕吐、眩晕、畏光、躁动不安或嗜睡。

（2）体征。

1）步态障碍：这是本病首发和突出的症状，表现为小脑共济失调步态，一般来说，躯干共济失调比下肢严重，下肢则比上肢明显，两侧呈对称性损害，症状轻重不一，轻者表现为行走不稳、步态蹒跚、躯干摇晃，易于跌倒；重者站立不稳、不能行走，扶行都困难，甚至静坐时不能维持躯干和头部的正常姿态，而使患者卧床不起。

2）粗大震颤：患者头部、躯干及四肢出现振幅粗大、不规则的震颤，可为静止性、意向性，也可为混合性；肢体意向性震颤表现为指鼻试验和跟膝胫试验笨拙、不准确。

3）眼球异常运动：这是眼球在静止或自主运动时出现的异常运动，有 3 种形式：①眼球震颤；②眼辨距不良，患者注视某物时，由于眼球运动过度，因此，出现眼球来回摆动，其振幅逐渐减少，当达到精确注视时摆动才停止；③斜视眼阵挛，这是眼球的一种快速而不规则的双眼协同运动，可呈水平、垂直和旋转性，但无快相和慢相之分。

4）言语障碍：约半数患者有某种类型的言语障碍，3 岁以下小儿呈寡言不语，3 岁以上表现为口吃样断续言语或发音不清，构音困难，重者完全不能说话。

2. 辅助检查

（1）脑脊液检查：多数病例脑脊液无异常改变，少数可见淋巴细胞轻度增加；有的病例在病程中出现蛋白及 γ 球蛋白增加。

（2）影像学检查：颅脑 CT 多正常，颅脑 MRI 部分患者急性期显示小脑轻度肿胀，或小脑白质内 T_2 高信号病灶，恢复期消失；个别患者可出现继发性小脑萎缩。

3. 鉴别诊断

（1）颅后窝肿瘤：具有以下 5 个特点可作鉴别。①起病缓慢、病情呈进行性加重；②常有颅内压增高（头痛、呕吐、视盘水肿）及后组脑神经麻痹；③两侧共济失调程度不对称，肿瘤侧明显或仅为一侧性；④脑脊液蛋白含量增高；⑤CT 扫描及 MRI 发现肿瘤。

（2）药物中毒：药源性共济失调的常见原因是癫痫患者服用过量的苯妥英钠。鉴别依据：①患者有服药史；②临床症状虽有共济失调及眼球震颤，但无不随意运动；③血清苯妥英钠浓度增高；④停药后共济失调等症状逐渐消失。

（3）遗传性共济失调：这是一组起病于儿童及中年人的慢性进行性疾病，多有家族遗传史，也可并发神经系统其他损害征，预后差。

（三）治疗

本病目前尚缺乏特殊病因治疗，一般采用如下方式。

（1）患者在急性期卧床，直至共济失调停止发展为止。

（2）加强护理，防止外伤，注意补充营养及维持水、电解质平衡。

（3）应用适量镇静剂，减轻躁动不安和不随意运动。

（4）静脉滴注皮质激素，如地塞米松 10～15 mg 加入 10% 葡萄糖注射液 500 mL 中，静脉滴注，每日 1 次，2～3 周为 1 个疗程；并配合应用抗生素和神经营养剂。水痘患儿不能使用激素。

（5）静脉注射大量丙种球蛋白。

（四）预后

本病一般预后较好，多数患者在 1 周至 6 个月内完全恢复正常，但有 1/3 的患者在数年后仍遗留共济失调、震颤、眼辨距不良和智能障碍。

第六章

多发性硬化症

第一节　概述

脱髓鞘疾病，传统上说，仅指中枢神经系统的脱髓鞘性疾病，不包括周围神经的髓鞘脱失性疾病。本章仍按传统概念描述多发性硬化、视神经脊髓炎、急性播散性脑脊髓炎以及某些代谢障碍或不明原因所致之中枢神经以髓鞘脱失为主要表现的疾病。

一、髓鞘的结构与功能

（一）结构

髓鞘是由成髓鞘的神经胶质细胞围绕神经元的轴突构成，使神经纤维具有电绝缘性。组织形态学研究发现，周围神经系统的髓鞘是由单个施万细胞的突起节段性包绕在轴突周围，形成规则的螺旋状排列的高度特化的多层膜结构。一个施万细胞只形成一个髓鞘节段，髓鞘外有完整的基膜，两个髓鞘节段之间的结构称为郎飞结。中枢神经系统（CNS）的髓鞘则是由少突胶质细胞包绕轴索所形成。现已清楚，一个少突胶质细胞包被数根不同节段的神经轴索，包被轴索数的多寡与少突胶质细胞类型有关。Ⅰ型和Ⅱ型少突胶质细胞，每个细胞可以包被 30 根轴索，Ⅲ型包被 5 根，Ⅳ型包被 1 根轴索，平均每个少突胶质细胞包被十多根轴索。在周围神经中，髓鞘的面积与轴索的直径成正比，而中枢神经中，髓鞘面积与轴索直径成反比。Ⅰ型和Ⅱ型少突胶质细胞包绕数目众多的小面积的轴索，髓鞘薄，平均面积 500 μm^2；Ⅲ型和Ⅳ型少突胶质细胞则包绕数目较少、直径粗的轴索，髓鞘也较厚，达 3 万 μm^2。周围神经施万细胞包被的面积可达 15 万 μm^2。

（二）成分和功能

髓鞘的主要成分由类脂质（lipids）和蛋白质所组成，前者占 70% ~ 90%，蛋白质占髓鞘干重的 10% ~ 30%。

1. 类脂质　是髓鞘的主要成分。在中枢神经与周围神经中起轴索的保护和神经兴奋传导的绝缘作用。在中枢神经髓鞘的类脂质中有胆固醇、磷脂和糖脂，它们之间的比例为 4 : 3 : 2 或 4 : 4 : 2。除胆固醇外，髓鞘磷脂最多，其中糖基鞘磷脂，特别是半乳糖脑苷脂（GALC）和它的磷基衍生物硫苷脂等是用于免疫组化髓鞘的重要标志。除此之外，还有许多半乳糖磷脂，如脑苷脂的脂肪酯酶、神经节苷脂等。神经节苷脂，特别是 GM_4 主要存在于中枢髓鞘，不存在或极少存在于周围神经髓鞘。

2. 蛋白质　髓鞘的蛋白质称髓鞘蛋白，其中 80% 由髓鞘碱性蛋白（MBP）和蛋白脂质蛋白（PLP）及其异构体 DM20 所组成。还有量少但很有意义的髓鞘蛋白，如占 4% 的 2′,3′-环核苷-3′-磷酸酯酶（CNP），小于 1% 的髓鞘相关糖蛋白（MAG），小于 0.1% 的髓鞘少突胶质细胞糖蛋白（MOG）。此外，还有一些非常特殊的蛋白质，如髓鞘少突胶质细胞特异蛋白（MOSP）、髓鞘相关少突胶质细胞碱性蛋白（MOBP）、少突髓鞘糖蛋白（OMgp）Nogo、P_2 蛋白、转铁蛋白、碳酸酐酶和跨膜蛋白、裂隙结合蛋白（CX32，CX47）等。

（1）髓鞘碱性蛋白：约占髓鞘蛋白的30%，主要功能是在细胞质内融合髓鞘层。髓鞘碱性蛋白是一组由位于染色体18q22-q的基因变异拼接而表达产生的包含7个成员的蛋白家族。MBP广泛存在于中枢和周围神经系统的髓鞘机构中，甚至在原始的脊椎动物也有MBP成分。MBP主要成分是包含169个氨基酸的多肽，是髓鞘成分的主要蛋白。在周围神经系统，MBP被称为P_1蛋白。测序研究发现了很多MBP的肽段，对其抗原性以及同实验性变态反应性脑脊髓炎（EAE）和多发性硬化（MS）的关系做过分别的研究。用这些肽段注射至实验动物，同样可以诱导出EAE模型。研究显示MBP肽段82-100，84-130，85-99与MS患者表达的主要组织相容性抗原（MHC）具有相对的亲和性，因此作为MS候选的自身抗原。

（2）蛋白脂质蛋白：是一种疏水的整合性膜蛋白，约占成人CNS髓鞘蛋白成分的50%。*PLP*基因能编码276个氨基酸组成的多肽，带有5个强疏水性的跨膜区域，它与脂质双分子层嵌合，形成致密的髓鞘板层。PLP的分子量大约是30 000，其基因的蛋白编码区在人、大鼠以及小鼠物种中呈现高度的保守性。染色体Xq22上*PLP*基因的突变可以引起X连锁隐性遗传的白质脑病也称作佩-梅（Pelizaeus-Merzbacher）病，该病是PLP合成缺陷所致的一种变性疾病，临床表现为协调能力、运动功能以及智能的缺陷。PLP在MS免疫发病中的直接作用尚不明确。但是，随着研究发现不同的PLP致脑炎性的多肽可以诱发EAE，其在MS发病中的作用也开始受到关注。在SJL/J鼠的EAE模型中，发现针对PLP139-151显著的T细胞反应，而随着疾病的复发表位扩散至PLP178-191。当PLP肽段注射入SJL/J小鼠或Lewis大鼠后，免疫系统中Th1细胞介导的免疫反应占上风，导致T细胞进入脊髓而产生不同程度的麻痹表现。PLP肽段PLP104-117，PLP142-153和PLP190-209认为是动物的致脑炎肽段，而人类MS发病研究中发现它们可以作为抗原表位与HLA-DR2结合。

（3）髓鞘少突胶质细胞糖蛋白（MOG）：MOG的基因位于染色体6p21.3-p22。MOG是一种跨膜糖蛋白，仅存在于CNS髓鞘膜和少突胶质细胞的最外层，是免疫球蛋白超家族的成员，是制作实验性脑特异性脱髓鞘病的主要抗原。MOG含量较少，约占髓鞘蛋白总量的0.01%~0.05%。与其他髓鞘蛋白比较MOG在发育过程中延迟表达24~48小时，因此可作为成熟少突胶质细胞的标记。成熟的人MOG由218个氨基酸组成，其胞外段含有122个氨基酸，形成免疫球蛋白样结构域，包含35-55，67-87，104-117肽段等多个抗原表位，可以与T细胞或B细胞结合。随着研究的深入，MOG在CNS脱髓鞘病中的作用越来越受到关注。该蛋白质仅存在于中枢神经系统髓鞘外膜的表面，不存在于周围神经的髓鞘中。因此，该蛋白的免疫反应可直接证明中枢神经的髓鞘反应。

MOG含量虽然很少，但它具有高度免疫原性。在EAE的研究中表明，MOG是唯一既能引起脱髓鞘抗体反应，又能引起T细胞反应的中枢神经系统髓鞘蛋白成分。血清和脑脊液抗MOG抗体的检测发现，很多CNS炎症性疾病存在抗MOG抗体的表达，但是持续时间短暂，而MS患者中抗MOG IgG持续存在。临床孤立综合征（CIS）患者中抗MOG IgM抗体即升高。缓解复发性多发性硬化（RRMS）患者复发时抗MOG IgM抗体滴度增高，另外继发进展性多发性硬化（SPMS）患者中也可检测到高滴度的抗自身MOG抗体。由此推测，抗MOG抗体可能与MS疾病的活动相关，可以作为预测MS复发和MS进展的生物学标记。没有直接证据显示抗MOG抗体是导致脱髓鞘事件的发生原因，抗体的出现或升高也可能是引起脱髓鞘免疫损伤的旁路效应。

（4）髓鞘相关糖蛋白：髓鞘中的含量以中枢稍多，<1%，周围神经中含量约为0.1%。MAG有2个同构体称L-MAG和L-MAG形成的成年人的髓鞘。MAG是一组免疫球蛋白超家族基因调节蛋白，它与神经细胞黏附分子有很好的同源性。MAG位于髓鞘的外表，在细胞质外面的MAG部分有许多磷酸化点，它与许多跨膜传导途径有关，因此在髓鞘膜中起重要的信号传导作用。此外，MAG也抑制轴索生长，结合Nogo和OMgp受体，从而与中枢神经系统的再生有关。在临床和实验研究中，MAG也可作为致敏抗原进行检测，但极少应用于MAG蛋白制作实验性动物模型。

（5）CNP：是一种环核酸磷酸酯酶，占髓鞘中总蛋白的4%，存在于中枢的少突胶质细胞和外周的施万细胞内，除了髓鞘的酶活性功能之外，认识尚不完整。

（6）Po：属IgC AM超家族的糖蛋白，50%以上存在于周围神经的施万细胞中，对髓鞘化的施万细胞高度特异，但也表达于中枢的少突胶质细胞和非髓鞘化的施万细胞。Po 主要功能为在髓鞘层间起黏附作用，它与 PLP 在中枢神经髓鞘作用相同。*Po* 基因敲除小鼠表现为严重的髓鞘发育不良和轴索变性。*Po*，*PMP22*，*CX32* 等基因突变是腓骨肌萎缩症（CMT）发病的主要基础。实验证明，应用 Po 制作实验性变态反应性动物模型，既产生周围神经病，同时亦产生脑部损害。

（7）P$_2$ 蛋白：主要存在于周围神经和脊髓，不存在于脑部髓鞘。P$_2$ 是一种碱性蛋白，属于脂肪酸结合蛋白家族，分布于施万细胞胞质中。该蛋白用作实验性变态反应性神经根神经炎动物模型的免疫抗原。

二、病因分类

脱髓鞘指一种病理状况，有原发于髓鞘的形成不能、代谢障碍，或由轴索病变所致的继发性髓鞘脱失。因此，从神经病理学的观点看，脱髓鞘疾病有髓鞘形成障碍性疾病和脱髓鞘性疾病，前者常为遗传、代谢性疾病，或称原发性脱髓鞘性疾病，后者称为获得性脱髓鞘性疾病。原发性脱髓鞘性疾病常被称为脑白质脑病；炎症所致之脱髓鞘性疾病属于获得性脱髓鞘病，即通常所谓的炎性脱髓鞘性疾病。脱髓鞘性疾病的分类很多，也有历史的认识过程。

一般认为，脱髓鞘性疾病应当包括原发性和继发性脱髓鞘性疾病。本章重点描述非感染性炎性脱髓鞘性疾病，特别是多发性硬化、视神经脊髓炎、急性播散性脑膜炎脊髓炎，并进行讨论。

三、发病机制

脱髓鞘性疾病的病因不同，其发病机制也不相同。遗传代谢病常由基因突变引起髓鞘发育、形成和代谢过程障碍而发病。缺氧、外伤等多为继发于水肿、弥漫性轴索病变而致髓鞘脱失。感染性炎性脱髓鞘性疾病则由病原体的直接作用或免疫机制而致病，而非感染性炎性脱髓鞘性疾病则研究最多，认识改变最快，但仍有许多问题不能回答。例如：认为非感染性中枢神经脱髓鞘性疾病与病毒感染有关，虽然有分子模拟理论可以推测，抗原分子相似可以引起交叉免疫反应，但至今没有直接证据；非感染性中枢脱髓鞘性疾病是一种自身免疫性疾病，但自身免疫性疾病的 3 个基本条件：①自身抗原是什么？②自身免疫的靶点是什么？③自身免疫的激活途径，外周免疫激活细胞如何进入中枢神经以及通过什么途径作用到髓鞘、神经元和轴索，仍不完全清楚。然而，许多免疫调节性药物的临床应用和良好的反应又从侧面反映其免疫机制可能仍是非感染性炎性脱髓鞘疾病的主要发病机制。

第二节　多发性硬化的病因病理和临床表现

多发性硬化（MS）是最常见的中枢神经系统特发性炎性脱髓鞘疾病（IIDD），是导致青壮年非创伤性残疾的主要疾病之一。大多数 MS 患者的预期寿命不会受到疾病的影响，但由于疾病导致持续多年的残疾，对社会和家庭造成严重的负担。MS 是一种古老的疾病，19 世纪中叶，法国的神经病学家 Charcot 首先详细描述了本病的临床特征以及与之相关的病理学基础。MS 的主要病理表现是散在分布于中枢神经系统（包括脑、脊髓和视神经）的多发脱髓鞘斑块伴有炎症细胞（巨噬细胞和淋巴细胞）浸润，以及星形胶质细胞增生形成的胶质瘢痕。随着研究的深入，对 MS 的认识不断进步，甚至形成了很多颠覆性的观点，如 MS 轴索损伤以及神经变性等。尽管如此，临床实践中，对 MS 的诊断和治疗仍面临严峻挑战，包括：①MS 迄今病因不明；②临床表现复杂多样，疾病的过程难以预测；③生物标志物缺乏；④目前仍无法治愈。

一、流行病学

1. 人群间分布

（1）发病年龄：不同性别和不同临床类型的 MS 起病年龄存在差异。西方大宗研究提示：复发型 MS 平均发病年龄或中位数为 29～32 岁，女性比男性早 5 岁左右。原发进展型多发性硬化（PPMS）的平均发病年龄较复发型晚，为 35～39 岁。

（2）性别比：同很多自身免疫性疾病一样，女性更易累及，综合以往发病率和患病率调查的结果，累积的性别比（女：男）为 1.77：1 左右。不同地区、不同人群以及不同时间的调查中，男女性别比存在显著差异，这与发病率和患病率调查本身存在的偏倚有关，如样本量、应用的诊断标准、医生和患者对疾病的认识水平等。调查显示性别比（女：男）随时间有增高的趋势，加拿大的调查显示，性别比从 1.9 升高到 3.2，女性缓解复发性 MS（RRMS）患者数量的增加是性别比升高的主要原因，这对进一步研究环境和遗传危险因素有提示意义。

（3）种族：不同种族人群 MS 的发生有显著差异，这与 MS 地域分布有直接联系。黑种人和黄种人 MS 的发病风险比白种人明显降低。调查显示：非洲裔美国人、美国土著人、墨西哥人、波多黎各人、日本人以及华人 MS 患病率大多在 10/10 万以下，这种种族差异更提示遗传因素的作用。

（4）社会经济：不同社会经济背景的人群，MS 的发生也存在差别。通常 MS 更多见于高收入的群体，但是由于社会经济因素本身的复杂性，并无资料显示单独的社会经济因素对 MS 发生的影响，它可能提示生活方式对 MS 的影响。

2. 地域间分布　MS 是一个全球性的疾病，不同地区的患病率存在显著差别，这种地域分布的不一致是 MS 最典型的流行病学特征。

（1）纬度效应：患病率超过 30/10 万的为高发病地区，包括全部欧洲国家（包括俄罗斯）、加拿大南部、美国北部、新西兰和澳大利亚东南部。而且上述很多地区的患病率超过 100/10 万，以苏格兰北部的 Orkney 岛患病率最高，达到 300/10 万。患病率在 5/10 万~30/10 万为中发病地区，包括澳大利亚大部分地区、美国南部、地中海盆地（不包括意大利）、苏联的亚洲地区、部分南美洲和南非的白种人群。患病率低于 5/10 万的低发病地区，包括亚洲大部、部分南美洲、墨西哥和非洲大部。患病率的高低大体上看与纬度的高低呈现相关性，高发病区大多处于高纬度的温带地区，而近赤道地区的患病率大多较低，这一现象被称为"纬度效应"。然而近年来的调查数据对传统的"纬度效应"学说形成挑战，尽管西欧和北美患病率荟萃分析的结果显示了与纬度的相关性，但是一些研究中纬度在 >55N 的地区患病率超过 200/10 万，而纬度在 70N 地区的患病率却低于 100/10 万，甚至低于 50/10 万。另外，如果用发病率取代患病率来分析，纬度效应完全消失，甚至出现相反的结果，即低纬度地区发病率反而更高。处于同一纬度区东西半球的不同国家和地区，患病率有明显差异。位于地中海的西西里岛各岛屿的不同地区都存在 MS 高发区。

（2）移民效应：移民研究的资料对揭示环境和社会生活危险因素有重要意义。从 MS 高发区移民到 MS 低发区的人群，MS 总体发病率下降；从低发地区移民到高发地区的人仍保持其出生地低发的特征；第一代移民至英国的加勒比黑种人和亚洲人与他们出生在英国的下一代相比保持 MS 较低的发病率；青春期以前移民的人群与其新到国家发病率一致，而青春期以后移民的人群保持原国家发病率。

3. 时间分布　MS 的流行病学特征也随时间发展而变化，最直观的反映是 MS 患病率和发病率的变化。近 10~20 年来的资料显示：在欧洲、地中海盆地、亚洲，甚至全球范围内，MS 的发病率和患病率呈上升趋势。这种统计上的变化是否能反映 MS 发病风险的真实状况尚存在争议。由于对 MS 认识水平的提高，社会医疗设施的进步，新诊断标准的应用，特别是 MRI 的广泛应用，使得早期和以往被忽略的 MS 患者被纳入新近的调查中，MS 的发病率和患病率的数值势必会因此而升高。另外，由于 MS 治疗方法和康复护理支持手段的进步，MS 患者的存活期显著延长，这可能是导致患病率增高的真实原因。尽管如此，还没有足够的数据说明 MS 的发病风险真正在增加。一些研究显示，女性 RRMS 的发病率明显增高，而男性无显著增高，这提示可能存在潜在的危险因素造成女性发病率的上升。

除了 MS 发病率和患病率随时间的变化外，其他疾病特征如临床亚型、自然病程、预后、死亡率等随时间变化的情况还有待于进一步的调查研究。

二、病因及危险因素

MS 迄今病因不明。临床和实验研究表明，任何单独的因素都不能引起 MS 的发病，也不能解释全部的 MS 表型。流行病学数据提示遗传因素和环境因素共同参与 MS 的发病。

1. 遗传因素　遗传因素是 MS 发病的内因，分子流行病学的数据已经证实了遗传易感性在 MS 发病中的重要作用，评估 MS 先证者不同级别亲属发病风险的家族研究显示，MS 有家族聚集的倾向。先证者一级亲属与一般人群相比，MS 发病风险增高 10～20 倍，近 20% 的 MS 患者至少有 1 个患病的亲属，MS 发病风险不仅与亲属级别有关，还受到父母起源以及性别的影响，MS 的患病风险在姊妹中最高。双生子研究显示单卵双生与双卵双生相比，MS 共患的概率显著升高，分别为 25%～50% 和 1%～2%。这些研究尽管显示 MS 有家族遗传的倾向，但它并不符合简单的孟德尔遗传的方式，因此 MS 不能作为经典的遗传性疾病。分子水平的研究提示遗传相关的因素。

（1）HLA 相关性：人类白细胞抗原亚型在 MS 发病中发挥了很大作用，北欧人群中很早就发现了 HLA-DR2（HLA-DRB1＊15）的相关性［杂合子风险比（OR）为 2.7，纯合子（OR）为 6.7］，其他地区（如撒丁岛）则与 HLA-DRB1＊0301，HLA-DRBl＊0405 和 HLA-DRBl＊1303 呈现相关性。重复的研究发现，在北欧人群中，其他同源型（HLA-DRB1＊03，HLA-DRBl＊01，HLA-DRBl＊10，HLA-DRB1＊11，HLA-DRB1＊14 和 HLA-DRB1＊08）与疾病的相关性或者呈阳性或者呈阴性，影响程度也不一致，它们可能单独起作用也可能多种亚型联合起作用。不同国家和地区研究，HLA 亚型相关性也存在差异，这可能部分影响 MS 的地域分布特征。

（2）其他相关基因：更广泛的基因组研究以及基因转录研究发现了一些可能与 MS 相关的其他基因，包括白介素 7 受体 α（IL-7RA）、白介素 2 受体 α（IL-2RA）、C 型凝集素域家族 16A（CLEC16A）、CD58、肿瘤坏死因子受体超家族成员 1A（TNFRSF1A）、干扰素调节因子 8（IRF-8）和 CD6 等。

（3）种族起源：种族起源在 MS 的发生中也扮演了重要的作用。一些种族 MS 的发生风险明显高于其他种族。一项消除其他混淆因素的患病率研究显示，非洲裔美国人（比白人患病风险低 40%）、美国土著人、墨西哥人、波多黎各人、日本人以及中国和菲律宾人患病率都比较低，种族效应显然受遗传影响。

（4）家族起源效应：流行病学的资料强烈提示，母系起源在 MS 发病中的作用。母系同胞 MS 的风险比父系同胞高 2 倍（2.35% 和 1.31%，$P=0.048$）。而与全家系同胞相比，母系同胞风险无显著差异（2.35% 和 3.11%，$P=0.1$），这提示家长起源是家族聚集的主要因素。母系起源发病风险升高的机制尚不明确，可能与基因的修饰有关。

（5）性别：MS 好发于女性，但是基因组研究没有发现有力的证据支持 MS 相关基因位于 X 染色体，因此 MS 女性好发的原因可能与女性特殊的生理特征和激素有关，而女性发病率逐年增高的趋势更提示环境因素在女性 MS 发病中的作用。

2. 环境因素　尽管基因决定的遗传易感性是 MS 发病的基础，但很多强有力的证据显示环境因素（感染、维生素 D 缺乏、吸烟等）作为外因在 MS 的发病中也扮演着重要的角色。

（1）感染：病原微生物感染导致 MS 发病的观点一直存在争议，尽管一些流行病学的数据提示感染致病的可能，但缺乏直接病原学的证据。一方面，MS 患者尸检或活检的组织标本中，并不能分离出一致的固定的病原微生物；另一方面，MS 患者的血清和脑脊液标本中出现的病原微生物抗体不具备疾病特异性，而且抗体的滴度与发病无明确相关。因此，只能认为某些病原微生物参与了 MS 的发病，而并非直接感染。相关病原微生物如下。

1）EB 病毒（EBV）：大量的研究提供了 EBV 与 MS 发病相关的证据：①MS 的发生与 EBV 感染地域分布一致；②几乎所有 MS 患者（＞99%）存在 EBV 感染的证据；③EBV 抗体的滴度与 MS 的发生存在相关性；④MS 神经系统症状的发生与 EBV 核抗原 1（EBNA1）血清抗体滴度升高存在时间上的相关；⑤存在感染性单核细胞增多症的患者发生 MS 的风险增高；⑥在 MS 患者的脑组织中发现了 EBV 感染的 B 细胞和浆细胞，以及 EBV 相关蛋白在 CD8 阳性 T 细胞聚集区的表达。尽管如此，EBV 参与 MS 发病的具体途径尚不明确，而且单纯的 EBV 感染不能解释 MS 所有的流行病学特征，可能与其他环境因素存在着复杂的相互作用。

2）HH 病毒-6（HHV-6）：MS 的发病与 HHV-6 感染也存在着相关性，但是多数血清学研究仅仅提示既往 HHV-6 感染以及血脑屏障破坏的证据，而不能证实 HHV-6 直接感染导致 MS 的发病。尽管用 PCR 方法检出脑脊液 HHV-6 DNA 的存在，但也很难判断究竟是潜伏病毒的再次复制还是再一次新发的病毒感染。因此只能说 HHV-6 可能是 MS 发病或者疾病复发的启动因素。

3）其他的病原微生物：包括麻疹病毒、犬瘟病毒、流感 C 病毒、腮腺炎病毒甚至肺炎支原体等都可能与 MS 的发病或疾病发作存在部分的相关性，但均缺乏直接证据，也不能制备出相应的动物模型，因此尚无有力依据证实 MS 是一种感染性疾病。

（2）维生素 D 缺乏：MS 发病的"纬度效应"与日照（紫外线暴露）机体内维生素 D 水平相关。流行病学和动物实验的结果显示，增加紫外线的暴露和维生素 D 的摄入能显著降低 MS 发病的风险。因此，维生素 D 缺乏作为一个重要的危险因素，越来越受到关注，也是现今有希望作为预防 MS 发病的措施之一。最近研究发现，维生素 D 能促进机体的天然免疫，并对后天免疫具有调节作用。活性的维生素 $1,25(OH)_2D_3$ 与维生素 D 受体（VDR）结合介导多层面的免疫调节反应，包括抗原呈递细胞、调节性 T 细胞以及 B 细胞反应等。更进一步的免疫致病通路研究尚需完善。

（3）吸烟：最近的流行病学调查结果显示，吸烟是 MS 的重要危险因素之一，能增加 2 倍 MS 发病风险。不仅如此，吸烟还能加速 MS 疾病的进展。被动吸烟同主动吸烟一样增加 MS 发病风险，而且与暴露的时间相关。

三、病理

MS 具有中枢神经系统特发性炎性脱髓鞘疾病典型的组织病理特征，即散在于中枢神经系统（脑、脊髓和视神经）主要是白质（WM）多发的脱髓鞘斑块，血管周围炎症细胞浸润和星形胶质细胞增生。传统的观点认为，MS 病灶内轴索相对保留，中枢神经系统灰质（GM）很少受累。随着临床病理学研究的进展，发现很多新的组织病理特征包括轴索的病变、皮层和深部 GM 的病灶、正常表现脑白质（NAWM）和正常表现脑灰质（NMGM）的变性、软脑膜炎症细胞浸润、不同程度的髓鞘再生以及慢性脑脊髓静脉供血不足（CCSVI）等，这些发现体现了 MS 组织病理学的异质性，提示 MS 多元的发病机制。很多学者认为：MS 不仅仅是一种免疫相关的疾病，而且存在神经变性甚至循环障碍的病理生理过程。

1. 病变特征和动物模型　MS 的病变随时间呈现动态演变，不同时期的病灶存在着不同的形态学和组织化学特征。可以根据淋巴细胞和巨噬细胞激活的时期和程度，是否出现 MHC II 类抗原，是否存在黏附分子和细胞因子的表达等炎症指标，髓鞘降解的程度，以及星形胶质细胞增生的程度和是否存在髓鞘再生等划分病灶的时期，但炎症的时期和程度与髓鞘的脱失并不完全匹配。

组织病理学上，根据髓鞘降解的程度将 MS 病灶分为：早期活动性病灶（EA），晚期活动性病灶（LA）以及非活动性病灶（IA）。基于 EAE 模型和体外研究的发现，病变初期髓鞘开始崩解，激活的巨噬细胞和小胶质细胞开始吞噬髓鞘降解的成分，小分子的髓鞘蛋白成分包括髓鞘少突胶质细胞糖蛋白（MOG）和髓鞘相关糖蛋白（MAG），通常在 1~2 天被消化，应用免疫组织化学方法在 EA 病灶中可以检出 MOG 和 MAG 的表达。一些大分子的髓鞘蛋白，包括 MBP 和 PLP 等在巨噬细胞内通常会持续存在 6~10 天，LA 病灶中可以检出 MBP 和 PLP 的表达。此后，嗜苏丹和 periodic acid Schiff（PAS）阳性的脂质颗粒会持续存在，达数月之久。在更早期的病灶中可以检出巨噬细胞激活和分化相关蛋白、骨髓相关蛋白（MRP14）、钙结合蛋白 S100 家族的成分和 27E10 等的表达。值得注意的是，在 MS 患者的脑组织中不同时期的病变可以同时存在，甚至单一的病灶内，脱髓鞘的活动性也存在差异。一些发生在更早期的病理过程显然在患者组织标本中不能看到。

2. 脑组织的病理学分型　动物模型和患者脑组织的病理学研究显示，MS 病变具有高度的异质性。根据组织病理学特征包括髓鞘脱失、少突胶质细胞病变、补体激活和浸润炎症细胞的类型等，可以将脱髓鞘病灶划分为 4 种类型：①I 型，病变的特征是髓鞘脱失，T 细胞和巨噬细胞浸润，常常有巨噬细胞相关细胞因子如肿瘤坏死因子的表达；②II 型，病变除了有单核细胞浸润外，往往有免疫球蛋白和补体的沉积；③III 型，病变以逆死型少突胶质细胞病为主要特征，常常伴有 MAG 的缺失而 PLP 和 MBP 相对保留，同时在缺乏明显的炎症和免疫球蛋白或补体沉积的部位没有髓鞘再生；④IV 型，病变是以少突胶质细胞的凋亡为主要特征。不同类型的病理改变可能提示存在不同的免疫病理致病途径，除了以自身活化的 T 细胞介导的细胞免疫损伤外，还有 B 细胞和抗体以及补体介导的免疫损伤，甚至存在神经变性的途径。对病变病理类型的划分能够更好地解释 MS 的临床和自然病程特征，并且为进一步寻找新的治疗靶点提供病理学依据。

3. 轴索病理和灰质病变 轴索病理越来越被关注。组织病理学研究显示在脑和脊髓内都存在广泛的轴索损伤以及轴索丧失。轴索损伤可发生在疾病早期，随着病程的进展不断累积，是患者出现持续不可逆神经功能残疾的主要影响因素。急性轴索损伤时，轴浆流被切断，残端出现肿胀形成"轴索小球"或"轴索卵圆体"，免疫组织化学染色可以发现淀粉样前体蛋白（APP）的表达。APP 阳性的轴索小球与疾病病程无关，有研究显示，在疾病起病 1 年内轴索损伤更为广泛，随时间进展轴索损伤逐渐消减，可以持续存在 10 年以上。在脑内活动性 MS 病灶中，急性轴索损伤与炎症反应的程度相关，激活的巨噬细胞密度是反映轴索损伤程度的指标。而轴索丧失的程度则与 CD8 阳性 T 细胞和激活的小胶质细胞/巨噬细胞相关。这些细胞产生的炎性介质和自由基可能造成线粒体功能障碍从而抑制轴索的功能，最终导致轴索变性。除了在 MS 病灶内发现轴索损伤外，在 NAWM 和 NAGM 也发现存在轴索损伤和神经元变性，轴索损伤程度与白质内脱髓鞘病灶无相关性，但与炎症反应的程度相关，认为是瓦勒变性和逆死性神经元变性的结果。MRS 测定 NAA 水平可以间接地反映轴索损伤（丧失）的程度。

除了白质的脱髓鞘外，皮层和深部灰质也存在脱髓鞘。应用高场强 MRI 可以更容易地检出灰质病灶，对尸检脑组织的病理学观察发现 3 种主要的皮层灰质病理改变。Ⅰ型：累及皮层下部和白质的病变；Ⅱ型：皮层内病灶；Ⅲ型：软脑膜下的皮层病灶。皮层的病变与疾病进展相关，另外皮层容积变化与认知功能减退相关。

4. 髓鞘再生 MS 髓鞘破坏的同时也触动了髓鞘的再生过程。髓鞘再生是 MS 患者临床缓解的病理基础，髓鞘再生的程度也决定着缓解的程度。髓鞘再生病灶中少突胶质细胞转录因子 1 再表达，病灶中出现少突胶质细胞的前体细胞，前体细胞在适当局部微环境内进一步分化并形成包绕轴索的髓鞘结构，髓鞘再生往往在病变的周边开始逐渐向中央发展，也叫"影子斑块"。

四、发病机制

多发性硬化的发病机制尚不清楚，病毒感染与自身免疫学说为其主要理论。近年来，热门于研究 EB 病毒、疱疹 6 病毒与多发性硬化的关系，但至今没有证据证明 MS 与病毒直接感染有关。分子模拟的自身免疫学说已成为本病发病的主要机制。

1. 自身免疫学说 自身免疫学说的主要核心内容是：①外源因素（病毒、其他病原体）具有与髓鞘成分（MBP）中某些相似的分子结构，这些分子可以作为共同抗原激活免疫反应；②内源性因素（HLA 的遗传易感性），决定免疫耐受，免疫自身活化和免疫记忆 T 细胞的激活；③第二信号系统激活，使休眠状态的 T 细胞再次被激活，增殖和迁移等免疫连锁反应；④活化的自身反应性 T 细胞在趋化因子作用下透过血脑屏障（BBB）进入中枢神经系统组织；⑤进入中枢神经系统的活化 T 细胞分化为 Th1 和 Th2 细胞，这些细胞又分别分泌 IL-1、IL-2、IL-5、IFN-γ、IL-17、IL-4、IL-10 等，导致中枢内的局部炎症反应和病灶形成。

中枢神经系统的免疫反应虽然有上述设定的阶段和步骤，但具体通路的认识仍有许多不同，并有不少的实验研究和临床研究予以支持。例如：①格拉默（GA），是由 4 个氨基酸合成的多肽，它能阻断自身抗原的递呈作用，通过免疫旁路调控 CD+ 细胞，减少 MS 的复发率；②疾病修饰药物 IFN-βⅠa、IFN-βⅠb，通过激活抑制性细胞因子，降低 IL-17，抑制 MMP，减轻炎性病灶，控制疾病发展，减少 MS 复发率；③直接抗 CD25 白介素受体 α 链单抗、抗 α 整合素 -4 单抗、抗 CD52T 杀伤细胞的单抗（阿利姆杜珠）等均能减少 MS 的活动性病灶和年复发率；④抑制激活淋巴细胞从淋巴结向外周迁移，能有效减少 MS 年复发率及推迟复发时间；⑤有些药物，包括 IFN-γ、TNF-α 制剂、粒细胞集落刺激因（GMSF）等则加重 MS 的炎症过程，增加 MS 复发频率和加重病程；⑥雌三醇在妊娠期间明显增加，实验研究提示它可促进 Th1 细胞向 Th2 细胞转化，改善 EAE 病理，临床试验也可减少 MS 患者的病灶。

上述的临床研究和实验观察均支持 MS 的自身免疫发病机制。

MS 自身免疫学说存在的问题如下。①特异抗原不明确。这是多数自身免疫性疾病的通病。MBP、PLP、MOG 是自身免疫抗原但不是 MS 特异抗原。临床实验研究发现：MOG 的自身抗体与儿童发病的 MS，水通道蛋白 -4 抗体阴性的视神经脊髓炎（NMO），儿童的复发性视神经炎及急性播散性脑脊髓炎与部分成人 MS 有关。近年来，脑组织蛋白芯片和蛋白组学技术分析，发现了一组轴索 – 胶质蛋白为自身抗原，其中神经束素抗体直接结合于髓鞘的郎飞结，Contactin-2 特异性 T 细胞直接结合于 EAE 的大脑灰质。②自身免疫的作用靶点不明确，虽然有学者提出多发性硬化是寡突神经胶质细胞病，视神经脊髓炎是星形胶质细胞病的推论，但尚不清楚。③虽然自身免疫反应通路各环节阻断均能改善 MS 的预后，但至今仍不能治愈本病，特别是 MS 的复发机制不清楚。

2. 中枢神经系统慢性静脉回流障碍学说　有学者提出 MS 与慢性脑脊髓静脉供血不足（CCSVI）密切相关，他们强调 CCSVI 与 MS 的病理改变密切有关。他们应用高分辨率的 Doppler 经颅超声检查，并发现下列 5 项参数异常：①颈内静脉、椎静脉回流；②大脑深静脉回流；③颈内静脉狭窄；④颈内静脉或椎静脉测不到血流；⑤大脑主要静脉外流路径逆向姿位控制。他们认为这 5 项异常很少见于健康人群，而 MS 患者有 100% 的敏感性和 100% 的特异性。他们还对 65 例 MS 检查，发现 91% 有颈内静脉狭窄，86% 有椎静脉狭窄，并做了经皮血管内扩张手术，随访 18 个月，部分患者临床症状改善，但仍有 35 例（54%）在此期间复发。因此，静脉回流障碍学说是否解释 MS 的发病有待进一步观察。

3. 神经变性　神经变性是 MS 尤其是进展型 MS 发病机制的重要组成部分。少突胶质细胞的死亡和前体成熟的失败导致髓鞘再生障碍，广泛的轴索损伤和神经元变性是患者出现不可逆神经残疾和疾病进展的主要因素。

（1）抗原提呈细胞：MS 病灶中存在着很多潜在的抗原提呈细胞（小胶质细胞、树突细胞和 B 细胞）、巨噬细胞和小胶质细胞吞噬被破坏的髓鞘，从而诱导 iNOS（NOS2）的合成，产生过量的一氧化氮。一氧化氮能与烟酰胺腺嘌呤二核苷酸磷酸（即辅酶Ⅱ）所产生的超氧化自由基结合，从而生成毒性产物过氧化亚硝酸盐。环氧化酶 -2（COX-2）也存在于 MS 病灶中，它在合成前列腺素时也可生成副产物——超氧化自由基，且 iNOS 和 COX-2 能增加谷氨酸的生成，而谷氨酸可潜在杀死少突胶质细胞和神经元，并损伤轴索。

（2）钠离子通道稳态的破坏：神经变性的过程涉及钠离子通道稳态的破坏。在 EAE 动物模型中发现过量的钠离子除了会导致轴索损伤外，还会激活小胶质细胞。钠离子通道抑制剂苯妥英钠和氟卡尼能保护轴索受损。

（3）神经递质谷氨酸：是 MS 神经变性过程的另一个重要因素。谷氨酸是 CNS 主要的兴奋性神经递质，能激活一类被称为谷氨酸受体（GluR）的配体门控离子通道受体。过量的谷氨酸对细胞有毒性作用，即兴奋性神经毒性作用。α 氨基羟甲基噁唑丙酸（AMPA，为谷氨酸受体中的一类）抑制剂能改善 EAE，这提示了谷氨酸在脱髓鞘疾病中的致病作用。神经元细胞和少突胶质细胞都能表达 GluR，也都易受谷氨酸兴奋性毒性作用的损伤。EAE 模型中，GluR 拮抗剂的治疗效应可能来自对以上两种细胞的作用。MS 病灶的许多炎症相关成分能影响对谷氨酸介导的兴奋性毒性作用的易感性。炎症相关酶（如 iNOS 和 COX-2）的表达可使神经元和少突胶质细胞受到谷氨酸介导的兴奋性毒性作用的破坏。补体也能增加少突胶质细胞对该毒性作用的易感性。激活髓鞘反应性 T 细胞后，可令星形胶质细胞内谷氨酸转运体的表达减少，导致细胞外谷氨酸水平升高，从而引起更多的破坏。

（4）自由基损伤：也是 MS 神经变性过程中的重要因素。少突胶质细胞和髓鞘包含着相对较多的铁，而当铁从坏死组织中释放出来后可产生高度毒性的羟基自由基。

五、临床表现

1. 一般表现　MS 病变在中枢神经系统内多发、散在、随机的空间分布特征决定了 MS 患者多样的临床表现。相对于病灶的部位，病灶体积的大小与症状的严重程度并无肯定的相关，位于非功能区的大病灶可以不产生症状，而视神经、脊髓或脑干等部位很小的病灶就能产生明显的症状或体征。随着病程的进展，累积的病变不断增加，也会产生一些弥漫性的症状，如痉挛性瘫痪和认知功能减退等。

2. 病程和临床类型　根据疾病病程特点将 MS 分为缓解复发型（RRMS）、继发进展型（SPMS）、原发进展型（PPMS）和进展复发型（RPMS）（图 6-1）。这一分型已经被广泛地应用于各种临床试验，作为患者分类入组的标准。

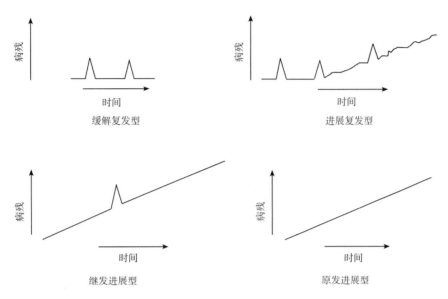

图 6-1　多发性硬化临床分型

3. 常见临床症状

（1）视神经炎：特发性视神经炎（ON）是 MS 最常见的临床表现之一，也是青年 MS 患者（20 ~ 30 岁）发病最常见的首发症状，占 25% 左右。MS 患者 ON 通常是急性起病，单侧视力减退，早期有色觉减退，大部分患者活动眼球时有疼痛。症状往往在 7 ~ 10 天进展，通常 2 周内开始缓解，持续数月之久。急性期，眼底检查可以无明显异常，约 1/3 的患者发现轻度视盘水肿（乳头炎），但没有出血和渗出。视野检查可以见到中央或弧形暗点，以及不同程度的视野缺损，瞳孔传入缺陷（APD）也是常见的表现。ON 可以反复发作，交替地累及双眼，也有少数双眼同时受累的患者，但通常双眼受累的程度不一致。随着病程进展，可以出现视神经萎缩，眼底检查见视盘苍白，常伴有瞳孔异常和视野缺损。视神经 MRI 检查可以发现视神经萎缩，另外应用 OCT 可以检出视网膜神经纤维层（RNFL）萎缩。视觉诱发电位（VEP）是一种敏感的诊断视神经受累的工具，临床上对于症状不典型和慢性患者 VEP 检查出现 P100 波潜伏期明显延长，也提示视神经病变的可能，对于鉴别视网膜病变有重要意义。视神经炎治疗研究（ONTT）对非特异性视神经炎和多发性硬化的自然病程、预后以及治疗反应等有重要的提示意义，具体如下：①大约一半的 ON 患者视力完全恢复，剩余的大部分患者有不同程度的缓解，进入慢性期的患者常见视神经萎缩和 RNFL 萎缩；约 1/8 的 ON 患者有复发，一些患者可以发生在对侧眼睛，复发 ON 与 CDMS 的发生显著相关；②随访 5 年 MRI 无病灶患者发生 CDMS 的风险为 16%，而 MRI 有 3 个或 3 个以上病灶的风险为 51%；而随访 10 年研究显示，1 个病灶发生 CDMS 的风险增加到 56%，而无病灶者发生 CDMS 风险为 22%；③无疼痛、视盘水肿，轻度的视力下降，MRI 无病灶，以及既往无明显神经系统症状及体征的患者发生 CDMS 的风险低。一些不典型的患者，ON 发生可以呈现亚急性或慢性的过程，需要除外遗传性、代谢性、中毒性、慢性感染或卡压性视神经病变。Leber's 遗传性视神经病（LHON）、Lyme 病、结节病梅毒、狼疮、西尼罗河病毒感染、维生素 B_{12} 缺乏、中毒以及肿瘤浸润需要除外。LHON 好发于青少年男性，常常表现为亚急性、无痛性视觉丧失，有时候与炎性脱髓鞘共存。需要询问家族史，mtDNA 检测可见 mt11、mt778、mt3460、mt14、mt484 突变。前部缺血性视神经病的临床表现也可能与 ON 交叉。

（2）葡萄膜炎：是另一种 MS 患者较为常见的神经眼科并发症。估计葡萄膜炎在 MS 人群的发生频率范围在 0.4% ~ 27%，频率的变异可能是使用不同的诊断方法和标准所致。葡萄膜炎可以在 MS 诊断之前、之后或同时发生。中间葡萄膜炎和全葡萄膜炎是最常见的表现，前葡萄膜炎也可以发生在 MS。相关的症状包括以视网膜静脉周围炎为表现的视网膜炎症。白人女性中出现双侧中间葡萄膜炎而无明显视力丧失的通常与 MS 伴发。因此怀疑 MS 患者应该进行裂隙灯检查和扩瞳的眼底检查确定是否有葡萄膜炎的特征。

（3）与脑干和小脑病变相关的眼球活动异常：核间性眼肌麻痹（INO）是 MS 最常见的脑干体征，是位于脑桥背内侧或中脑被盖区的内侧纵束（MLF）受累而产生。INO 的特征是眼球企图向外侧凝视时内直肌活动减慢或麻痹，以及外展眼的眼球震颤。这是由于双眼水平凝视时，位于脑桥旁正中网状结构（PPRF）的臂旁核细胞激活同侧展神经（Ⅳ）核，该核发出的展神经支配同侧外直肌，而从中间神经元发出的轴突交叉至对侧，参与 MLF 的形成并支配动眼神经核群的内直肌亚核。脱髓鞘病灶导致 MLF 受损时出现双眼共轭活动的受损，临床上可能会出现短暂的视觉振动、复视、阅读疲劳和立体感缺失等表现。INO 可以是单侧的，而 MS 中双侧更加多见。其他类型的眼肌麻痹，与动眼神经、展神经相关的更多见，与滑车神经相关的少见。眼球活动障碍可以单独存在或者伴有传导束性的感觉和运动障碍。在一个方向上的 INO 可能伴发其他方向上的水平凝视麻痹，称为一个半综合征。此外，双侧 INO 也可以伴有垂直眼球运动异常、前庭眼反射受损、机动性眼球活动和追物反应的受损。眼球在垂直方向上的位置偏差和眼球扭转的变化也可见于 MS。当眼球位置升高提示同侧脑桥或中脑病变，眼球在较低的位置，通常是同侧延髓病变。PPRF 病变导致单侧和双侧的水平凝视麻痹。凝视诱发眼球震颤也是 MS 的常见表现，眼球震颤的特点是由一个来回快慢相振荡，也经常见于 MS。脱髓鞘造成传导时间增加，齿状核、小脑上脚、红核、中央被盖束、下橄榄核、小脑下脚等组成的 Guillian Mollaret 三角的病变产生摆动性眼球震颤等，它往往是与腭震颤（也称为腭肌阵挛）伴发。

（4）其他脑干症状：MS 患者常见前庭的累及，但很少出现听力减退和失聪。构音障碍、吞咽困难和舌肌运动受限通常发生在疾病的晚期，是核上传导通路上病变引起的假性球麻痹所致。累及皮质脊髓束、脊髓丘脑束和脊髓小脑束等传导通路，患者会出现交流困难，但 MS 患者很少因为高颈髓和延髓病变引起呼吸受累，而视神经脊髓炎患者可以有病灶相关的呼吸衰竭表现。

（5）感觉症状：是 MS 最常见的首发症状之一，包括单肢、偏身或面部的针刺感、麻木、发痒、温度觉减退以及胸背部束带感等，客观检查可以没有感觉减退的体征。患者自觉感觉障碍的症状往往五花八门，临床上也缺乏定量的工具，因此以感觉障碍来定位或确定疾病的发作需要格外谨慎。深感觉异常往往会伴有行走不稳、步态异常、精细动作笨拙及感觉性共济失调等表现。一些患者可以仅仅累及脊髓的后索，常常会出现 Lhermitte's 征，典型的 Lhermitte's 征是指患者屈颈时出现刻板、尖锐的触电样感觉，自上肢沿脊柱向下肢放射。Al-Araji and Oger 发现在 300 例 MS 患者中 41% 的患者有 Lhermitte's 征，而正常对照无此表现。53% 的患者在疾病前 3 年内出现。64% 的患者单独存在 Lhermitte's 征，而 36% 的患者可以有多种感觉症状共存。颈部 MRI 病变与 Lhermitte's 征相关。

（6）疼痛：大约 1/3 的患者认为疼痛是 MS 最严重的症状，约 1/2 的患者在疾病过程中有疼痛的症状。疼痛的形式复杂，包括骨骼肌肉疼痛、痉挛性疼痛、神经痛、中枢性疼痛等。MS 的疼痛可能是病灶直接影响，譬如三叉神经根进入脑干区域段的脱髓鞘导致三叉神经痛，丘脑脱髓鞘引起中枢性疼痛等。还可能是由于肌肉痉挛、激素应用以及活动减少引起的继发性疼痛。当然很多疼痛伴发着心因性因素。

（7）运动症状：脑神经运动核以及传导束的损害可以出现脑神经麻痹的表现（如 Bell 麻痹、眼球运动障碍等），症状可以单独或与其他脑干的症状同时存在。皮质脊髓束的损害可以出现痉挛性瘫痪的表现。根据病变的部位和程度不同，可以出现偏瘫、截瘫和四肢瘫。运动症状往往伴随着肌张力增高和腱反射亢进以及病理反射的出现。长期的痉挛往往会导致疲劳、肌肉萎缩以及关节挛缩，严重影响患者的活动能力和生活质量。

（8）小脑症状：单纯小脑症状在 MS 中相对少见。除了眼球震颤和眼球活动异常外，还包括眩晕、行走不稳、言语改变。随病程进展，患者可出现严重的意向性震颤、协调困难、躯干共济失调、轮替动作不能、过击征和吟诗样言语。Charcot 三联征通常是指眼球震颤、意向性震颤和吟诗样言语，通常见于进展性患者。此外，小脑症状往往与脑干和脑神经的症状伴发，小脑症状不仅仅严重影响患者的残疾程度，而且治疗困难。

（9）脊髓症状（脊髓炎和脊髓病）：MS 常见脊髓累及，RRMS 病变累及脊髓常常表现为急性非特异性炎症，患者出现感觉、运动以及括约肌功能障碍等表现。与经典的急性横贯性脊髓炎不同，MS 往往由于病灶累及范围较小，水肿程度轻，而多表现为以感觉症状为主，运动受累不明显，双侧不对称，没有尿潴留的部分脊髓受累的表现。与 NMO 相比，NMO 脊髓累及往往出现更严重的纵向延伸的横贯性脊髓炎（LETM）和上升型脊髓炎的表现。PPMS 则表现为慢性进展性的脊髓病，患者呈现隐匿的运动障碍、进行性肌张力增高和痉挛性截瘫的表现。

（10）疲乏：是 MS 患者最常见的主诉之一，可以作为 MS 最早出现的症状，并贯穿于疾病始终。患者对疲乏定义并不一致，也难以确定病变部位。通常原发性疲乏是由于 MS 本身（免疫失调、病变影响、神经内分泌和神经递质的异常）导致的患者身体或精神上能量的匮乏。而继发性疲乏则是由于疾病影响、睡眠剥脱、疼痛、情感障碍、药物等原因造成。就临床主诉而言难以区分原发性、继发性疲乏，因此疲乏的干预需要多方面考虑。病理性疲乏概念是患者日常生活受到影响，60% 的时间内都有疲乏感。疲乏评定量表可以作为临床试验的指标。

（11）自主神经功能障碍：最常见的是膀胱、直肠功能和性功能障碍，大约 50% 的 MS 患者存在自主神经功能障碍。通常伴发于其他损害，病变可以在脑干、基底节、下丘脑、低位自主神经中枢等，与 MS 严重程度无关。

（12）发作性症状：也是 MS 常见的症状，近年来越来越受到关注，可能与异位脉冲发放，可溶性炎症产物的直接效应，离子通道功能异常以及细胞外钾离子聚集等相关。Eriksson 等估计 MS 发生痫性发作的概率是 8%，脑神经痛是 4%，其他发作性症状是 4%。痫性发作在进展性患者中更为常见，与皮层和近皮层的病灶相关。痛性肌张力障碍样姿势异常（也叫作阵发性肌张力障碍或痛性痉挛）是 MS 最常见的阵发性症状，其他包括三叉神经痛、发作性眩晕、耳鸣，偏头痛也较为常见。MS 症状随温度升高而加重也可以视为发作性症状。

（13）认知和情感障碍：神经心理研究显示，45% ~65% 的患者存在不同程度的认知功能缺陷，包括信息处理、注意力集中和抽象能力、操作能力以及词语记忆能力的减退等，皮层性失语、失用和失认少见，MS 早期常常有言语流畅性和词汇记忆的障碍以及胼胝体失联络引起阅读困难等表现。情感障碍包括焦虑、抑郁、双相情感障碍以及情感失禁等在 MS 人群所占的比例远远高于正常人群，此外 MS 患者自杀的比例较一般人群高 2~3 倍。

六、实验室检查

1. 血和脑脊液免疫学　MS 的免疫学异常包括血液和脑脊液异常的自身抗体、细胞因子、化学趋化因子以及淋巴细胞亚群的变化等。但能作为 MS 诊断亚临床证据的指标，目前仅有免疫球蛋白指数（IgG index）和寡克隆区带（OCB）。多数 MS 患者的脑脊液总蛋白量正常或轻度增加。若在 1 g/L 以上应该怀疑 MS 的诊断，IgG 量增加和 IgG 性质的改变是 MS 主要的免疫学特征之一，它反映 MS 患者中枢神经系统内病理性合成 IgG，不是由周围血进入中枢神经系统。

（1）IgG 指数：脑脊液中 IgG 除了用浓度表示外，尚可以用多种公式来表示，它们代表的是中枢神经系统内合成 IgG 的情况，最常用的公式是：脑脊液 IgG 指数 = 脑脊液 IgG/血清 IgG：脑脊液清蛋白/血清清蛋白。IgG Index 正常值为 0.7，超过 0.7 则反映中枢神经系统鞘内合成 IgG 的量增加，70% ~80% 的 MS 患者 IgG Index 增加，但 IgG Index 增加也可见于一些特殊的感染和肿瘤的患者。

（2）IgG 性质的改变：CSF 中出现 OCB，而血清中不出现，表明患者 CSF 中 IgG 的组成和血清中的 IgG 组成不同。20 世纪 60 年代初，琼脂糖电泳发现 MS 患者 CSF 电泳谱上阴极端，γ 球蛋白区域形成不连续的几条区带，即多条同源带。这些区带在血清中以及正常人 CSF 和血清电泳中不存在。Laterre 将 CSF 中在 γ 球蛋白区的多条带称为寡克隆区带，并用免疫电泳法证实这些区带是 IgG 构成。西方研究中 85% ~95% 的 MS 患者 OCB 阳性，而我国以及东南亚国家的研究中 OCB 的阳性率不高，仅 50% ~70%

左右。目前推荐的 OCB 检测方法是等电聚焦电泳的方法。OCB 还可以出现在神经梅毒、亚急性硬化性全脑炎、CNS 感染、血管炎以及中枢神经系统肿瘤等疾病中。

2. 诱发电位　诱发电位检查有助于发现亚临床和隐匿的病灶，也是可用于诊断亚临床 MS 的证据。

（1）视觉诱发电位：棋盘格视觉诱发电位检查发现 P100 波的潜伏期明显延长，但波幅相对正常是 MS 典型的电生理特征，提示视神经受累，通常双侧不对称累及。55% ~76% MS 的患者存在 VEP 异常。

（2）脑干听觉诱发电位以及体感诱发电位：它们的异常也常常提示 MS 患者中脑干（中脑、脑桥）以及脊髓传导通路受累。

3. 神经影像学　核磁共振（MRI）是最敏感和最特异的 MS 辅助诊断工具。新诊断的 MS 中 95% 以上存在脑 MRI 异常。RRMS 患者每一次临床发作能检出 5 ~10 个新的或扩大的 Gd 增强病灶或 T_2 脑病灶；确诊的 MS 患者 75% ~90% 存在脊髓 MRI 异常。尽管有些患者不需要 MRI 扫描，仅仅依靠临床上存在时间和空间的多发就可以作出诊断，但 MRI 显示时间和空间的证据更具客观性。除此之外，MRI 扫描也推荐用于 MS 病程的监测和随访。MRI 典型的 MS 病灶常分布在大脑半球白质、侧脑室角及侧脑室体部周围，病灶圆形或椭圆形增强，可以有环形强化，T_1W 上常会出现"黑洞"。

常规的 MRI 扫描如 T_2W、Gd 增强 T_1W 扫描广泛地用于确定病灶的空间分布和新旧程度，但并不能确切地反映病变的病理本质，如不能确定是炎症、水肿、脱髓鞘、瓦勒变性，还是轴索的丧失等。MRI 病变的多少及大小等也与患者临床症状的严重程度不相匹配。很多 T_2 病灶的患者临床上可以无明显症状，相反很少病灶的患者可以有严重的残疾。常规的 MRI 扫描难以检出发生在皮层或皮层下灰质的病灶。近年来，一些新兴的 MRI 技术和测量方法为更全面地展示 MS 的病理本质提供了有效的手段，包括 T_1W 病灶密度测定、CNS 萎缩的测定、磁转换成像 MTI、磁共振波谱分析 MRS、弥散张量成像 DWI、高场强 MRI 以及功能 MRI（fMRI）等。这些新兴的 MRI 手段能更有效地反映 MS 神经变性的过程，以及皮层的脱髓鞘，而这与疾病的进展息息相关，因此越来越受到重视。DIR 技术可检出发生在皮层或皮层下灰质的病灶。

第三节　多发性硬化的诊断和治疗

MS 仍是一个临床诊断，典型 MS 的诊断需要临床上具备空间多发和时间多发的证据，此外神经影像学（特别是 MRI）、血和脑脊液免疫学以及神经电生理（诱发电位）等检查是 MS 亚临床诊断的重要证据。MS 诊断的核心问题是排除其他疾病。

一、诊断标准

MS 诊断标准的演变反映了 MS 诊断技术的进步和对该疾病认识的提高。最初的诊断标准来源于病例总结以及病理组织学的研究，依赖临床以及病理组织学的发现，相对特征性的临床表现以及反复发作的临床过程是诊断 MS 的基础。随着实验室检查以及电生理研究的进展，将 IgG 指数以及电生理检查异常应用于 MS 的诊断，逐步建立了 MS 诊断的亚临床证据。随着影像学，特别是 MRI 技术的进步，多数的 MS 病灶可以直观地被检测出来，以影像学为基础的 MS 诊断能更准确地检出 MS，也为 MS 治疗和随访提供了有效的评价工具。随着对 MS 替代标志物的研究，一些新的与免疫相关的指标逐步被认识，对揭示 MS 的病理生理本质有着重要的价值，也将成为将来诊断 MS 最有力的依据。

1. Schumacher 诊断标准　Schumacher 等建立了第一个 MS 的临床诊断标准，这一标准的核心是 MS 的症状、体征在空间以及时间上的多发性，这也是此后各种诊断标准的核心内容，至今仍广泛沿用。主要的内容包括：①神经系统检查发现肯定的 CNS 受累的证据；②神经系统检查或病史提示 CNS 内两个或两个以上的独立部位受累；③中枢神经系统的病变主要累及白质；④中枢神经系统的受累具有两种时间类型，其一，两次以上的复发，每次至少持续 24 小时，并且时间间隔至少 1 个月；其二，症状和体征逐渐或阶梯样加重，至少持续 6 个月；⑤发病年龄在 10 ~50 岁；⑥除外其他疾病。

2. Poser 诊断标准　Poser、Mc Donald 和 Paty 等增加了 MRI、OCB、IgG Index 等实验室辅助检查的

证据，提出了新的诊断标准，见表 6-1。

表 6-1　Poser MS 诊断标准

1. 临床确诊的 MS（CDMS）
　（1）CDMS A1：2 次发作，2 个独立病灶的临床依据
　（2）CDMS A2：2 次发作，1 个病灶的临床证据，另一个独立病灶为亚临床证据

2. 实验室支持诊断的 MS（LSDMS）
　（1）LSDMS BⅠ：2 次发作，1 个病灶的临床证据或亚临床证据，CSF OB 阳性或 IgG 鞘内合成率增加
　（2）LSDMS BⅡ：1 次发作，2 个独立病灶的临床证据，CSF OB 阳性或 IgG 鞘内合成率增加
　（3）LSDMS BⅢ：1 次发作，1 个病灶的临床证据，另 1 个独立病灶为亚临床证据，CSF OB 阳性或 IgG 鞘内合成率增加

3. 临床很可能为 MS（CPMS）
　（1）CPMS Ⅰ：2 次发作，1 个病灶的临床证据
　（2）CPMS Ⅱ：1 次发作，2 个独立病灶的临床证据
　（3）CPMS Ⅲ：1 次发作，1 个病灶的临床证据，另 1 个独立病灶亚临床证据

4. 实验室支持很可能为 MS（LSPMS）
　LSPMS Ⅰ：2 次发作，CSF OB 阳性或 IgG 鞘内合成率增加，查体时不一定有神经系统样性体征

这一诊断标准中，首次使用了"亚临床"和"实验室指标"作为支持诊断的证据。亚临床证据是指病灶不产生相应的临床症状或体征，而依靠一些辅助检查的手段如 CT、MRI、诱发电位等可以检出病灶的存在。在这一诊断标准中，实验室支持特指 OCB 和 24 小时鞘内 IgG 的合成率。OCB 阳性是指免疫电泳时脑脊液出现不同于血清的免疫球蛋白条带，OCB 阳性还可见于梅毒、SSPE、结节病、胶原病以及淋巴瘤等疾病，需要除外。

3. Mc Donald MS 诊断标准　2001 年国际多发性硬化专家委员会制定了 Mc Donald 标准（表 6-2），并分别在 2005 年和 2010 年对这一标准进行了修订。这一标准强调了核磁共振在 MS 诊断中的作用，提出了空间和时间多发的 MRI 标准，这一标准的提出使得 MS 的诊断更具有客观性，而且能更早地作出诊断。

表 6-2　Mc Donald 诊断标准

临床表现	MS 诊断所需其他数据
两次或两次以上明确的发作	
● 临床上有两个或更多病变的客观证据	不需要其他辅助检查的证据[1]
● 临床上有一个病变的客观证据	MRI 显示空间的多发[2]，或两个及两个以上与 MS 一致的 MRI 病变加阳性的 CSF 表现[3]，或再一次不同部位的发作
一次发作	
● 临床上有两个或更多病变的客观证据	MRI 显示时间的多发[4]，或第二次临床发作
● 临床上有一个病变的客观证据（CIS）	MRI 显示空间的多发[2]，或两个及两个以上与 MS 一致的 MRI 病变加阳性的 CSF 表现[3] 和 MRI 显示时间的多发[4]，或第二次临床发作
没有明显的发作而表现为隐匿的进展性的神经病学表现，提示为多发性硬化	阳性的 CSF 表现[3]，空间的多发表现[5]，VEP 异常[6] 及持续进展 1 年

注：（1）如果 MRI、CSF、VEP 检查均无异常，诊断应谨慎，必须排除其他疾病。
　　（2）MRI 显示空间的多发需符合 Barkhof 等和 Tintore 等 MS 的 MRI 标准：①1 个 Gd 增强的病灶或 9 个 T_2W 高信号病灶；②至少 1 个天幕下病灶；③至少 1 个近皮层病灶；④至少 3 个脑室周围病灶；⑤以上 4 项中具备 3 项；1 个脊髓病灶可代替 1 个脑内病灶；病灶在横断面直径应该在 3 mm 以上。
　　（3）脑脊液寡克隆区带阳性（等电聚焦电泳方法）。
　　（4）MS 病变时间多发的 MRI 标准：①临床发作后 3 个月或以上 MRI 出现与临床表现不相符的 Gd 增强病灶；如果无增强病灶，需要 MRI 随访，随访时间推荐为 3 个月（不严格），此时出现 T_2W 新病灶或 Gd 增强病灶，符合时间多发；②临床发作后 3 个月或以上与临床发作后 3 个月以内 MRI 比较，出现新 Gd 增强病灶；证实为时间多发；如果第二次扫描无增强病灶，于第一次扫描 3 个月后再次扫描出现 T_2W 新病灶或 Gd 增强病灶，符合时间多发。

（5）①9 个或 9 个以上脑内 T_2W 病灶；②2 个或 2 个以上脊髓病灶；③4 ~ 8 个脑内病灶加 1 个脊髓病灶，或异常的 VEP 伴有 MRI 上 4 ~ 8 个脑内病灶或 4 个以下脑内病灶加 1 个脊髓病灶和 MRI 显示时间的多发，或持续进展 1 年。

（6）VEP 异常通常指波形保持完好，而出现明显延迟。

4. Mc Donald（2005）MS 诊断标准　2005 年改版的 Mc Donald MS 诊断标准见表 6-3。

表 6-3　改版的 Mc Donald 标准（2005）

临床发作次数	病变数量	附加诊断条件
≥2	≥2	不需要，临床可确诊
≥2	1	MRI 显示空间的多发，或两个及两个以上与 MS 临床表现一致的 MRI 病变加阳性的 CSF 表现，或再一次不同部位的发作
1	≥2	磁共振上显示时间的多发，或第二次的临床发作
1（CIS）	1	MRI 显示空间的多发或两个及两个以上与 MS 一致的 MRI 病变加阳性的 CSF 表现和 MRI 显示时间的多发或第二次临床发作
0（隐匿的进展）	1	1 年的疾病进展和以下 3 项中的 2 项：①阳性的脑 MRI 发现；②阳性的脊髓 MRI 发现；③阳性的脑脊液发现

Mc Donald 标准中空间多发性（DIS）的 MRI 标准虽有较高的敏感性和特异性，但非影像学专业的医师很难始终遵循。为此，欧洲 MS 磁共振成像多中心协作研究网（MAGNIMS）提出了简化版 DIS 诊断标准：①即在 MS 的 4 个典型病灶区域（脑室旁、近皮质、幕下和脊髓）中至少 2 个区域有 ≥1 个 T_2 病灶；②有脑干或脊髓综合征的患者，要把临床症状对应的责任病灶排除在 MS 病灶总数之外。一项针对 282 例 CIS 患者的研究表明，简化版 DIS 诊断标准与早先的诊断标准相比更为简便，敏感性更高，且未对诊断的特异性和准确性产生影响。因此国际专家组接受了 MAGNIMS DIS 标准作为 2010 修订版中 DIS 的 MRI 标准。专家组指出，与 2005 版相比，新修订的 DIS MRI 标准在保持高度的诊断特异性和敏感性的同时，大大简化了 MS 诊断流程。

5. Mc Donald（2010）MS 诊断标准　2010 年版 Mc Donald 诊断标准将时间的多发性（DIT）定义为首次临床发作开始至少 30 天后行 MRI 检查发现新的 T_2 病灶。临床实践发现，即使不在临床发作 30 天后再行一次随访 MRI 检查也可确诊 MS，且不影响诊断的特异性。国际专家组在修订 Mc Donald MS 诊断标准时达成共识，即不论何时行 MRI 检查，与基线 MRI 扫描相比，只要发现新的 T_2 病灶即可确定为 DIT。MAGNIMS 研究证实，若一次 MRI 检查能确定典型 CIS 患者有 DIS，并同时存在无症状的钆增强和非增强病灶，则可预测患者早期进展为临床确诊的 MS（CDMS），并能可靠替代 2005 修订版的 DIT MRI 标准。据此共识，若基线 MRI 钆增强病灶系 MS 病变所致，某些 CIS 患者仅需一次 MRI 检查便可诊断为 MS，既简化了诊断流程，又未降低诊断的准确性。对于基线 MRI 检查无钆增强和非增强病灶共存的患者，还需等待再次临床发作或连续 MRI 检查发现新的 T_2 病灶后才能诊断为 MS。检查发现，同时有钆增强和非增强病灶，便可确定 DIT 而无需再行随访 MRI 检查。

2005 版 Mc Donald 标准在诊断 PPMS 时突出了 CSF 检查和脊髓 MRI 的特殊作用，实践证明该诊断标准有较好的实用性，被神经病学界广泛接受，并被作为 PPMS 试验的纳入标准。为保持 MRI 标准在诊断所有亚型 MS 中的一致性，并兼顾诊断 PPMS 的特殊需要，国际专家组推荐在诊断 PPIVLS 的辅助检查标准中保留 CSF 检查，把原先 MRI 标准替换成 MAGNIMS 的 DIS 新标准。即回顾性或前瞻性调查表明疾病进展持续 1 年并具备以下 3 项中的 2 项：①至少 1 个 MS 特征病灶区域（脑室旁、近皮层或幕下）有 ≥1 个 T_2 病灶；②脊髓内有 ≥2 个 T_2 病灶；③CSF 阳性结果［等电聚焦电泳证据表明有寡克隆区带和（或）IgG 指数增高］。专家共识的推荐意见是合理的，但该标准诊断 PPMS 患者的敏感性和特异性有待进一步确定（表 6-4）。

表 6-4　2005 年与 2010 年 Mc Donald MS 诊断标准比较

2005 修订版	2010 修订版
DIS　具备以下 4 项中的 3 项：	DIS　以下 4 个 CNS 区域至少 2 个区域有 ≥1 个 T_2 病灶：
（1）至少 1 个钆增强病灶；若无钆增强病灶时要有 9 个 T_2 高信号病灶	（1）侧脑室旁
（2）至少 1 个幕下病灶	（2）近皮质区
（3）至少 1 个近皮质病灶	（3）幕下
（4）至少 3 个侧脑室旁病灶	（4）脊髓
注：1 个脊髓病灶 =1 个幕下病灶；1 个脊髓增强病灶 =1 个脑部增强病灶；脊髓独立 T_2 病灶数可与脑部 T_2 病灶数相加	注：DIS 诊断标准中不需要钆增强病灶；若患者有脑干或脊髓综合征，其责任病灶不在 MS 病灶数统计之列
DIT　具备以下 2 项中的 1 项：	DIT　具备以下 2 项中的 1 项：
（1）首次临床发作开始至少 3 个月后 MRI 检查发现非首次发作责任病变的钆增强病灶	（1）不管何时行基线扫描，随访 MRI 检查与基线 MRI 相比出现新发 T_2 和（或）钆增强病灶
（2）首次临床发作至少 30 天后 MRI 检查与参照 MRI 相比，任何时间出现新发 T_2 病灶	（2）任何时间 MRI 检查发现同时存在无症状的钆增强和非增强病灶

二、鉴别诊断

由于 MS 以及相关中枢神经系统脱髓鞘疾病的病因尚不清楚，加之脱髓鞘病变的异质性，为临床正确诊断带来了很大的困难。单纯依赖 MRI 影像或其他辅助检查往往会引起误诊或过度诊断。目前国内对该类疾病的诊断较为混乱，诊断标准不统一，诊断名称多样，缺乏对患者全面的评估。

正确诊断颅内多发脱髓鞘病灶需要注意以下问题：①影像学显示的颅内多发脱髓鞘病灶并非对应临床上所指的中枢神经系统炎性脱髓鞘病，不能依靠影像学诊断疾病；②临床病史和对患者全面的评估是疾病诊断的最重要依据，所有的辅助检查结果应以此为基础；③应该遵循"多见多考虑，少见少考虑"的原则，首先应该除外常见疾病如脑血管病、肿瘤、炎症等；④不能仅仅满足于诊断为"中枢神经系统炎性脱髓鞘病"这一笼统的范畴，而应该尽量明确具体的疾病单元，究竟是 MS，还是 NMO，还是 ADEM 等；⑤除了对疾病的定位和定性诊断外，还应该对疾病作出正确的分期和分型，以便于估计患者的预后。

颅内多发脱髓鞘病变的临床表现可谓复杂多变，涉及各个神经功能系统。需要列入鉴别诊断的条目几乎涵盖全部累及神经系统的疾病，但是这并不意味着要进行盲目、面面俱到的检查，而要求应该做到有的放矢地选择检查项目。首先应该从临床着眼，抓住一些特征性的症状和体征来锁定需要鉴别诊断的对象，例如颅内多发脱髓鞘病变患者出现脑神经累及应该首先考虑 Lyme 病和结节病可能；出现皮质盲应该首先考虑多发性脑梗死和多灶性白质脑病（PML）；出现颅内高压应该首先考虑颅内肿瘤；出现闭锁综合征应该首先考虑中央脑桥髓鞘溶解症（CPM）和脑梗死；出现偏头痛应该首先考虑抗磷脂抗体综合征、常染色体显性遗传脑白质脑病（CADASIL）和线粒体脑肌病；出现肌阵挛应该首先考虑副癌综合征和代谢性脑病。其次应该进行一些血清学和脑脊液的常规检查。

建议将 HIV、梅毒血清学检查、ANA、ANCA、风湿病自身抗体、维生素 B_{12} 水平、血清 ACE 以及脑脊液常规、生化、OCB 等列为常规筛查项目。在经过客观细致的评估仍不能明确病因，颅内病灶难以解释患者的临床表现，病情持续恶化，或者治疗无反应的情况下应该争取尽早地进行脑活检，做组织病理学的检查，切忌盲目治疗。

许多疾病易与 MS 混淆，特别是当患者出现不典型的症状和体征的时候，病程呈单相进展时，仅有一个部位病变的表现时，患者有明显的认知损害、精神症状以及其他高级神经功能障碍时。需要与 MS 鉴别的疾病见表 6-5。

表 6-5　需要与 MS 鉴别的疾病

炎症性疾病

　　SLE

　　结节性多动脉炎

　　Sjogren's 综合征

　　白塞病

　　ADEM

　　PACNS

　　副肿瘤性脑脊髓炎

血管性疾病

　　线粒体脑病

　　CADASIL

　　血栓前状态

　　肉芽肿性疾病

　　结节病

　　Wegener's 肉芽肿

　　淋巴瘤样肉芽肿病

感染性疾病

　　病毒性脑炎

　　AIDS

　　HTLV－1

　　神经梅毒

　　PML

　　Whipple's 病

　　SSPE

遗传性疾病

　　肾上腺脑白质营养不良

　　异染性脑白质营养不良

　　脊髓小脑性共济失调

　　遗传性痉挛性截瘫

营养缺乏性疾病

　　亚急性联合变性

　　叶酸缺乏

　　非器质性疾病

癔病

抑郁

神经症

三、治疗

　　MS 因病因及发病机制不明，病理生理过程复杂多样，以及临床症状和病理亚型的异质性，因此迄今尚不能治愈，也没有一种适合于所有疾病亚型的治疗手段。随着以以 β 干扰素为代表的一系列疾病修饰药物（DMI）的广泛应用，MS 的治疗已经有了长足的进步，DMD 有效地延长了疾病的自然病程，延缓了患者发生不可逆性神经系统功能残疾的时间。近几年各种单克隆抗体（McAb）以及新药层出不穷，已经成为神经免疫病治疗中进展最快的领域。

MS 的临床分型繁多，自然病程复杂，疾病的严重程度不一，因此治疗方法也不能千篇一律，应根据不同的疾病类型，患者所处的病程阶段以及严重程度等综合考虑治疗方案。然而，目前国内尚无 MS 的治疗指南，在治疗药物的选择和治疗方案的设计上尚无规范可资遵循。当前，类固醇皮质及免疫抑制剂在国内应用仍然相当广泛，而许多 DMD 因还未进入中国市场或条件所限应用较少，临床应用经验还相当有限。这里重点介绍 MS 不同临床分型的治疗，特别是 RRMS 的药物选择及治疗流程。

1. 缓解－复发型多发性硬化（RRMS）的治疗　RRMS 是 MS 最常见的临床类型，占 80%～85% 的患者，RRMS 通常也是疾病自然病程中的早期表现。病理生理上，这一阶段主要以炎症性反应和免疫激活为主，同时也伴有轴索和神经元损伤，及时地控制炎症和免疫活动有利于阻止轴索损害和神经变性的过程。因此，RRMS 的治疗原则是：①急性发作期以控制病情，缓解症状，防止疾病进展恶化和最大程度地减少轴索和神经元损伤为主；②缓解期以预防复发，延缓病程，提高治疗有效性和改善患者的生活质量为主。

（1）疾病发作的治疗。

1）类固醇皮质：是治疗 MS 急性发作或 RRMS 复发的首选治疗方案。发作或复发是 RRMS 主要的临床特征，疾病进入到进展期（SPMS），也可以叠加有复发。发作或复发通常呈急性或亚急性，患者通过客观检查发现或主观陈述出现明显的神经功能障碍，持续 24 小时以上，确定为 MS 发作后即可开始针对疾病发作的治疗。然而，需要考虑患者发作的严重程度和症状的进展情况，轻度发作（EDSS 在 3 分钟以下）和（或）就诊时症状已经趋向缓解的可仅给予对症治疗并密切观察病情的变化。如果有视神经受累和脊髓横贯性损害，患者就需要立即开始治疗。类固醇皮质激素治疗能够有效地控制炎症和免疫反应，减轻血脑屏障的破坏，抑制 Th1 免疫应答，抑制 T 细胞迁移和抗原应答，抑制黏附分子表达，保护由细胞因子诱导的少突胶质细胞死亡。多项随机、安慰剂对照的临床试验已经证实了静脉或口服类固醇皮质激素能显著加速发作的缓解，但对缓解的程度，以后再复发的风险，及对患者神经功能残疾的长期疗效无显著的作用。尽管没有证据显示静脉应用甲泼尼龙（IVMP）比口服甲泼尼龙（MP）有更好的疗效，但临床实践中更倾向于应用 IVMP 治疗。

2）促肾上腺皮质激素（ACTH）：通过刺激肾上腺皮质细胞分泌类固醇皮质激素，主要是皮质醇，从而发挥其抗炎和抗免疫的作用。应用 ACTH 治疗 MS 开始于 20 世纪 50 年代，最初仅有几个个案应用 ACTH 的报道，随后的随机、安慰剂对照的临床研究结果显示，每日 2 次肌内注射 ACTH 持续 3 周，逐渐减量，能显著加速患者发作的缓解，但没有长期有效的证据。由于肾上腺皮质对 ACTH 的反应情况不同，而且肌内注射使用不便，因此临床上更推荐直接应用口服或静脉的类固醇皮质激素治疗。也有研究比较了甲泼尼龙和人工合成的皮质激素地塞米松的疗效，尽管地塞米松的抗炎效果更高，但没有证据显示两者疗效的差异。

值得一提的是临床试验中所使用的皮质激素的剂型、剂量和应用的时间均不完全一致，而且在临床实践中，类固醇皮质激素应用的方案也是五花八门，特别是国内在 MS 治疗药物相对缺乏的情况下，甚至把类固醇皮质激素当作是 MS 的基本药物，这一观念急需纠正。

目前公认的循证医学 A 级推荐方案是：剂量 500 mg/d，IVMP 连续应用 5 天。若用 1 000 mg/d，IVMP 连用 3 天，虽然不足以达到 A 级推荐，但临床疗效较好；1 000 mg IVMP 连用 3 天继之以口服减量的方案属于 B 级推荐。对于高度活动性患者亚组（CSF 中高水平 MBP，或核磁共振成像 MRI 多见增强病灶）可以应用 2 000 mg，IVMP 连续 5 天，推荐证据为 C 级。

中国多发性硬化及相关中枢神经系统脱髓鞘疾病的诊断和治疗专家共识推荐的方案是：对于急性发作，大剂量短疗程的甲泼尼龙治疗是首选方案，糖皮质激素的应用通常应限于 1 个月之内，可先用 IVMP 冲击治疗，然后半量减量直至停药。应该避免长期口服皮质激素维持治疗的方案，大量研究表明，长期的激素治疗并不能改变 MS 的自然病程，而且糖皮质激素的不良反应不能被低估，短期应用可引起食欲改变、面部潮红、暂时的情绪变化、易激惹、头痛、胃肠疼痛和肌痛等。长期应用可以降低骨密度，导致骨质疏松症、股骨头无菌性坏死，并有骨折及感染的风险，需要考虑预防用药。类固醇皮质激素与唇裂和腭裂等先天畸形的发生有关，而怀孕早期是发生此类先天畸形的关键时期，因此怀孕早期应用大剂量类固醇皮质激素时应考虑到对胎儿的影响，认真评估风险效益比。甲基泼尼松龙可以进入乳汁，因此哺乳的女性应尽量避免应用，如果严重发作必须用大剂量甲基泼尼松龙冲击治疗时，应该尽量在静脉用药后 3~4 小时哺乳。

3）血浆交换（PE）：是将患者的血液在体外分离成血浆和血细胞成分，弃去血浆，再把血细胞成分和与弃去血浆等量的置换液一起回输到体内，借以去除患者体内的病理性组分，如自身抗体、免疫复合物和与蛋白结合的毒物等。作为一种血液净化疗法，PE 可以在许多种疾病取得一般疗法无效的疗效。临床观察已显示，在某些体液介导免疫为主的疾病，如重症肌无力、吉兰-巴雷综合征、系统性红斑狼疮的神经系统损害等，PE 是一种重要的治疗手段，而在 MS 中的应用经验尚不充分。近年来，越来越多的研究表明，B 细胞和体液免疫成分在 MS 的发病同样起着重要的作用，在 MS 病灶中特别是灰质病灶中发现了异位的 B 淋巴细胞滤泡，有的甚至有抗体的产生，而且针对 B 细胞以及体液免疫的治疗在临床上显示了较好的疗效。而 PE 可以有效地清除自身抗体、免疫复合物以及补体成分，因此用于 MS 的治疗具备理论基础。

尽管 PE 治疗仅能轻度缩短发作和疾病缓解的时间，但对于某些糖皮质激素治疗无反应的顽固性发作、急性凶险性发作以及激素治疗无效的视神经炎等患者，血浆交换治疗可能会产生戏剧性的效果。

血浆交换量通常为每次 50 mL/kg，每周 1~2 次。PE 通常比较安全，但并非绝对无任何反应和无风险。主要的不良反应包括：①低血压，但只要注意补液量即可减少其发生；②高血容量、充血性心力衰竭；③心律失常，一般为一过性的，可发生心动过速、过缓，期前收缩，心房纤颤等；④过敏反应；⑤低钙、低镁、低钾血症；⑥感染和发热反应；⑦白细胞、血小板减少，出血倾向等。

免疫吸附疗法用于 MS 的治疗仅仅是来源于一些小样本的病例报道以及个人经验。与血浆交换一样，在某些激素治疗无效的患者中，免疫吸附治疗可能会有较好的疗效，可以作为 MS 的补充治疗。

4）大剂量免疫球蛋白静脉滴注：免疫球蛋白静脉滴注（IVIg）用于治疗 MS 发作的理论基础与 PE 相似，但是否 IVIg 与血浆交换具有相似的临床效果尚缺乏证据。临床上 IVIg 经常与糖皮质激素联合应用治疗某些重症发作的 MS 患者，也常作为激素反应不佳时的补充治疗，部分患者反应良好。目前，应用 IVIg 在 MS 治疗中的应用越来越多，在一项为期 10 年的临床观察中，首先给予 IVIg［0.4 g/（kg·d），连用 5 天］的负荷量，然后每隔 6 周追加 1 次 IVIg 注射（每日 0.4 g/kg）作为维持治疗，无论在负荷期还是维持治疗期均显示了良好的安全性和耐受性，很少有严重的不良反应发生，常见的不良反应是头痛。对于 IVIg 的有效性，目前尚没有足够的循证医学的证据。因此，IVIg 治疗仍然作为 RRMS 的二线治疗，特别是怀孕和分娩后的或者因为其他药物应用的限制，更加推荐 IVIg 治疗。

通常应用 IVIg 的剂量为 0.4 g/（kg·d），静脉滴注，连用 3~5 天，作为负荷剂量，然后可以每隔 4~6 周给予 1 次 IVIg 0.2 g/kg 或 0.4 g/（kg·d）的追加治疗。

（2）疾病修饰药物疗法：疾病修饰疗法（DMT）是 RRMS 患者进入疾病缓解期后，通常为了预防疾病复发所采取的治疗，对于防止疾病进展和延缓残疾的发生也至关重要。

目前，经美国 FDA 批准应用于 RRMS 的疾病修饰药物（DMD）包括以下几种。

1）β 干扰素：是临床应用最早、经验较丰富的 DMD。天然的干扰素（IFN）是由病毒及其他干扰素诱导剂刺激网状内皮系统、巨噬细胞、淋巴细胞以及体细胞所产生的一种糖蛋白，这种蛋白具有多种生物活性，包括抗增殖、免疫调节、抗病毒和诱导分化等作用。IFN 根据蛋白质的氨基酸结构、抗原性和细胞来源可分为 IFN-α、IFN-β、IFN-γ，其中 IFN-α、IFN-β 为 I 型干扰素，由白细胞和成纤维细胞产生，具有明显的抗病毒作用，而 IFN-γ 为 II 型干扰素，由 T 淋巴细胞产生，具有明显的免疫调节功能。重组的 IFN-α、IFN-β、IFN-γ 均曾被用于 MS 的治疗，但仅有 IFN-β 最有效，并得到广泛的应用。

IFN-β 用于治疗 MS 的机制尚不完全明确。通常认为 IFN-β：①可抑制 T 细胞的增殖和减少 IFN-γ 的产生；②下调主要组织相容性抗原 II（MHC II）的表达，从而减少中枢神经系统内的抗原呈递反应；③抑制基质金属蛋白酶（MMP）的产生以及细胞黏附分子的表达；④诱导产生抗炎症性细胞因子和抑制促炎症性细胞因子产生；⑤诱导 CD8 调节细胞功能并抑制单核细胞活动。目前批准用于治疗 RRMS 的 β 干扰素有 3 种。

干扰素治疗中的常见问题如下。①开始治疗时剂量滴定：如果直接应用大剂量和高频率 IFN-β 注射，很多患者会因出现较严重的流感样症状、疼痛、乏力等表现而质疑药物的有效性，甚至被误认为原发病的加重。因此，建议开始治疗时应从小剂量开始，通常在 2~4 周的时间内逐渐达到治疗剂量。②治疗中随访和监测：尽管临床试验显示，IFN-β 具有良好的安全性和耐受性，但鉴于生物制剂本身的特性，仍建议进行安全性的实验室监测，特别是在用药早期。建议开始用药前以及用药 3 个月内，每月监测血常规和肝功能，如无特殊，以后可以改为每 3 个月监测 1 次。用药第 3 个月和第 6 个月需监测甲状腺功能。③常见的不良事件：最常见的是感冒样症状，常在注射后 1~2 小时发生，持续数小时缓解，在开始治疗的早期症状更为明显，可以选择非固醇类药对症治疗。常见的不良反应包括注射部位反应，可以通过改变注射装置和注射方法解决。其他还包括肝酶增加、白细胞减少等，但大部分是可逆性的。④停药和改变治疗指征：当患者出现不可耐受的不良反应，在治疗期间患者的复发率无变化或 EDSS 仍在持续进展都需要考虑停药或改变治疗方法。⑤合并用药：目前已有很多 IFN-β 与其他药物联合应用的临床试验，包括合并应用免疫抑制剂、他汀类药物、醋酸格来默等，但还没有确切的临床证据和经验。

2）醋酸格列默（GA）：又称为考帕松，是按照髓鞘素碱性蛋白（MBP）的组成，由 L-丙氨酸、L-谷氨酸、L-赖氨酸和L-酪氨酸 4 种氨基酸以 6.0∶1.9∶4.7∶1.0 mol/L 的随机浓度合成的氨基酸肽段共聚物。可能的作用机制是促使 T 细胞由 Th1 表型向 Th2 表型转化，从而促进抗炎症性细胞因子的产生。GA 也诱导抗原特异性 T 抑制细胞，这些细胞与中枢神经自身抗原有交叉反应，因此它能抑制抗原递呈。临床已有许多研究证实，GA 可有效地降低 RRMS 患者复发率，以及 MRI 病灶负荷。还有研究显示，GA 可以有效地减少 T_1W 脑内的"黑洞"，即脑白质低信号病灶。一些 IFN-β 治疗失败的 RRMS 患者应用 GA，疾病复发率和病灶活动性仍可持续减少，因此 GA 作为一种有效的 DMD 也被列为一线治疗药物。

GA 通常的用法是 20 mg，皮下注射，每日 1 次。GA 的不良反应通常较轻微，包括注射局部反应、血管舒张、胸痛、无力、感染、疼痛、恶心、关节痛、焦虑、肌张力过高等。

3）那他珠单抗：是针对整合素的 α_4 亚单位的人源性 McAb，而 β 亚单位均能与 α_4 亚单位结合，其作用机制是阻断 $\alpha_4\beta_1$ 整合素或 $\alpha_4\beta_7$ 整合素结合到位于内皮细胞上的相应受体，这些分子间的结合在淋巴细胞进入中枢神经（$\alpha_4\beta_1$ 和 VCAM-1）和肠道（$\alpha_4\beta_7$ 和 MAdCAM-1）的过程中是必需的。这样就有效地阻断了免疫细胞的迁徙，从而达到治疗疾病的作用。

常见的不良反应包括：头痛、疲乏、关节痛、尿路感染、下呼吸道感染、胃肠炎、阴道炎、抑郁、肢体疼痛、腹部不适、腹泻、皮疹等。若用药时出现 PML 表现、过敏反应、感染或感染风险增加以及肝功能严重受损，应立即停药。

4）芬戈莫德（Fingolimod，FTY-720）：是一种新型的免疫抑制剂，从蝉幼虫（冬虫夏草）的子囊菌培养液中提取的抗生素成分 IS-I 经化学修饰后合成的新型免疫抑制剂，化学名为 2-（4-正辛基苯乙基）-2-氨基丙二醇盐酸盐。Fingolimod 是鞘氨醇-1-磷酸（s1P）受体调节剂，在体内经磷酸化后与淋巴细胞表面的 s1P 受体结合，改变淋巴细胞的迁移，促使细胞进入淋巴组织，阻止其离开淋巴组织进入移植物，从而达到免疫抑制的效果。

5）特立氟胺（Teriflunomide）：是嘧啶从头合成的一种抑制剂，具有抗炎和抗增生活性，是来氟米特的主要代谢产物。

6）其他可选择的药物。①利妥昔单抗（Rituximab）：是基因工程产生的针对 B 淋巴细胞表面标志物 CD20⁺ 的嵌合型 McAb，它通过联合的细胞免疫与补体依赖性细胞毒效应促发凋亡，从而消减 B 细胞。B 细胞的消减影响抗体产生、细胞因子网络以及 B 细胞介导的抗原提呈和 T 细胞以及巨噬细胞激活，但具体的治疗 MS 机制尚不明确。②免疫抑制剂：特别是硫唑嘌呤、环磷酰胺等被用于 MS 的治疗，但仍无足够的证据证实其有效性，加之该类药物潜在的严重不良反应如致畸、致癌等，不推荐在 RRMS

患者中应用，特别是年轻的患者。③他汀类（Statin）：是羟甲基戊二酰-辅酶 A 还原酶（HMG-CoA）抑制剂，可降低血清胆固醇水平，广泛用于防治心脑血管疾病。近年来 HMG-CoA 还原酶抑制剂具有的免疫调节作用备受关注。已有多项研究结果表明，他汀类的免疫调节作用可能有益于 MS 的治疗。

2. 慢性进展型多发性硬化的治疗　慢性进展型 MS 包括继发进展型 MS（SPMS）和原发进展型 MS（PPMS）。

（1）继发进展型 MS（SPMS）的治疗：SPMS 代表 MS 自然病程的后期阶段，患者多已出现不可逆性神经功能残疾的进展，在进展的背景上仍然可以叠加疾病发作。类固醇皮质已证明治疗 SPMS 患者无益。

1）IFN-β-1b：是唯一被 FDA 批准用于 SPMS 治疗的干扰素，在由 RRMS 向 SPMS 转变且仍经历复发的患者，IFN-β-1b 可减少复发率和残疾；而在 SPMS 疾病进展不伴复发的患者 IFN-β-1b 可能无效。

2）免疫抑制剂：是进展型 MS 主要的治疗药物，米托蒽醌、硫唑嘌呤、环磷酰胺、甲氨蝶呤和环孢霉素 A，以及 IVIg 等都有临床有效性的报道，但所有的药物都只能暂时（1～2 年）降低疾病恶化的过程，并非长期持续改变疾病进展，加上不可预知的不良反应，也限制了药物的长期应用。MS 最常用的免疫抑制剂包括米托蒽醌、环磷酰胺、硫唑嘌呤和甲氨蝶呤，可单独或与 FDA 批准的药物合用，有助于终止某些 SPMS 患者的病情进展。米托蒽醌作为二线药物，适用于应用 IFN-β 或考帕松治疗仍继续复发和疾病进展的 SPMS 患者。

（2）原发进展型 MS（PPMS）的治疗：PPMS 是 MS 的一个特殊类型，可能是原发性少突胶质细胞凋亡所致。目前对慢性进展型 MS，特别是 PPMS 仍无理想的治疗选择。PPMS 尚无 FDA 批准的治疗药物，应用 IFN-β、考帕松和米托蒽醌的试验均未显示有效。PPMS 治疗无效可能部分归咎于独立于急性或慢性炎症的轴索损伤。新近的研究应用 Rituximab 治疗 PPMS 的结果也没有显示对证实的疾病进展的显著影响，但对年轻患者的自然病程有改善的趋势。

最近的研究提示，进展性残疾是与轴索丧失有关，而不是与炎症或脱髓鞘病变有关。轴索丧失可发生于疾病早期，早期启动疾病缓和治疗（DMT）特别重要，但需要采用新的疗法改进治疗机制。

此外，干细胞移植治疗也可作为进展型 MS 治疗的尝试。

3. 症状治疗　MS 患者可以出现各种各样的临床症状，影响患者躯体功能和社会功能。症状治疗是 MS 治疗中相当重要的环节，对改善患者的生活质量，增加特异性治疗的耐受性有重要意义。对症状治疗不仅是药物治疗，还包括物理治疗、心理治疗等。

（1）肌强直（痉挛）：锥体系统损害在 MS 患者中相当常见，往往表现为肌强直和痉挛。症状明显者可严重影响患者的运动功能。肌强直以药物治疗为主，常用药物包括巴氯芬、苯二氮䓬类和丹曲林等。巴氯芬是首选药物，通常自小剂量（10 mg/d）开始，逐渐增加剂量，最大剂量可用到 120 mg/d，但个体差异较大。常见的不良反应是嗜睡、疲乏和意识模糊等。

重症患者还可选择鞘内微泵应用巴氯芬，剂量要比口服剂量明显减少。严重的患者可考虑注射肉毒素 A，可使局部痉挛的肌肉快速减轻症状，但易复发。也有报道四氢大麻碱（大麻素）可以抑制脊髓多突触反射，小剂量也可治疗肌强直。在药物治疗的同时可以辅以物理治疗，保持肢体功能位，进行适度的功能锻炼，防止肌肉废用性萎缩。药物治疗无效的重症患者可考虑神经阻滞或外科手术治疗。

（2）发作性综合征：MS 患者可出现多种发作性症状，最常见的是痛性痉挛，也包括三叉神经痛，特别是双侧性三叉神经痛。痛性痉挛发作时间短暂，通常数秒钟，可连续发作，机制不明，认为是神经之间"短路"所致。卡马西平是首选治疗药物，卡马西平过敏或不能耐受的患者可选择拉莫三嗪、加巴喷汀、奥卡西平及苯妥英等药物。巴氯芬对痛性痉挛也有疗效。其他发作性症状如发作性无力、发作性感觉异常、发作性言语障碍和发作性眩晕等。

（3）疲乏：是 MS 患者最常见的症状之一，症状除了源于疾病本身，还受社会、心理等诸多因素的影响。因此，疲乏的治疗应注意药物与心理治疗结合，建议患者采取平缓的生活方式，调整心态，劳逸结合，合理安排日常活动。疲乏的对症治疗常用匹莫林 20 mg，每日 1 次或金刚烷胺 100 mg，每日 1～2 次，但两药均不能长期服用。须注意，许多患者的疲乏症状是因潜在的抑郁症或焦虑症所致，心理治疗和应用抗抑郁药可有明显的疗效。

（4）疼痛综合征：30% 以上的 MS 患者会出现不同形式和不同程度的疼痛。除了疾病本身可引起疼痛，多数患者疼痛源于其他因素，譬如长期肌肉强直、长期应用类固醇皮质和抑郁等，因此对症治疗宜因人而异。对肌强直疼痛可选择非固醇药配合肌松剂如替扎尼定，长期应用类固醇皮质的患者须排除骨质疏松，可选择降钙素类药物。对于神经痛可以选择卡马西平、加巴喷丁等，对于抑郁症所致疼痛感可以选用选择性 5-羟色胺再摄取抑制剂（SSRI），如氟西汀、西酞普兰等，三环类如阿米替林等也可应用。

（5）膀胱直肠功能障碍：是 MS 患者较常见也是最令其困扰的症状，严重的膀胱直肠功能障碍还可能引起其他并发症，如尿路感染、肠梗阻等。药物治疗仅是针对外周效应器官和组织，而对中枢性损害作用甚微。因此，在多数情况下药物治疗需要配合其他措施方能收到较好的效果。

轻度尿频、尿急症状可嘱患者定时饮水，规律排尿，并限制夜间饮水量，对夜尿患者可使用去氧加压素。尿急或尿频（痉挛性膀胱）患者可选用抗胆碱药，如溴丙胺太林（普鲁本辛）、奥昔布宁等，可使逼尿肌松弛，宜间断用药。抗胆碱药无效时可以选择三环类抗抑郁药如丙咪嗪等。对抑制性神经元膀胱患者可以选择胆碱能药，如甲酰甲胆碱、溴吡斯地明等。对明显的尿潴留和充溢性尿失禁患者，须留置导尿或膀胱造瘘，定期膀胱冲洗以防尿路感染。直肠功能障碍的治疗包括增加饮水量和补液量（3 000 ~ 4 000 mL），改变饮食习惯，以高纤维素和粗粮为主，适当增加运动量，可使用缓泻药物，严重便秘可间断灌肠。

（6）抑郁：MS 患者的抑郁发生率很高，有报道可达到 70% 左右，自杀率也较正常人群高约 3 倍。此外，抑郁还可引起许多躯体症状表现。SSRI 及 5-羟色胺去甲肾上腺素再摄取抑制剂（SNRI）能有效地控制抑郁症状及其导致的躯体化症状，常用的药物如舍曲林、西酞普兰、文拉法辛和度洛西汀等。

4. 临床孤立综合征的治疗　CIS 是指首次发生的单相性脱髓鞘事件，经常累及单侧视神经、脊髓、脑干，也可以累及大脑半球，病灶可以是 1 个或多个。在同一部位反复发作的脱髓鞘事件不能称为 CIS。其急性发作期治疗包括：

（1）类固醇皮质：CIS 急性发作期治疗与 RRMS 发作治疗类似，仍首选大剂量、短疗程 IVMP。应用大剂量 IVMP 可能加速单发性视神经炎的视觉恢复，但对视觉功能的远期影响和是否可延缓进展为 MS 尚无定论。

急性视神经炎（ON）患者需要尽早开始 IVMP 冲击治疗，推荐 1 000 mg/d，连续 3 ~ 5 天。然而，应避免给予患者口服泼尼松治疗急性 ON，这不仅不能缓解症状，相反还可能增加新发的 ON 发作。

（2）疾病修饰剂（DMD）：关于 CIS 患者是否立即开始 DMD 仍是争议的热点问题。有些学者认为，CIS 并非全部患者都会进展为确诊的 RRMS，有相当比例的患者在以后的随访中并无复发，且有相当一部分患者在以后的随访中可发现其他的能够解释临床症状的原因，例如干燥综合征、神经白塞病等；加上经济方面的考虑，CIS 可考虑不立即开始 DMD 治疗。

然而，近年来的基础及临床研究，有愈来愈多的证据支持 CIS 患者需要早期开始 DMD 治疗，早期应用 IFN-β 可减少新病灶的积累，延缓进展至 MS，远期疗效尚不明确。

根据目前我国的国情和患者管理的状况，对 CIS 的 DMD 治疗提出如下建议：①并非所有的 CIS 患者都要进行 DMD 治疗，但都需要进行密切的 MRI 随访，至少每 3 个月 1 次；②如果 MRI 显示病灶活动，应推荐患者早期 DMD 治疗；③早期治疗可以选择小剂量 IFN-β 治疗方案，也可以减少给药频率；④硫唑嘌呤对 ON 和复发性脊髓炎也可能有效。

第七章

运动障碍性疾病

第一节　震颤

一、概述

震颤是指肢体某部位（局部或全身）以保持平衡位置为中心而呈现的有节律、不随意、不自主的震动，是在受损部位的机械作用、周围反射、长潜伏期反射和中枢摆动机制之间相互作用下产生的，是主动肌和拮抗肌交替或同步放电，导致沿中轴产生的不自主、机械性、在波幅和频率上可以规则也可以不规则的摆动。简言之，震颤是指至少一个肢体功能区的节律、机械的摆动。震颤是最常见的运动失调。

二、机制

震颤的病理生理机制颇为复杂，可为中枢性，也可为周围性；包括机械性振动、反射性振动、中枢神经元性振动、反馈环路异常的振动等。

特发性震颤（ET）属于一种病因不明的震颤，在病理学上未找到病变部位。目前对震颤的病理生理研究最多的是中枢神经系统的摆动学说。多认为橄榄核、小脑相互协调节律紊乱是 ET 的病因，震颤起源于下橄榄核，其节律通过纤维到达小脑蒲肯野纤维和小脑核，并通过前庭神经外侧核和网状核输出，再沿小脑丘脑皮质路径激活脊髓运动神经元。引起 ET 的神经化学异常也未明确，可能与 GABA 能系统紊乱有关。

三、分类

（一）根据病因分类（表7-1）

表7-1　震颤分类

生理性震颤和强化的生理性震颤（7～12 Hz）
特发性震颤
经典的特发性震颤（4～12 Hz）
原发的直立性震颤（13～18 Hz）
任务执行或位置性特异性震颤（4～12 Hz）
不能分类的震颤
肌张力障碍性震颤（4～12 Hz）
帕金森病（PD）性震颤（3～10 Hz）
小脑性震颤
Holmes 震颤（以前称为红核型或中脑震颤）（2～5 Hz）
腭肌震颤
周围神经病性震颤（2～12 Hz）
中毒性和药物诱发性震颤（2～12 Hz）
心因性震颤（3～10 Hz）

静止性震颤被认为是在基底核环路产生，而姿势性和意向性震颤可能是在橄榄核–小脑，丘脑–皮质环路或 Guillain-Mollaret 三角产生 [GPe 为外侧苍白球，GPi 为内侧苍白球，VLa 为腹外侧核的前部，VLp 为腹外侧核的后部（腹外侧核），STN 为下丘脑核，SNc 为黑质致密部，RN 为红核，GE 为小脑栓状核，D 为小脑齿状核，IO 为下橄榄体]。

（二）根据震颤频率分类

震颤频率分类见表 7-2。

表 7-2 根据震颤频率分类

震颤类型	频率	幅度	发生部位	常见疾病
生理性震颤	8~10 Hz	固定频率，幅度可变	身体某一部位	毒物、毒素和生理或情感状态，如恐惧或焦虑、极度疲劳、运动后、饥饿、低血糖、甲状腺功能亢进、乙醇戒断、代谢紊乱、中毒、发热等可加强
静止性震颤	低到中（3~6 Hz）	大，在随意运动中减轻或消失	支撑重力的肢体肌肉并没有激活	PD，药物诱导性 PD 综合征（神经安定剂、甲氧氯普胺等）
动作性震颤	–	–	任何随意肌肉收缩	
姿势性震颤	中到高（4~12 Hz）	小，随意运动时明显	当肢体处于某一对抗地心引力的姿势时	生理性震颤、特发性震颤、代谢紊乱、药物或乙醇戒断
等轴性震颤	中	多变	对抗静止性物体的肌肉收缩	在一只手握持重物时
运动性震颤				
单纯性震颤	变化大（3~10 Hz）	当肢体接近某一物体时，其幅度并无明显变化	肢体简单运动，发生于任何运动时	–
意向性震颤	低（<5 Hz）	肢体接近某一物体时幅度增加	接近某一物体的肢体	小脑性病变（脑卒中、MS、肿瘤），药物诱导（锂盐、乙醇）
任务执行和位置性特异性震颤	多变（4~10 Hz）	多变	发生在特定的动作	书写震颤、音乐家震颤

四、临床特点

震颤可以发生在身体的任何部位。它的出现可以是生理性的，也可以是病理性的。生理性震颤常累及全身，病理性震颤最常累及双手，也可累及头部、腿部等，与其病因密切相关。

震颤可分为静止性和动作性震颤。前者发生时受累肢体完全能对抗重力，而后者是在受累肢体肌肉随意收缩时发生，其又分为姿势性震颤、运动性震颤（包括单纯性震颤、意向性震颤）、任务执行和位置性特异性震颤、等轴性震颤。

震颤主要包括 6 种综合征：生理性震颤、特发性震颤、PD 震颤、毒物或药物诱导的震颤、小脑性震颤、心因性震颤，见表 7-3。

表 7-3 震颤综合征的临床和诊断特点

震颤综合征	临床特点	诊断实验
生理性震颤	姿势性震颤：无神经系统阳性体征	血糖、肝功能检查，甲状腺功能检查，询问药物史
特发性震颤	姿势性震颤：影响手臂和头，当压力、疲劳、受刺激时增加，饮酒后可减少，β 受体阻滞剂、扑痫酮治疗有效	没有特异性试验，需行常规血液检查和甲状腺功能检查排除生理性震颤
PD 震颤	静止性震颤：紧张时增加，肢体随意运动时减轻或消失，对多巴胺能药物治疗有反应，伴有其他症状如运动缓慢、强直等	无特异性试验，MRI 为非特异性表现，必要时可行 PET、SPECT

震颤综合征	临床特点	诊断实验
小脑性震颤	意向性震颤（病变侧肢体）、跟－膝－胫试验、快复轮替运动异常、姿势异常、构音障碍、眼球震颤	CT 或 MRI 扫描，怀疑 MS 时需行 CSF 检查了解 IgG 寡克隆带；乙醇滥用检查（怀疑时）；若怀疑锂盐中毒，需行血锂水平检测
心因性震颤	多变（静止性、姿势性或意向性震颤），在注视时增加，注意力分散时减轻	电生理检查
肝豆状核变性（Wilson 病）	扑翼样震颤：腹腔积液、黄疸、肝疾病的体征，角膜 K－F 环，强直，肌肉阵挛，精神症状	肝功能检查、血浆铜蓝蛋白、尿铜、裂隙灯检查

特发性震颤可累及头、面、下颌、舌、臂及腿部，震颤为唯一的常见运动障碍，在人群中的发病率为 0.31% ~ 5.55%。本病可见于婴儿到老年的任何年龄，大多在青春期发病，无性别或种族差异。约半数有家族史，男女均可患病，属外显率不全的常染色体显性遗传，故又称为家族性震颤。本病常表现为单一的姿势性震颤，通常从一侧手部向前平举或取特定的姿势时出现低频率（3 ~ 14 Hz，平均 4 ~ 8 Hz）的细震颤。一般两上肢，特别是双手呈对称性受累。早期震颤呈间歇性，多在精神紧张或疲劳时出现，情绪稳定及休息时消失或减轻，逐渐转为持续性。一般早晨较重，饮茶及咖啡、吸烟、公众场合或高温环境、性交时可加重；独处、心理弛缓状态等常能暂时减轻。饮酒可使震颤减轻或完全缓解，据 Growden 报道饮酒至血乙醇浓度大于 10 mg/dL 时，震颤基本消失。本病患者不少伴有血压波动、多汗、皮肤划痕强阳性等自主神经功能紊乱症状，但大多数没有肌张力改变或运动变慢等帕金森综合征、小脑征或其他神经系统体征。

五、特发性震颤的诊断标准

（一）核心标准

（1）双侧肉眼可见且呈持续性的手或前臂的姿势性震颤或动作性震颤（而不是静止性震颤）。

（2）缺乏其他的神经系统体征，没有齿轮样肌张力增高。

（3）可能有孤立的头震颤而没有异常的姿势。

（二）次要标准

（1）长时程（>3 年）。

（2）家族史。

（3）对乙醇治疗有效。

（三）排除标准

（1）其他异常的神经系统体征（特别是肌张力障碍）。

（2）病因明确的强化的生理性震颤。

（3）有心因性震颤的病史和临床证据。

（4）有确切的证据证实：震颤突然发生或阶梯式恶化。

（5）原发性直立性震颤。

（6）孤立的声音震颤。

（7）孤立的位置性特异性或任务执行特异性震颤。

（8）孤立的舌震颤和下颌震颤。

（9）孤立的腿震颤。

（10）单侧的震颤、局灶震颤、姿势异常、强直、运动迟缓、静止性震颤。

（11）当前的治疗药物可能造成或加重震颤。

（12）孤立的头震颤并伴有异常的姿势（头摆动或旋转）。

六、症状性震颤的实验室检查

（1）TRH（促甲状腺素释放激素）。

（2）Na^+、K^+、Ca^{2+}、Cl^-。

（3）ALT、AST、GGT，胆碱酯酶。

（4）肌酐，尿酸，血糖。

（5）24 小时铜排泄 + 血浆铜蓝蛋白。

（6）毒理学试验。

七、治疗

震颤综合征主要针对疾病本身治疗，随着疾病本身的好转，震颤也随之好转，本节着重讲述特发性震颤的治疗。

1. 药物治疗　特发性震颤的药物治疗效果还不完全令人满意。最常用的两种药物是 β 受体阻滞剂和扑痫酮，而扑痫酮在逐步增量期有多种不良反应。最新研究表明，托吡酯作为单药或辅助治疗特发性震颤较安慰剂对照是安全而且有效的（400 mg/d 或最大耐受剂量），托吡酯 400 mg/d 可以明显减轻震颤评分。最常见的不良反应是食欲减退或体重减轻，感觉异常。加巴喷丁对震颤的治疗也有益处，国外研究表明，加巴喷丁可以明显减轻 MS 所致的震颤，并能明显减轻姿势性震颤，但目前的样本量还较少，可以作为其他药物治疗失败的辅助治疗。

非典型的神经镇静药物也被用于治疗特发性震颤。奥氮平单药治疗对缓解特发性震颤有效，见表7-4。

表 7-4　特发性震颤药物治疗

药物名	剂量	药物不良反应
β 受体阻滞剂（首选药物）：		
普萘洛尔	最初剂量 20 mg，每天 2 次，可以增加到 120 ~ 320 mg/d	血压降低、脉搏减弱、心动过速、心动过缓、阳痿、嗜睡、运动性呼吸困难、神志模糊、头痛、头晕，有心肺疾病及糖尿病等慎用
普萘洛尔控释片	最初剂量 120 mg，每天 1 次，可以增加到 240 mg/d，每天 1 次	同上，相对较轻，可出现皮疹、短暂头晕等
美托洛尔	最初剂量 50 mg，每天 1 次，可以增加到 200 mg/d，分次服用	心动过缓、头晕、头痛、恶心等，低血压、显著心动过缓（心率 <45 次/分）、心源性休克、重度或急性心力衰竭、末梢循环灌注不良、二度或三度房室传导阻滞、病态窦房结综合征、严重的周围血管疾病
美托洛尔缓释剂	最初剂量 50 mg，每天 1 次，可以增加到 200 mg/d，每天 1 次	同上，相对较轻
阿替洛尔	50 ~ 150 mg/d	头晕、恶心、咳嗽、口干、思睡
纳多洛尔	120 ~ 240 mg/d	无
索他洛尔（甲磺胺心定）	75 ~ 200 mg/d	警觉性降低
苯二氮䓬类：		
氯硝西泮	最初剂量 0.25 mg，每天 1 次，可以增加到 6 mg/d	嗜睡、镇静、依赖、成瘾等，肝功能损害慎用
地西泮	最初剂量 1 mg，每天 1 次，可以增加到 10 mg/d	镇静、疲乏、成瘾、依赖等
劳拉西泮	最初剂量 1 mg，每天 1 次，可以增加到 10 mg/d	镇静、疲乏、成瘾、依赖等

药物名	剂量	药物不良反应
阿普唑仑	0.75～2.75 mg/d	镇静、疲乏、药物依赖
抗惊厥药物：		
扑痫酮	最初剂量12.5 mg，睡前服，可以增加到 250 mg/d，尤其优先用于60岁以上的老人	镇静、嗜睡、疲乏、恶心、眼花、呕吐、共济失调、心神不定、眩晕、急性中毒反应等
加巴喷丁	最初剂量300 mg，每天3次，可以增加到1 800 mg/d；1 200～1 800 mg/d	昏睡、疲乏、性欲下降、头晕、烦躁、呼吸急促
托吡酯	400 mg/d以上	食欲下降、体重减轻、感觉异常、畏食、注意力下降
唑尼沙胺	100～200 mg/d	共济失调、头晕、焦虑、神志恍惚、畏食
其他：		
BTXA（手震颤）	多肌内注射，50～100 U；每3～4个月重复注射	手/指无力、握力下降，注射部位疼痛、僵硬、血肿、感觉异常
BTXA（头震颤）	多肌内注射，40～400 U；每3～4个月重复注射	颈部无力、注射后疼痛
BTXA（声音震颤）	多肌内注射，0.6～15 U；每3～4个月重复注射	声音低微、吞咽困难
正辛醇	64 mg/kg以上	味觉异常
尼莫地平	120 mg/d	头痛、胃灼热、直立性低血压

2. 手术治疗　药物依赖的特发性震颤可以采用丘脑毁损术或者丘脑腹中间核深部电刺激治疗（DBS）。头和声音震颤是特发性震颤中最常见的，采用手术治疗风险大，且效果欠佳，可能并发严重并发症，且很多患者不能耐受，尤其是双侧丘脑毁损术会导致难以忍受的不良反应，而最近的20年研究发现丘脑腹中间核深部电刺激对ET及PD震颤效果良好，但具体机制尚不十分清楚。有报道对一些单纯的头部特发性震颤患者采用这种方法治疗相对安全有效，可以维持9个月以上，也有报道其对声音震颤有效。

有散在病例报道，经皮电刺激双侧丘脑对特发性震颤有较好的临床治疗作用。

3. 其他震颤的治疗　PD静止性震颤药物治疗效果相对较差。一些患者对左旋多巴替代治疗反应较好。随机双盲多中心的临床药物研究表明，抗帕金森病药物多巴胺受体激动剂普拉克索能明显改善PD震颤（作为辅助治疗，7周内逐渐加量，最大量维持4周），而且普拉克索对PD及药物依赖性震颤都有效。

治疗PD药物罗匹尼洛也能改善静止性震颤、姿势性/动作性震颤，尤其是能明显改善PD静止性震颤，这一结果表明罗匹尼洛能有效改善PD早期的静止性震颤。

比较不同的多巴胺受体激动剂（普拉克索、培高利特）以及安慰剂对PD震颤的剂量效应。0.5 mg的普拉克索或培高利特能减少PD静止性震颤评分，疗效相当，但后者的恶心、呕吐不良反应较前者更明显。不过，通常情况下治疗PD时多巴胺受体激动剂最初剂量不会给予这么大。

药物源性震颤（如抗抑郁药及抗癫痫药物丙戊酸等）和中毒性震颤的治疗：停止造成震颤的药物或毒物；对于迟发性震颤可以试用苯海索或氯氮平。

第二节　痉挛

一、临床特征

痉挛是上运动神经元（UMN）综合征的一部分。中枢神经系统损害（如脑卒中、脑外伤、脑性瘫痪、肿瘤术后、脊髓炎及脊髓损伤等疾病）后，患者常出现上运动神经元综合征，包括以肌肉活动过度活跃为特征的阳性体征，即巴宾斯基征、阵挛、张力障碍、反射亢进、手足徐动症和痉挛，以及以功能丧失为特点的阴性体征，即动作灵巧性、力量、协调性和运动控制能力丧失。痉挛指牵张反射兴奋性增高所致的肌张力增高，并伴下列条件：①对外部给予的运动有阻力，且阻力随牵张速度的增加和关节运动方向的改变而增加；②对外部给予的运动产生的阻力超过了一定的速度阈值或关节角度。

上运动神经元综合征是大脑皮质、脑干和脊髓水平的运动通路受损所致。在损伤急性期，痉挛尚未出现，肌张力低下，呈软瘫；此后，受损部位逐渐在数天至数月内出现痉挛。牵张反射兴奋性在痉挛的第1个月逐渐增加，之后保持稳定，1年后下降。痉挛肌肉受到快速牵张后，除正常腱反射外，不出现反射性快速收缩，而是缓慢收缩。除肌张力改变外，痉挛的征象还包括折刀现象、反射亢进、巴宾斯基征阳性及屈肌痉挛。痉挛可影响患者活动，造成不适及护理不便，进一步的肌肉僵硬可使肌肉逐渐挛缩、疼痛，加重患者的功能障碍，有时可成为功能障碍的主要问题。

二、病理生理机制

痉挛性肌张力增高的病理生理机制尚不完全清楚，可能是由于缺乏完整的皮质脊髓系统和脊髓内神经元间环路，以及上下行神经通路之间的平衡受到破坏。在正常情况下，肢体休息位或在其活动范围内被动运动，对该运动产生的任何阻力，都可单独归因于生物力学因素。只要阻力存在，肌肉收缩就不是阻力中的一部分，肌电活动也就不能引出。

目前，关于痉挛的一些机制主要包括肌梭运动活动过度、运动神经元兴奋过度，脊神经节段的异常兴奋，失去脊髓影响（抑制和兴奋）节段中间神经元的异常兴奋及肌肉本身的改变等。

痉挛是一个与神经系统对感觉冲动输入产生运动整体反应有关的感觉运动现象。尽管一般情况下认为痉挛是运动问题，但它随感觉刺激的反应而增加，这一特点起始于脊髓水平简单的反射，延伸到涉及脑干和大脑更复杂的反应。感觉信号经由后根进入脊髓，一些分支进入脊髓灰质，而其他的则上行进入脑干和大脑。尽管长期以来认为感觉纤维从后根、运动纤维从前根进入脊髓，但有证据表明，至少在脑瘫痉挛患者中，感觉刺激也会在前根产生电生理信号。这一发现的临床和功能意义尚不清楚，但对UMN综合征肌张力过高的临床表现有一定影响。

前角运动细胞传递给2型运动神经元，α和γ运动神经元支配三至几百条肌纤维，运动单位是指由单一神经纤维和其所支配的骨骼肌纤维的集合。α运动神经元支配大的骨骼肌，相对较小的γ运动神经元也位于脊髓前角，它们通过A型γ纤维（小的、特别的骨骼肌纤维）传递冲动到肌梭内肌纤维。肌梭传递关于肌肉长度和变化速率的信息，肌梭位于每条肌肉的肌腹内，每一肌梭包绕3～12条小的梭内肌纤维附着于肌梭外骨骼肌纤维上，肌梭内肌纤维和高尔基腱器官传递肌肉牵张、张力和改变速率的信息。高尔基腱器官和肌梭一起促进肌肉控制和收缩，因此维持肌肉的张力。当肌梭的长度突然增加时，一级神经末梢受到刺激，引起运动反应，对快速的长度变化速率产生反应。缓慢牵张时，一级和二级神经末梢传递信号。在正常情况下，γ运动神经元释放一定数量的感觉冲动，牵张肌梭增加释放冲动的速率，肌肉缩短或松弛则减少肌梭释放冲动的速率。高尔基腱器官是防止张力过高的感觉受体。曾经认为高尔基腱器官是痉挛的主要因素，但这未经进一步的研究得到证实。高尔基腱器官对传入有静态或动态反应，正常情况下，高尔基腱器官用来维持肌肉松弛和紧张及主动肌和拮抗肌之间的平衡，来自高尔基腱器官和肌梭的信息通过脊髓运动通路传递到更高级的大脑中枢。

与痉挛有关的抑制系统的另一部分是中间神经元，中间神经元存在于脊髓灰质，与前角运动神经元数量之比为30：1，它们兴奋性极高，可以自发地释放冲动。许多中间神经元支配前角运动神经元，许多感觉冲动通过中间神经元进入中枢神经系统，并与来自其他地方包括皮质脊髓通路的冲动整合。闰绍细胞是抑制系统的一部分，刺激某一运动神经元会抑制闰绍细胞有侧支循环的周围运动神经元，这一连接称为折返抑制，这一功能如有障碍会导致越过关节的分离运动发生困难。主要抑制通路是背侧的网状脊髓通路，对脊髓的许多其他抑制影响来自脑干。当考虑到手的运动时，屈肌和伸肌有同等量的冲动传入。然而，中枢神经系统损害后见到的临床变化常反映了这些肌群不平衡。另外，丘脑核调节来自基底神经核和小脑的传入冲动。生理上，由于兴奋性升高、突触输入和抑制性突触冲动减少，运动神经元的兴奋性增加，单纯的网状脊髓通路的损害不产生痉挛。中枢神经系统弥漫性损害，会使下行抑制指令和异常冲动减少，肌肉活动变得活跃，这表现在牵张－反射通路的几个区域。下行抑制冲动的减少导致了 α 神经元和 γ 运动神经元兴奋性增加。其他脊髓通路如前庭脊髓和红核脊髓通路变得更活跃。实质上，痉挛可因皮质、基底神经核、丘脑、脑干、小脑、中央白质或脊髓的损伤而引起。

痉挛性肌张力过高，其反射弧是完整的，因此反射仍然存在。肌肉过度活动是由于来自脊髓以上的抑制受损或歪曲。这时可表现为阵挛、巴宾斯基征阳性，或反射亢进。痉挛性肌张力过高表现各异，在同一患者中，取决于其他的刺激或活动。

脊髓反射尽管不是痉挛纯定义中的一部分，但与 UMN 综合征的临床表现有关，传入脊髓的冲动由于改变或重组而歪曲。在正常情况下，脊髓反射可能由于感受伤害的本体感受反应而产生。深部腱反射更精确地说是肌伸张反射，性质被认为是本体感受。肌牵张反射如髌腱反射是最常见的肌伸张反射。单突触牵张反射对牵张产生快速的反应，是肌梭突然牵张而引发的，相反，收回的屈肌反射是多突触反射，是阳性支持性反射。屈肌痉挛代表脱抑制屈肌收回反射。张力牵张反射的另一表现是折刀现象，是由于屈肌反射传入神经限制的结果。必须记住的是痉挛不仅具有速度依赖性，而且与肌肉的长度有关。与痉挛有关的另一种反射是丛集反射，脊髓对感受伤害刺激的反应突然活跃，脊髓因而大范围兴奋。临床上，这可能与排便、排尿、出汗和血压升高有关。联合反应可能由于运动活动的异常扩散而引发突然反应，联合反应被认为与痉挛性张力障碍有联系，脑卒中患者移动时呈典型的姿势，常有马蹄内翻足、膝反射亢进、骨盆控制无力和躯干缩短。上肢表现为屈肘、握拳、肩内旋。用力时患者协同作用模式增加，这些运动模式是伴随不需要的其他动作而发生的运动。协同作用和联合反应是因为随意运动时来自大脑皮质或脊髓的刺激或兴奋过度所引起。联合反应与痉挛综合征有关。

在正常情况下，主动肌和拮抗肌必须协同收缩以便在活动过程中稳定关节。在这些情况下，协同收缩是适当的。在 UMN 综合征中，协同收缩变成病理性，干扰肌肉的运动和功能，皮质和脊髓发生交互抑制允许适当的协同收缩，UMN 综合征交互抑制受损。事实上，需要的运动可能被不想要的运动完全掩盖，如踝背屈时足通常情况下出现跖屈位。痉挛肌肉的牵张位加重了偏瘫患者的协同收缩。不适当的协同收缩除肌肉痉挛外还产生其他的作用。

三、痉挛的评定

临床上通过徒手被动运动肢体较容易发现痉挛的存在，并可粗略评定痉挛的程度。目前，常用 Ashworth 量表（ASS）、改良的 Ashworth 量表（MAS）、Tardieu 分级、综合痉挛量表/临床痉挛指数（CSI）对痉挛进行评估。主要是根据被检测肌群的肌张力有无增高来判断是否存在痉挛，并根据肌张力增高的程度将痉挛分为不同程度。

Ashworth 量表分级包括 Ashworth 分级和改良的 Ashworth 分级，Ashworth 分级通过从最大屈曲位到伸展快速运动患肢来评定痉挛的程度。根据肌肉对快速牵张的反应，将痉挛分为 0～4 级。Ashworth 分级被认为是肌肉痉挛的顺序分级，由于经常出现较低的分数，所以对最初的 Ashworth 分级作了改良，包括了 1$^+$ 级，表示张力轻微的增加。改良的 Ashworth 分级被认为是肌肉痉挛令人满意的分级。如 Ashworth 分级一样，它也不能区分是中枢性还是外周性原因引起的牵张阻力。Ashworth 分级提供了有关肌肉痉挛的临床信息，为内科医生、康复治疗师和护士所熟知。

Tardieu 分级则包括运动速度和运动质量。Tardieu 分级评定是在 3 个不同速度下进行的，根据肌肉对牵张的反应进行客观的观察，是否突然出现中止和阵挛而进行分级。Tardieu 分级也被认为是肌肉痉挛的顺序分级，除评定速度外，Tardieu 分级还提供 Ashworth 分级肌张力变异的其他信息和敏感性。Tardieu 分级评定应在每日相同的时间进行，患者在相同的特异体位进行，这对张力过高的患者来讲难以执行。不管采取何种评定分级法，应记录有价值的临床信息连同其他有关功能和症状信息，以达到最佳治疗方法，产生最好的治疗效果。定量评定痉挛和运动可进行肌电生理研究，但尚未被大多数临床医生所采用。

CSS/CSI 的评定内容包括 3 个方面：腱反射、肌张力及阵挛。根据其程度进行评分，分别是腱反射

0~4 分；肌张力 0~8 分；阵挛 1~4 分。三者分数相加，结果判断：0~9 分为轻度痉挛，10~12 分为中度痉挛，13~16 分为重度痉挛。痉挛是一种复杂的神经生理变化，不仅表现为肌张力的增高，腱反射的亢进和肌阵挛的产生也是肌痉挛的重要临床表现。ASS 和 MAS 量表都只是对患肢肌张力进行评定而忽略腱反射和肌阵挛。相比而言，CSS/CSI 除了对患者肌张力进行评定外，还加入了跟腱反射和踝阵挛的评定，对肌痉挛的评定更全面、更完整。

在神经电生理检查中，可以通过用肌电图检查 F 波、H 反射、T 反射等电生理指标来反映脊髓阶段内 α 运动神经元、γ 运动神经元、闰绍细胞及其他中间神经元的活动。此外还可以应用等速装置，通过生物力学方法对痉挛进行更为量化的评定以指导临床治疗。在治疗过程中，也可通过动态评定痉挛程度以评价疗效。

四、治疗

痉挛并非必须治疗，首先应对痉挛的严重程度作出评价，从而考虑治疗指征和预期效果。轻微的肌张力增高有利于患者维持一定的肢体功能，不需要进行治疗。只有当痉挛影响到患者的功能，妨碍将来潜在的功能恢复及造成疼痛时才应进行必要的治疗。抗痉挛治疗必须权衡潜在的治疗益处和药物不良反应，并根据不同患者恢复的具体目标不同（如日常生活自理、改善步态或减轻疼痛等），慎重选择。

抗痉挛治疗应逐步进行，并以改善患者的功能为目的。选择治疗方法时，应从较为简便、不良反应少、可逆的疗法开始，逐步到较为复杂、不良反应较多、不可逆甚至是毁损性的治疗，并遵循个体化治疗原则，根据不同的治疗目标选择适当的治疗方法。

（一）基本治疗

1. 被动运动　坚持每日牵伸痉挛肢体是非常重要的，应根据患者情况制订规律、个体化的运动计划。牵伸应力求达到全关节活动范围，有效的被动牵伸可通过脊髓环路上突触的改变使受累肌肉放松数小时。通过有规律地牵伸肢体，部分患者可有效预防肌肉短缩和关节囊挛缩，大部分患者可减轻痉挛程度，维持肢体和关节的活动范围。

2. 避免刺激　外来的刺激可以增加牵张反射传入神经的输入，因此应避免任何可能引起痉挛的刺激，如避免刺激手掌部位的抓握反射引发区等。特别应注意避免某些不易引起注意的刺激，如膀胱和直肠过胀（便秘）、尿路感染、患肢指（趾）甲向内生长、压疮、裤腿口过紧、支撑用具或轮椅不合适等均可能加重痉挛。

（二）物理治疗

1. 抗痉挛姿势和体位　特别适用于早期痉挛尚不明显的患者。可用约束带将患肢固定；还可用支具协助患者站立和活动，避免某些可能加重痉挛的姿势；或者对痉挛肌伸展位负重支持，例如，一侧小腿后旋肌痉挛时，取站立位，保持伸膝、踝关节功能位（90°）负重。功能训练前采用充气压力夹板压迫肢体可缓解痉挛，休息时用石膏或塑型夹板取功能位固定肢体。

也可利用矫形器，通过牵拉肌肉、固定骨骼及关节位置、约束或限制关节异常活动，能在一定程度上缓解肌痉挛及疼痛，并可预防和矫正肌痉挛引起的畸形。上肢有肘及腕手矫形器，下肢有膝及踝足矫形器等。

2. 冷疗和热疗　局部的浅部冷疗和热疗可抑制脊髓 α 运动神经元和 γ 运动神经元，降低牵张反射的兴奋性，但整体热疗如热水浴会加重痉挛。

3. 水疗　水疗有全身电动浴缸、Hubbard 浴槽、步行浴、水中运动池和水中步行训练等，利用温度的作用和被动关节活动也有缓解痉挛的作用，能提高患者残存肌力、运动功能和日常生活能力，短时缓解肌肉紧张度和肌痉挛，消减胀痛等症状。

4. 神经肌肉再训练　中枢神经损伤后肌肉的过度兴奋不是均匀分布于躯体的所有肌肉，在痉挛患者成对的主动肌–拮抗肌中，两者都减弱，但其中一个相对于另一个兴奋过度，采用主动肌–拮抗肌交互电刺激进行神经肌肉再训练，可使痉挛缓解 8%~10%，同时可以改善肌肉无力，主要用于偏瘫患的治疗。

5. 按摩　按摩也是缓解疼痛和痉挛的一种物理治疗，分为深部按摩和表面触摸。与轻柔软组织按摩相比，深部按摩能产生中枢抑制。皮肤刺激还有一些特殊效应，如降低某些肌肉肌紧张和提高交感神经兴奋性的作用。

6. 肌电生物反馈疗法　可减少静态时肌痉挛的活动及相关反应，也可抑制被动牵张时痉挛肌的不自主运动。

7. 电刺激　对皮肤、肌肉、神经及脊髓的电刺激均有一定的缓解痉挛作用。①功能性电刺激（FES）：其原理是通过电流直接刺激痉挛肌肉，使之强烈收缩，引起肌腱上高尔基腱器官兴奋，经 Ih 纤维传入脊髓内，产生反射性抑制主动肌痉挛的作用，或通过刺激拮抗肌收缩来交互抑制主动肌痉挛。②直肠电刺激（RPES）：适用于服用抗痉挛药物无效或不能长期坚持服药的患者。每次直肠电刺激后，平均可缓解痉挛 8.5 小时，所以患者早晨起床后做 1 次电刺激，可以保证白天日常生活和康复训练的顺利完成；而且直肠电刺激对截瘫患者的神经痛和尿频也有一定治疗作用。因此，RPES 不良反应小而效果明显，可能成为治疗严重痉挛的有效方法。③经皮神经电刺激（TENS）：在反射活动增强的运动训练或睡眠之前可用 TENS 作为辅助治疗，从长远效果来看，也可作为痉挛的辅助治疗手段。

物理治疗多作用于痉挛比较局限、程度较轻（改良 Ashworth 量表 1～3 级）的患者，并且受累肢体有残余随意运动功能。由于物理治疗一般缓解痉挛的维持时间较短，此类治疗应在运动功能训练前进行。

（三）药物治疗

目前的抗痉挛药物多数是通过调节作用于皮质－脊髓水平的各种神经递质（包括 GABA、谷氨酸、去甲肾上腺素及 5-HT 等）发挥作用的。药物治疗有 4 种途径：口服、经皮注射、鞘内注射及局部组织注射。

1. 口服和经皮注射药物

（1）苯二氮䓬类药物：是治疗痉挛的第一代药物，最常用的是地西泮，其他还有氯硝西泮和二甲氯氮䓬。苯二氮䓬类药物具有中枢神经活性，主要作用于脑干网状结构和脊髓水平，增加 GABA 和 GABA$_A$ 受体复合体亲和性，增加突触前后抑制，减少单突触和多突触反射，改善痉挛状况。

地西泮口服吸收良好，服药后 1 小时达峰值血药浓度，半衰期 20～80 小时。起始剂量为每次 2.5 mg，每日 2 次，或 5 mg 睡前服用，以后每次增加 5 mg，治疗剂量为每日 20～40 mg，最大剂量为每日 60 mg。目前已知的不良反应有抑郁、协调性降低、记忆力和注意力减退、无力、共济失调、可能的药物成瘾及药物性意志减退，最严重的不良反应是呼吸抑制和意识障碍。并且，在用药过程中突然停药可导致坐立不安、焦虑、激动、易怒、震颤、恶心、噩梦、高热及精神症状，严重时造成死亡。地西泮可使被动运动范围（ROM）、痛性痉挛及腱反射改善，但肢体功能无显著变化。

（2）巴氯芬：巴氯芬作用于脊髓突触前、后膜 GABA$_B$ 受体。在突触前膜，它与 GABA 神经元结合，使细胞膜超极化，阻滞钙内流和介质释放；在突触后膜，它结合到 I a 传入纤维，使细胞膜去极化，抑制天冬氨酸、谷氨酸释放，最后的效应是抑制单突触和多突触脊髓反射。

巴氯芬口服吸收良好，服药后 2 小时达峰值血药浓度，半衰期约 3.5 小时，主要经肾排泄，肾功能不全患者应减量。起始剂量为 5 mg，每日 2～3 次，每周增加 5～10 mg/d，服药后 5～10 天达到最佳临床效果。常用最大剂量为 80 mg/d，但 300 mg/d 仍认为是安全有效的。巴氯芬比地西泮更易耐受，但不同患者耐受性差异较大，应注意个体化用药。常见不良反应包括嗜睡、疲劳、无力、头晕、恶心、口干、肝功能异常、感觉异常、幻觉及疾病发作阈值降低。剂量增加、速度减慢可减少不良反应，停药后 1～2 天不良反应可消失。突然停药可能出现幻觉或痉挛的反弹增加。

（3）丹曲林：丹曲林是唯一直接作用于骨骼肌的口服抗痉挛药，其作用机制是在肌肉收缩时抑制钙从肌质网的释放，抑制肌肉兴奋－收缩耦联。它有两种作用方式：①直接作用于肌肉本身；②作用于肌梭 γ 运动神经元，降低肌梭的敏感性。丹曲林的活性主要针对快反应纤维，效应包括 ROM 增加和肌张力易控制，对于脑瘫和脑外伤引起的痉挛尤其有效。起始剂量为每日 25 mg，分两次服用，每周缓慢增加 25～50 mg/d，最大剂量为 400 mg/d。药物半衰期为 15 小时。丹曲林最严重的不良反应为肝脏毒性，0.3% 患者可发生严重的肝功能衰竭，因此有肝病史者禁用。服用雌激素患者慎用。不宜与其他具有肝脏毒性的药物联用。治疗前及治疗过程中必须监测肝功能。其他不良反应有头晕、无力、感觉异常、恶心及腹泻等。

（4）可乐定：可乐定是 α_2 去甲肾上腺素能激动剂，它的作用方式有：①通过 α_2 活性对蓝斑区起作用，降低肌张力增高的诱发因素；②加强 α_2 介导的突触前抑制作用，减少兴奋性氨基酸释放。口服吸收率为 95%，服后 3～5 小时达峰值血药浓度，半衰期为 5～19 小时，约 50% 在肝脏代谢，62% 经尿液排出。口服剂量为 0.1 mg，每日 2 次。不良反应主要为心动过缓和低血压，在治疗中需监测血压和脉搏。其他不良反应有口干、足踝肿胀和抑郁。可乐定也可经皮使用，皮下注射剂量为每日 0.1 mg 或 0.2 mg，皮丘可将药效维持 7 天。经皮使用的常见不良反应是过敏，若皮肤红斑持续存在表示可能发生过敏反应。

（5）替扎尼定：替扎尼定是咪唑类衍生物，与可乐定类似，也是中枢 α_2 去甲肾上腺素能激动剂，作用于脊髓及脊髓上水平，抑制多突触反射。在脊髓上水平，替扎尼定抑制脊髓反射去甲肾上腺素能下行激活通路，普遍抑制 II 型传入纤维或专门抑制 γ 运动神经元，从而抑制 α 运动神经元活动；在脊髓水平，通过加强突触前抑制减少兴奋性氨基酸释放，并兴奋抑制性中间神经元，释放抑制性神经递质甘氨酸，降低脊髓中运动神经元的紧张性。替扎尼定口服吸收良好，服药后 1 小时达峰值血药浓度，半衰期 2.5 小时。起始剂量1～4 mg，睡前服用，以后每 2～4 天增加 1～4 mg，最大剂量为 36 mg/d。服用替扎尼定患者耐受性较好。与其他抗痉挛药物比较，替扎尼定最大的优势是不引起肌无力，也不引起血压和脉搏的持久改变，但与降压药联合应用时可能诱发症状性低血压。最常见的不良反应是嗜睡和头晕，其次为镇静、无力、恶心、呕吐及口干。少数患者可出现肝损害，应在开始用药时及用药后 1、3、6 个月时行肝影像学检查。

（6）右美托咪唑（DXM）：DXM 是一种较新、较高选择性的抗痉挛药，为 α_2 去甲肾上腺素受体激动剂，作用比可乐定强 8 倍以上，能减少麻醉剂、止痛剂、镇静剂及催眠药的需求。其作用有：①剂量相关的抗伤害效应；②降低 3%～1% 的心排血量；③降低体温。DXM 可静脉用药，半衰期为（1.90±0.62）h，常用于辅助外科麻醉。

（7）盐酸赛庚啶：有报道显示可减轻脊髓损伤和多发性硬化患者的痉挛性肌张力增高，从而改善步态，增加行走速度。盐酸赛庚啶可引起显著的镇静作用，因此宜睡前首次服用 4 mg，逐渐增加至 16 mg/d，分 4 次服用，最大剂量为 36 mg/d。

（8）加巴喷丁：加巴喷丁是一种抗癫痫药，结构类似于 GABA，但不影响 GABA 代谢且不作用于 GABA 受体。它可能影响新皮质和海马，结合到 GABA 神经元相应受体。口服后吸收 50%～60%，服药后 2～3 小时达峰值血药浓度，半衰期为 5～8 小时，原型经尿液排泄。口服剂量为每次 400 mg，每日 3 次。常见不良反应为嗜睡、头晕、头痛、疲劳及共济失调。

2. 鞘内及局部注射用药

（1）鞘内注射：鞘内注射药物治疗痉挛是较新的治疗方法，目前多用于治疗脊髓损伤和脑性瘫痪后的痉挛。鞘内注射巴氯芬（ITB）对获得性脑损伤引起的严重痉挛有效。ITB 在 20 世纪 80 年代开始应用，1996 年美国 FDA 批准应用于脑源性痉挛状态，我国也在 2008 年出台了《鞘内注射巴氯芬治疗卒中后痉挛性肌张力增高的专家共识指南》以指导 ITB 在脑卒中后痉挛的临床应用。临床试验证实 ITB 治疗相比口服巴氯芬治疗有效且比较安全，后者存在脂溶性差、不能有效通过血脑屏障的缺陷。对于严重痉挛、对其他创伤性治疗反映差、对 ITB 巨丸剂反应呈阳性，且患者体格适于安装药泵者，可考虑 ITB 治疗。同时，脑外伤患者病程需达 1 年以上；如患者无须上肢有任何恢复，延迟治疗可能引起下肢挛缩或其他痉挛并发症，病程不到 1 年也可以考虑。

患者筛选试验：腰椎穿刺或脊髓导管注射 50 μg/次，0.5～1 小时起效，4 小时达高峰，效果维持 8 小时或更长时间。应注意准备呼吸暂停监测仪或脉冲血氧机及复苏装置，以便在药物过量或严重不良反应时及时抢救。Ashworth 量表或改良 Ashworth 量表降低 1 分或更多者，适于应用 ITB 治疗。

治疗时首次采用大剂量给药，然后置入泵。全身麻醉或局部麻醉下导管经髓腔置于胸髓，远端由皮下引致泵处，泵置于前腹部。24 小时剂量一般为筛选时维持 8 小时以上的剂量，脑源性痉挛剂量增加应为 5% ~ 15%。24 小时只能调整剂量 1 次，若剂量增加疗效仍不好，要注意重新评价泵与导管的功能；脊髓损伤时，维持量一般为 22 ~ 1 400 μg/d；每 4 ~ 12 周，药泵需再次加药。

ITB 的治疗优势在于可以留置巴氯芬，降低药物总剂量及全身反应。伴随的问题是需要外科操作、费用高、存在感染风险、诱发疾病发作、巴氯芬过量、泵失调、脱瘾性症状、插管扭结及断裂等。

本药经肾排泄，有肾病者要特别慎用；确实需要下肢痉挛以维持站立体位与转移平衡和活动者，以及妊娠、哺乳、有自主反射异常及精神不正常者禁用。

（2）局部组织注射：包括神经阻滞和化学性去神经术。神经阻滞是用化学方法暂时或永久阻滞神经功能，而化学性去神经术是破坏神经。目前常用的药物为乙醇、苯酚和肉毒素。

1）乙醇：乙醇是第一批有报道用于局部注射治疗痉挛的药物，能有效治疗脑性瘫痪、脊髓损伤和脑卒中所致的局灶性痉挛。使用方法有神经肌肉阻滞、神经鞘内注射和神经周围注射。药物浓度为 45% ~ 100%。效应与使用浓度有关，但浓度过高会导致明显炎症反应。

2）苯酚：苯酚是苄基乙醇，是苯的氧化代谢产物。1% ~ 7% 的苯酚可损害传入和传出神经纤维，临床上用于治疗痉挛的浓度大于 30%。一次注射剂量为 1 g，即 5% 的苯酚最大注射剂量为 20 mL。肌内注射和远端运动分支，特别是运动点部位的注射均可，神经周围注射比肌内注射更安全，作用时间更持久。注射后立刻可观察到去神经效应。苯酚的作用时间平均为 6 个月，作用影响因素有药物浓度、应用方式、研究人群及注射方法等。苯酚的主要不良反应有注射时烧灼样或针刺样疼痛，可用冰敷或服用非甾体类抗炎药。更严重的并发症是注射部位不当或苯酚扩散到相邻组织，尤其是直接渗入动脉或静脉内导致深静脉血栓形成，引起梗死、缺血和组织坏死。苯酚过量会引起震颤、癫痫发作、中枢神经系统抑制和心血管功能衰退。

3）肉毒素（BTX）：BTX 是由肉毒杆菌合成的蛋白质，有 7 种抗原性免疫血清（A ~ G）。近年来，应用 BTX 行化学性去神经术治疗局灶性痉挛已成为重要的治疗方法。对多发性硬化、脊髓损伤、成人及儿童脑瘫、脑卒中后的痉挛均有明显改善，且不像口服抗痉挛剂那样出现镇静、认知障碍等不良反应。主要注射于肌肉，技术上比苯酚注射到运动神经容易，特别适用于儿童。其中 A 型肉毒素（BTXA）已在临床上广泛应用。BTXA 能作用机体周围运动神经末梢神经 – 肌肉接头处，通过阻滞突触前膜释放乙酰胆碱而导致肌肉麻痹，缓解肌肉痉挛，且对中枢神经系统和脑干无阻遏作用。2010 年 3 月美国 FDA 正式批准 Allergan 公司生产的保妥适（Botox，一种 BTXA）用于治疗成人肘、腕部和手指屈肌群的痉挛，注射 BTXA 后配合运动疗法、矫形器等康复训练效果更佳。目前，应用 BTXA 后症状改善持续最长时间 4 个月，结合理疗、手法牵张及支具等辅助治疗，只能辅助改善痉挛程度，不能延长作用时间。作用维持还需依靠反复注射，且价格昂贵，故只有在物理治疗和其他常规疗法无效时才用。

BTXB 也已上市，商品名为 Myobloco BTX，作用于神经 – 肌肉接头，抑制乙酰胆碱的释放。注射 BTXA 后通常在 2 ~ 10 天（平均 3 天）后出现临床效应，最大效应出现在注射后第 4 周，作用时间为 6 周到 6 个月，增加剂量可能延长效应持续的时间，反复注射可使大多数患者肌张力降低。

早期对 BTX 效果的研究，包括多种诊断或以单个肌群为目标，剂量小而固定，张力的测定主观欠准确。近年来，常结合注射协同肌，剂量较大，采用特定的稀释和定位技术，治疗结果的描述更为精确。靶肌内注射有助于提高疗效和减少不良反应。确定注射点应用最广泛的 3 种技术是表面解剖定位触摸、针极肌电图和电刺激。大多数情况下，采用肌电图，将针电极插入活动过多的肌肉，定位后再注射 BTX。躯干肌、上肢远端、肢体深部肌和肥胖患者注射时也用肌电图引导。对上肢远端痉挛肌群，尤其是有先前对 BTX 注射效果不太理想的情况下，针电刺激是一个基本定位技术。

注射剂量受功能目标、肌肉大小、痉挛程度、协同模式、神经恢复阶段、预期反应的量和时间的影响，剂量和注射方法应个体化。仅在初期临床检查的基础上为大多数受累肌群决定理想剂量是困难的。临床经验允许为特殊肌群提供一个简单的剂量范围。推荐使用的最大剂量为 400 U，儿童为 8 ~ 11 U/kg。可结合其他治疗如支具、物理疗法、步态及体位训练。BTXA 注射的不良反应发生率低，全身不良反应非常少见，多数是注射部位疼痛，注射肌肉无力或轻微青紫，可随总剂量增加而发生，若发生也可恢复。

禁忌证：运动神经元病、脊髓灰质炎后综合征、重症肌无力、Lambert-Eaton综合征；不要与氨基糖苷类抗生素同时使用；孕妇禁用。

3%~10%的患者会对BTXA产生耐受性，可能是其血清中存在相应抗体，换用其他血清型如BTXB可能有效。

3. 治疗药物的选择

（1）脊髓损伤和多发性硬化：首先要注意可能引起肌张力增高的一些并发症，如感染、压疮、深静脉血栓形成或异位骨化。若肌张力亢进是局部性的，宜用化学性去神经术；若为广泛性的，宜用口服抗痉挛药，以替扎尼定和巴氯芬效果最理想，可两者合用。苯二氮䓬类药物可能有效，丹曲林和可乐定属二线药物。如口服无效，可考虑ITB系统。多发性硬化患者对口服抗痉挛药的不良反应常敏感，可用ITB治疗或局部注射BTXA。

（2）获得性脑损伤：一般口服药物效果差。不良反应大，对早期恢复不利。有文献报道可用替扎尼定，但可能引起肝功能损害和乏力；可用ITB系统。治疗方法取决于损伤原因和并发症的发生，若是由于缺氧，可在3~4月后用泵，若是血管和外伤原因，则宁可4~6个月后用泵。

（3）脑性瘫痪：因为手足徐动症和肌张力障碍对口服药物效果不好，常考虑ITB，但应先试用口服药。由于丹曲林的肝脏毒性作用及苯二氮䓬类药物的镇静作用，口服药多选择替扎尼定；在口服药无效后再用ITB系统。对单纯痉挛者考虑神经根切除，而对伴显著手足徐动和肌张力障碍者，由于后根切除可带来难以接受的乏力，则唯一选择为ITB。

（4）BTX治疗：BTX治疗的对象主要有两类，即脑瘫患儿和成年脑卒中患者。肌张力增加限制了纵肌的伸长而形成挛缩导致脑瘫患儿需要反复行矫形手术。动物实验证明，BTXA注射能逆转纵肌伸长的限制，从而可能改善功能位置和步态，避免手术。不同剂量BTXA可减轻脑卒中后上肢痉挛，尤其是远端的上肢痉挛在注射后有显著改善，疗效高峰出现在第4周。对脑外伤所致局灶性痉挛，注射BTX也有效。

（四）中医康复治疗

有文献报道以针刺阳陵泉为主治疗外伤性痉挛状态，其痉挛程度较治疗前有显著改善；督脉电针疗法对脊髓损伤后下肢痉挛有一定疗效，可以减轻一部分患者痉挛状态，但缺乏大规模的临床数据证实。

（五）机器人辅助训练疗法

机器人辅助训练是近年逐渐兴起的一项新康复治疗技术。其治疗机制主要与重复性牵伸和反复运动有关。而且在很大程度上可减轻康复治疗师的劳动强度并提高康复训练效率，是非常有前景的康复治疗手段，如德国的MOTOmed智能运动训练系统等。随着科技的高速发展以及临床研究的不断深入，机器人辅助训练在康复领域必将发挥更加广泛的作用。

（六）手术治疗

当肌痉挛通过药物、理疗、神经阻滞等方法都不能得到控制时，可以通过手术方法使过高的肌张力下降而不损害残余的感觉和运动功能，特别是脊髓损伤后的肌痉挛。常见选择性胫神经切断术、选择性闭孔神经切断术、选择性脊神经后根切断术、脊髓切开术、针刀松解术及其他矫形手术。由于远期效果不理想，又不利于患者功能恢复，目前开展较少。

五、结语

痉挛对中枢神经系统损害患者的预后、功能恢复、生活质量有重要影响。目前，物理治疗及抗痉挛药物治疗一直是临床治疗痉挛的主要手段，但其具有疗程长、起效慢及药物不良反应多等不足。神经阻滞疗法其抗痉挛短期疗效较佳，必须配合康复训练方能取得较好疗效。同时应结合传统医学、手术治疗及现代的机器人辅助治疗，一起进行综合治疗，以期获得更理想的治疗效果。

第三节　肌阵挛

肌阵挛是起源于神经系统的突然、短暂、闪电样肌肉收缩或收缩抑制所致的不自主运动：正性肌阵挛起源于某一块或一组肌肉的快速主动性收缩；当主动肌的肌张力出现短暂的丧失（收缩抑制）而拮抗肌群随之出现代偿性的抽动时，就产生了负性肌阵挛。负性肌阵挛较正性肌阵挛更为少见。肌阵挛的病理生理与脑内的一些神经递质功能异常有关，主要表现在5-羟色胺（5-HT）能、γ-氨基丁酸（GA-BA）能神经递质的代谢异常，与甘氨酸及谷氨酸能系统也有一定关系。肌阵挛的治疗也多通过影响这些神经递质来发挥作用。

一、肌阵挛的分类及临床特点

（一）根据病因分类

1. 生理性肌阵挛　　生理性肌阵挛发生于健康个体，最常见的例子是在睡眠和睡眠转换期的生理性肌阵挛。可见于任何年龄，如新生儿良性睡眠肌阵挛、婴儿良性睡眠肌阵挛及成人睡眠肌阵挛。这种肌阵挛本质是一种良性的肌阵挛，其特征有：①在思睡或入睡后出现节律性肌阵挛样抽动，唤醒后发作立即停止；②可为局灶性、多灶性或全身性，发作无规律，间隔时间和动作幅度大小不等，重者全身抖动，甚至惊醒；③体格检查和影像学无异常；④本质属一种睡眠生理现象而无须治疗。该生理现象易被误诊为癫痫性肌阵挛，但该种良性睡眠肌阵挛主要在入睡初期发生，随睡眠加深或唤醒发作消失。新生儿及婴儿睡眠期良性肌阵挛随年龄增长多在1岁以内消失。此外，因膈肌肌阵挛而出现的呃逆也是生理性肌阵挛常见的例子，很少需要治疗。

2. 特发性肌阵挛　　包括散发性特发性肌阵挛和遗传性特发性肌阵挛。散发性肌阵挛包括各种病因不清和家族史阴性的肌阵挛。遗传性特发性肌阵挛是一种少见的女性遗传印记的常染色体显性遗传病，与7号染色体上 *epsilon-sarcoglycan* 基因的突变相关，多在20岁以前发病，呈良性病程，对患者的生活及寿命无明显影响，一般无共济失调、痴呆、痉挛性肌张力增高及癫痫发作，2/3患者有肌张力失调（肌阵挛-肌张力障碍综合征）。肌阵挛以上肢明显，多数对乙醇敏感，摄入乙醇后出现戏剧性好转，电生理检查提示为皮质下肌阵挛。

3. 癫痫性肌阵挛　　肌阵挛可以发生在潜在的癫痫背景之上，如可出现于青少年肌阵挛癫痫或患有如 Lennox-Gastaut 综合征等严重癫痫综合征的患者中，不在本文讨论内容范围内。

4. 症状性肌阵挛（继发性肌阵挛）　　继发于神经系统或非神经系统疾病，常见病因包括缺氧缺血性脑病（心搏骤停后）、代谢性脑病、药物或酒精中毒、神经变性疾病（Huntington 病、Alzheimer 病、帕金森病、路易体痴呆、皮质-基底神经节变性、多系统萎缩等）、感染性疾病、克-雅病等对大脑造成损害的疾病，常伴有精神症状、共济失调及其他运动障碍表现。

（二）根据肌阵挛的起源分类

依据神经电生理技术，如脑电图和肌电图，尤其是借助与肌阵挛发作有锁时关系的脑电平均技术（JLA），按其发作起源的解剖部位分类，是人们认识肌阵挛的一个重要突破。确定肌阵挛是起源于皮质、皮质下、脑干、脊髓还是周围神经是在选择抗肌阵挛治疗中最重要的指导信息。JLA 技术并不能作为常规检查来应用，并且在重症患者中也难以完成测试，临床医生可以通过临床检查，根据经验判断肌阵挛的起源（表7-5）。

表7-5　Caviness 和 Brown 根据起源对肌阵挛的分类

分类	脑电图	肌电图	JLA	SEP
皮质性肌阵挛	图形多样，可出现癫痫样放电波或慢波	肌阵挛肌电爆发持续时间 <75 ms	肌阵挛肌电发放前10~40 ms 存在有锁时关系尖波	常伴有巨大皮质反应电位

分类	脑电图	肌电图	JLA	SEP
皮质－皮质下性肌阵挛	全面性棘性发放	肌阵挛相关肌电活动<100 ms	肌电爆发与脑电图有锁时关系	可能有巨大皮质反应电位
皮质下－脊髓上性肌阵挛	无恒定异常	肌电爆发时程不定	无锁时关系	正常
脊髓性肌阵挛	正常	相关肌电爆发时程>100 ms	无锁时关系	正常
周围性肌阵挛	正常	相关肌电爆发时程不定	无锁时关系	正常

二、肌阵挛的电生理检查

神经电生理检查是研究肌阵挛最具重要意义的实验室检查,对肌阵挛的临床诊断、分类、病理机制以及治疗均有重要参考价值。

1. 肌电图 借助肌电图记录肌阵挛闪电样肌肉抽动信息,特别有助于与其他不自主运动如震颤、舞蹈病和张力障碍相鉴别,同时还有助于对不同起源肌阵挛部位的分析与确认。

2. 脑电图和肌电图同步检测 肌阵挛往往与特定脑区的一组神经元被过度激活相关,因此脑电图与肌阵挛发作的相关性对研究肌阵挛具重要意义。临床研究中,特别强调同步记录脑电图和肌电图。皮质和皮质下起源的肌阵挛脑电图常显示多灶性或全面性棘慢波或多棘慢波发放,可伴有或不伴有同步肌阵挛发作。皮质起源的负性肌阵挛,脑电图也可出现棘波或棘慢复合波。在克-雅病中,周期性肌阵挛常与脑电图中周期性同步性放电相关,这两种现象与躯体皮质定位有不同程度联系。在亚急性硬化性全脑炎中,不自主运动常伴随周期性、高幅、形态恒定的脑电图放电。在其他类型肌阵挛中,其脑电图一般无异常改变。

3. 脑电平均技术(JLA) JLA技术是脑电图-肌电图多导记录的延伸与扩展,其原理是利用肌阵挛发生时的肌电图作为触发信号,返回性提取相关脑电图进行计算机叠加分析。这项技术可揭示用传统多导记录不能发现的肌阵挛相关脑电图放电,准确测量脑电图放电与各种肌阵挛发作的不同间期。

4. 体感诱发电位(SEP) 在所有肌阵挛患者中,仅有皮质肌阵挛和皮质反射性肌阵挛才能引出巨大SEP反应电位,因而可用于这两种肌阵挛的临床诊断。从各个SEP成分在头部的解剖分布表明,巨大SEP是来源于正常SEP生理成分的过度增加,而不是有异常组分的参与。值得注意的是,皮质性肌阵挛也常不伴有巨大SEP,特别是当病理损害导致感觉皮质或邻近组织大量神经元缺失,就不会出现巨大SFP,甚至表现为SEP波幅降低。

5. 其他 近年来,电生理技术如脑磁图、经颅磁刺激也开始用于皮质兴奋性变化的研究,但它们对皮质性肌阵挛的诊断价值有待进一步探索。

三、治疗

特发性肌阵挛无特异性治疗,药物治疗主要以抗癫痫药和抗精神病药对症治疗为主。与抗癫痫治疗原则不同,肌阵挛治疗药通常需联合应用,很少能仅靠一种药物获得肌阵挛的完全控制。一般需根据病因诊断、肌阵挛可能的起源以及抗肌阵挛药物的不良反应等来选择治疗药物。如不能确定肌阵挛的起源,则按照皮质性肌阵挛治疗。对于引起继发性肌阵挛的原发疾病或诱因的控制对治疗更为重要。

(一)肌阵挛常用治疗药物

大部分抗肌阵挛的药物都通过增加抑制性神经递质GABA发挥作用。

1. 左乙拉西坦 左乙拉西坦是一种新型抗癫痫药物,通过阻断GABA受体的下调达到抗肌阵挛作用,对正性和负性肌阵挛均有效。左乙拉西坦在2000年初进入美国,现有250 mg、500 mg、750 mg三种剂量的片剂。慢性肌阵挛患者起始剂量为 250～500 mg/d，然后以每周 500 mg 的速度逐渐加量，一般认为达 2 000～4 000 mg/d 时治疗肌阵挛有效，推荐最大剂量为 3 000 mg/d。儿童用量为 20～40 mg/（kg·d）。左乙拉西坦对治疗皮质性肌阵挛特别是缺氧缺血性脑病后肌阵挛患者有效。与传统抗癫痫药物比较，由于左乙拉西坦的蛋白结合率较低，并经过肾排泄，对其他伴随用药的血药浓度无影响，不存在药物间相互作用，使用较安全。同时，左乙拉西坦有良好的耐受性，最常见的不良反应有抑郁、复视、头晕、嗜睡及无力等，偶见精神症状及共济失调。由于主要经肾排泄，老年患者及肾功能减退患者需慎用。

2. 丙戊酸　丙戊酸能抑制 GABA 降解，增加 GABA 合成，并减少其转运，从而增加 GABA 的抑制作用。现有每粒 125 mg、250 mg 和 500 mg 三种片剂，也有每粒 125 mg 的胶囊。丙戊酸通常以 125 mg，每日 2 次开始给药，再加量直至临床治疗有效。多数患者需要达到 1 200～2 000 mg/d 的剂量。丙戊酸常见的不良反应有消化不良、体重增加、疲乏、眩晕、头痛、恶心及镇静作用，动作性震颤、脱发及可逆性帕金森病并不常见。丙戊酸最严重的不良反应为肝功损害和凝血时间延长，不应用于有肝病或严重肝功能异常的患者，也禁用于尿素循环障碍的患者。服用丙戊酸的患者通常在治疗的前 6 个月中，可出现致死性的肝衰竭，这种情况可出现在既往没有肝受损病史的患者中，因此对服用丙戊酸的患者，应经常监测肝功能。丙戊酸在成人和儿童中也可能引发导致有潜在生命危险的胰腺炎。与剂量相关的血小板减少症也有可能发生。丙戊酸可引起神经管发育缺陷、颅面部发育缺陷及心血管畸形，应避免妊娠期间使用。提高肝酶诱导剂水平的药物可降低丙戊酸的血药水平，苯妥英、卡马西平及苯巴比妥可降低丙戊酸的血药水平，丙戊酸可提高华法林、拉莫三嗪、苯巴比妥及苯妥英的血药水平，与其他抗癫痫药物联用时应注意调整剂量。丙戊酸是第一个被明确用来治疗肌阵挛的药物，已显示它对治疗皮质性和皮质下肌阵挛有效，但部分观点认为，由于丙戊酸存在广泛不良反应以及潜在的危及生命的不良反应，该药应作为二线药物使用。

3. 氯硝西泮　苯二氮䓬类和巴比妥盐类药物能促进 GABA 的传递。氯硝西泮可用于皮质、皮质下及脊髓性肌阵挛，并可作为脊髓性肌阵挛的首选药物，但常需要较大剂量。现有每片 0.5 mg、1 mg 和 2 mg 三种片剂型，通常需每天 3 次给药。较谨慎的做法是以小剂量开始，通常为 0.5 mg，再逐渐加量直至症状得到控制或出现不良反应，最大可达 15 mg/d。大多数患者需要至少 2 mg/d 的剂量。氯硝西泮最常见的不良反应是嗜睡，部分患者可能出现共济失调或人格改变，缓慢加量能够减少不良反应出现。氯硝西泮对肝功能异常或闭角型青光眼患者应禁用。氯硝西泮与其他药物间的相互作用并不明显，但可增强其他药物的镇静效果。在长期应用后，当需要停止用药时，应逐渐减量以避免出现戒断症状。

4. 吡拉西坦　吡拉西坦是一种促智药物。已显示吡拉西坦对治疗皮质性肌阵挛患者有效。吡拉西坦与左乙拉西坦是 S-异构体，具有相似的化学结构。在临床前研究中，吡拉西坦能有效改善学习和记忆，左乙拉西坦对认知的改善效果不如吡拉西坦，但能有效预防癫痫发作。吡拉西坦片剂每片 400 mg 或 800 mg，一般每日 3 次给药，治疗剂量范围为 2.4 g～21.6 g/d，更高剂量（30 g～40 g/d）可能获得更好的治疗效果，但患者不易坚持，采用小剂量吡拉西坦与小剂量左乙拉西坦联合治疗患者依从性可能更理想。吡拉西坦禁用于肾功能不全或肝功能异常的患者。由于吡拉西坦以原形排出，与蛋白不结合，与其他药物无明显的药物间相互作用，也无明显的严重不良反应，因此总的耐受性较好，但有发生可逆性血小板减少症及白细胞减少症的个案报道。应避免突然地停用吡拉西坦以免发生戒断症状。

5. γ-羟基丁酸　GABA 在某些欧洲国家用来治疗乙醇戒断症以及维持戒酒状态。因为有被滥用作为约会强暴药物的危险，在被美国批准用来治疗发作性睡病患者的猝倒发作之前，GABA 曾一度被列为 I 类麻醉药物。GABA 应被严格地管理，在美国仅能作为用于上述适应证的处方药物。在一篇报道中，6.125 g/d 的 GABA 成功地治疗了乙醇敏感性的肌阵挛－肌张力障碍。对继发于结节性硬化的婴儿痉挛，GABA 也有一定作用。但也有报道显示 GABA 可能加重肌阵挛。GABA 在怀孕期为 C 类药物，孕妇不建议使用。应特别注意的是 GABA 与其他中枢神经系统镇静剂同时应用时，可引起呼吸抑制。

6. 扑痫酮　扑痫酮有时用于皮质或皮质下肌阵挛患者，但很少作为一线抗肌阵挛药物。现有 50 mg、125 mg 和 250 mg 三种片剂。与癫痫患者不同，肌阵挛患者难以耐受扑痫酮的快速加量。较谨慎的做法是以 25 mg/d 开始治疗，再以每周 25 ~ 50 mg 的速度逐渐加量。该药通常需加量至目标为 500 ~ 750 mg/d 的耐受量。由于扑痫酮有可能导致镇静、抑郁及思维迟缓的风险，老年患者慎用。最常见的不良反应是嗜睡，虽然对该不良反应通常可以耐受，少数患者仍可以引起严重神经行为及轻度认知方面的不良反应，它可能加重已有的行为障碍并可能引发为易激惹，也可能损害记忆，并对需要长时间注意力的作业任务完成有影响。扑痫酮禁用于卟啉症患者。扑痫酮经代谢为苯巴比妥和苯乙基丙二酰胺，苯巴比妥可诱导肝酶进而导致那些在肝脏代谢药物的血药水平下降。扑痫酮可降低华法林和类固醇的血药水平，可降低或提高苯妥英的血药水平，丙戊酸可降低苯巴比妥的代谢，与其他抗癫痫药联合用药时应注意调整剂量。

7. 其他　5-羟色胺（5-HT）在动物模型及少数个案研究中报道对缺氧后肌阵挛有效，但由于可能出现嗜酸性粒细胞增多，且治疗效果不肯定，很少用于肌阵挛治疗。苯妥英和卡马西平对少数肌阵挛患者有效，但有报道认为苯妥英在某些情况下会加重肌阵挛。唑尼沙胺一般不用于治疗肌阵挛，偶有报道认为对部分患者有效。

（二）不同类型肌阵挛的治疗

1. 皮质性肌阵挛　以往认为治疗皮质性肌阵挛最有效的药物是丙戊酸和氯硝西泮，但由于左乙拉西坦不良反应更少，一般无镇静作用，现在已逐渐取代丙戊酸和氯硝西泮成为皮质性肌阵挛的首选药物，但尚无研究证明哪种药物效果最理想。吡拉西坦、GABA 及扑痫酮也可用于皮质性肌阵挛。

2. 缺氧后肌阵挛　缺氧事件的幸存者可能出现一种综合征，表现为严重的动作性和意向性肌阵挛，而认知功能及神经功能状态得以保留。缺氧后肌阵挛根据起源可分为皮质源性和皮质下源性。皮质源性肌阵挛多典型累及上肢、下肢和面部，可由动作和意念触发，并经常表现为非节律性、刺激敏感性和动作诱发性。皮质下源性是起源于皮质下结构、脑干、脊髓的肌阵挛，经常表现为节律性，对刺激非敏感性。有时两者区分比较困难，尤其是缺氧后肌阵挛，就同一患者而言，可能是皮质源性，也可能是皮质下源性，或者两者兼有。缺氧后肌阵挛药物治疗主要分为两类：一类是与 5-羟色胺相关的药物如 5-羟色胺，另一类是与氨基酸类递质相关的药物如左乙拉西坦、拉莫三嗪、利鲁唑及四氢烟酸、氯硝西泮。根据病例报告及系列研究的报道，缺氧后肌阵挛患者经 1 000 ~ 1 500 mg/d 剂量的左乙拉西坦治疗后获得了较好甚至戏剧性的效果。5-羟色胺已经在临床上用于治疗 Lance-Adams 综合征，动物模型研究也发现拉莫三嗪可有效减轻肌阵挛的发作，是一种很有潜力的抗缺氧后肌阵挛药物。其他非药物治疗包括物理治疗（电刺激）、生物反馈治疗及自我放松疗法等。

3. 特发性肌阵挛　尽管乙醇可抑制特发性肌阵挛患者的肌阵挛，但由于有被滥用和产生依赖的风险，应避免使用。根据经验，对特发性肌阵挛患者试用反复经颅磁刺激治疗是有效的。一例遗传性特发性肌阵挛在对脑深部的丘脑腹中间核行高频刺激后得到了改善。氯硝西泮、苯扎托品、抗胆碱能药物、丙戊酸及吡拉西坦等均有报道对某些选择性的患者有效。近年来，有报道显示，深部电刺激对少数特发性肌阵挛患者治疗有效，但目前缺乏足够的数据支持。

4. 顽固性呃逆　呃逆只有在经过常规处理无效后才需要治疗。巴氯芬、阿米替林及丙戊酸仍是最常用的药物。由于可能出现迟发性运动障碍，抗精神病药物应避免使用。在过去 2 年中无新的治疗呃逆的方法发表。

5. 腭肌阵挛　腭肌阵挛可引起腭部节律性运动，可能是特发性或继发性（因 Guillain-Mollaret 三角处的病变引起）。无症状的腭肌阵挛不需要治疗。目前认为肉毒素注射到腭帆提肌和腭帆张肌是有疗效的，甚至可以作为一线治疗。有个案报道显示，拉莫三嗪可改善因腭肌阵挛引起的耳部咔嗒声。部分患者应用卡马西平、5-羟色胺、苯妥英、巴比妥、地西泮及苯海索等药物有效。腭肌肌腱断裂术可用于终止腭肌阵挛引起的耳部咔嗒声。

6. 斜视性阵挛—肌阵挛　这种副肿瘤性或副感染性疾病可自发缓解，特别是当它继发于病毒感染时。对持续性、致衰弱的斜视性阵挛-肌阵挛患者，已应用过各种不同的免疫调节方面的治疗。有报道，静脉用大剂量免疫球蛋白治疗有效（Ⅲb 级证据）；大剂量的甲泼尼龙也有效（Ⅲb 级证据）。一项随机临床试验显示，应用吡拉西坦治疗儿童斜视性阵挛-肌阵挛无效。血浆交换也发现有效（Ⅲb 级证据）。有关于应用硫胺素和氯硝西泮治疗有效的数个独立的个案报道。

7. 脊髓性肌阵挛　Keshwani 曾描述了 3 例在应用左乙拉西坦后症状得到改善的脊髓性肌阵挛患者。近来一项报道提到，脊髓性肌阵挛对阿扑吗啡的反应较好。注射肉毒素也被应用于治疗刺激敏感性的节段性脊髓肌阵挛。氯硝西泮、卡马西平、巴氯芬、丁苯那嗪、苯海索、丙戊酸、苯妥英、拉莫三嗪、舒马普坦、吡拉西坦、5-羟色胺等都可用于治疗脊髓性肌阵挛。

8. 不宁腿综合征/睡眠中周期性肢体运动　不宁腿综合征和睡眠中周期性肢体运动均已显示对多巴胺能药物，包括培高利特、氯硝西泮及普拉克索有反应。正如在双盲、安慰剂对照的交叉试验中所证实的那样，加巴喷丁也可用于治疗不宁腿综合征。

肌阵挛可出现在很多情况下，并且常具致残性。根据病史及检查获得的线索以及通过借鉴抗癫痫治疗方法，通常可以选择一个有效的治疗肌阵挛的策略。

第四节　抽动障碍

一、概述

抽动障碍是一种病因不明、具有明显遗传倾向的神经精神疾病，主要表现为反复发作、不自主的运动性或发声性抽动，常合并注意缺陷多动障碍（ADHD）、强迫症（OCD）或情感障碍等。多数患者伴有感觉先兆，表现为抽动前出现的感觉异常或难以形容的不适感。其中最常见的抽动障碍是 Tourette syndrome，称为儿童抽动秽语综合征（TS），又称进行性、多发性抽动障碍，是一种家族性神经退行性疾病，常在儿童期发病，临床以多发性抽动、爆发性发声为主要表现。病程多在 1 年以上，常有起伏波动的特点。50% ~ 90% 的 TS 患者可能有焦虑、抑郁、人格障碍、学习障碍、工作能力下降、情绪控制能力差等；还可能有各种行为异常，如 ADHD，OCD，认知障碍（如智力发育迟钝、学习困难、视觉或运动失认），易冲动及其他强迫性行为异常。

二、病因及分类

抽动障碍是很多疾病的表现之一，其中最常见的疾病是 TS。自身免疫异常和遗传易感性是 TS 发病的重要原因。

（一）原发性抽动障碍

1. 散发性抽动症

（1）短暂运动性或发声性抽动（TTD），病程 <1 年，18 岁前发病。

（2）慢性运动性和（或）慢性发声性抽动（CMTD 或 CVTD），单一或多种抽动类型，运动抽动，发声性抽动，或者两者均无，病程 >1 年，18 岁前发病。

（3）成人发作性抽动（复发性）：运动和（或）发声抽动，18 岁后发病，病程 <1 年，但不能完全缓解。

（4）TS。

2. 遗传性抽动秽语综合征　遗传方式尚不明确，多在 4 ~ 12 岁起病，病程较长，至少持续 1 年。

（二）继发性抽动障碍

1. 遗传性

（1）亨廷顿病原发型肌张力障碍。

（2）神经棘红细胞增多症。

（3）（Ⅰ型伴脑组织铁离子蓄积的神经变性病）NBIA1。

（4）结节性硬化。

（5）肝豆状核变性。

（6）Duchenne 型肌营养不良。

2. 感染性 脑炎，克－雅病（CJD），神经梅毒，风湿性舞蹈病。

3. 药物诱导 安非他明，哌甲酯，匹莫林，左旋多巴，可卡因，卡马西平，苯妥英钠，苯巴比妥，拉莫三嗪，抗精神病药物，其他多巴胺受体拮抗剂药物（迟发性抽动症，迟发性类 TS）。

4. 中毒 一氧化碳中毒。

5. 发育障碍 精神发育迟滞，染色体异常，自闭症（阿斯伯格综合征）。

6. 染色体疾病 Down 综合征，克氏综合征，XYY 核型综合征，脆性 X 综合征等。

7. 其他 头外伤，脑卒中，神经皮肤综合征，精神分裂症，神经变性疾病。

三、病理生理机制

TS 发病机制目前仍不清楚，基于临床表现的解剖和神经生化改变，观察到有以下特点。

（1）基底核和其他神经系统的功能和结构改变，尤其是皮质纹状体－丘脑通路，多巴胺的黑质纹状体通路，会严重影响该病的病理生理状态及症状。这些变化可能导致感觉阈值的下降，促发机体过度和（或）频繁地执行动作和发音。

（2）在尾状核和壳核，高达 60% 的 GABA 能神经元和胆碱能中间神经元减少。

（3）影像学显示，TS 患者普遍表现为基底核区代谢程度下降，运动区和运动前区代谢增加，与神经解剖结构的改变一致。

（4）射频消融或电刺激苍白球内部/丘脑核，能降低抽搐严重程度；多巴胺 D_2 受体拮抗剂能够有效减轻 TS 的运动症状，相反增加多巴胺水平，能加重抽动频率。

（5）对于其他神经通路，如去甲肾上腺素能、血清素、组胺、谷氨酰胺、GABA、胆碱能系统，均有可能与 TS 发病有关，针对这些系统的药物，可以在一定程度上改善 TS 的症状。

四、临床特点

简单的运动性抽动是身体上部孤立而重复的刻板运动，抽动是突然发生且不连续的，特别是面颈部产生简单的刻板运动，如眨眼、抬眉、短暂耸肩。复杂的运动性抽动包含有广泛的多组肌肉收缩和抽动，在不同的肌群中呈序贯和协调的肌肉运动，类似于正常的运动姿势。

抽动起始突然，并且孤立地从一部分肢体到另一部分肢体而波动，在注意力不集中、松弛状态或注视某一活动时减少，在情绪紧张激动时可增加。许多患者有能力自发地控制抽动动作。运动性抽动能通过意愿及集中精力而抑制，当患者放松时可以消失。抽动可以先于或伴随感觉现象而出现，最常见的感觉现象是不同寻常的肢体感觉（如触觉），这种伴随有痛苦或疼痛的不适感的异常抽动障碍，称为感觉性抽动。

TS 是最常见的抽动障碍，其临床特点主要包括以下几个方面。

（1）以前本病的流行率约占人群的 0.8‰，现在发现其发病率有逐年上升的趋势，可达 1‰，男女发病比为 4.4 : 1。

（2）多发于 4 ~ 6 岁的儿童，14 ~ 16 岁的青少年仍有发作，10 ~ 12 岁达高峰。在青春期，抽动症状趋于缓解；在成年早期，抽动明显减少甚至无抽动障碍。成年抽动障碍可归因于幼年时期抽动的复发，或其他因素（药物，创伤，脑卒中，颅内感染等）的刺激。

（3）动作性抽动多于发声性抽动之前出现，多由简单抽动发展为复杂抽动。是主要以儿童的面部、手足以及身体不自主抽动、异常发声及猥秽语言为特征的综合征。

（4）抽动部位常见于面部，如挤眉、眨眼、口角抽动、肩部和上下肢体抽动，干咳、吼叫、不自主地发出怪声、骂人或骂脏话。

（5）TS 有时表现类似舞蹈病的肌阵挛性运动和刻板行为，但可出现抽动先兆，并能够短暂性抑制抽动，可作为 TS 与其他抽动障碍的区别。

五、诊断标准

1. TTD 的诊断标准

（1）存在单个或多个运动或发声性抽动。

（2）抽动每日发生多次，几乎每日发生，至少持续 1 个月，但不会超过 12 个月。

（3）对职业、学习或其他社会活动造成明显的影响。

（4）抽动首次发生在 18 岁以前。

（5）抽动不是由药物所致。

（6）不符合 CMTD、CVTD 或 TD 标准。

2. TS 诊断标准

（1）多种运动性和（或）发声性抽动必须在同一段时间内发生，但不必同时发生。

（2）抽动每日发生多次，几乎每日发生，发作持续时间超过 1 年。在发作期内，从来不会有连续 3 个月的无抽动期。

（3）患者的抽动发作对社会工作、职业、学习以及其他重要的日常生活造成明显影响。

（4）抽动第一次发作在 18 岁以前。

（5）排除由于药物（如可卡因等）或其他继发原因（脑卒中，亨廷顿病，病毒性脑炎等）引起的抽动。

3. CMTD 或 CVTD 的诊断标准

（1）在疾病发作期的某一时候出现单（多）部位运动性抽动或者发声性抽动。

（2）抽动每日发生多次，几乎每日发生，发作持续时间超过 1 年。在发作期内，从来不会有连续 3 个月的无抽动期。

（3）患者的抽动发作对社会工作、职业、学习以及其他重要的日常生活造成明显影响。

（4）抽动第一次发作在 18 岁以前。

（5）排除由于药物引起的抽动。

（6）排除 TS。

六、治疗

至今仍没有治愈 TS 的药物。单纯的轻度抽动障碍一般不需要药物治疗，必要时可以采取行为干预等治疗方式。约 20% 的 TS 不需要药物干预，即使某些严重的患者也不需要药物治疗。需要药物治疗的标准是抽动障碍开始影响患者的人际关系、社会关系、工作及日常生活等。由于每个患者的临床症状表现多种多样，且症状轻重不等，治疗常常需要个体化。治疗应遵循的原则是处理最明显的症状，药物治疗应从小剂量开始，逐渐加量至最低有效剂量，在无压力期间逐渐减量（如学龄儿童的寒暑假）。在减量的过程中，如果患者重新出现抽动，造成功能损害，需立即重新给予正规治疗。治疗的目标不是完全抑制抽动运动，而是减少这种抽动运动使之不再造成严重的功能障碍。治疗应该遵循最小有效剂量。患者应定期随访，以决定是否继续治疗，但药物治疗效果不佳。行为和外科治疗，尤其是脑深部刺激，目前尚处于临床尝试阶段，目前的结果提示可能有广泛的应用前景。

尽管许多种药物用于抑制抽动的发生，但只有匹莫齐特（抗精神病药）和氟哌啶醇通过美国 FDA 认证可用于治疗 TS。

1. 非药物治疗（表 7-6）

表 7-6　TS 的非药物治疗

治疗	对象	优点	注意
行为治疗			
全面的行为干预治疗	抽动（轻度至中度）	降低 50% 患者抽动的严重程度和频率	未被广泛应用，可单独治疗也可联合药物治疗

续表

治疗	对象	优点	注意
暴露和反应预防	成人和儿童的强迫症	减少抽动发作频率的一线治疗方法	对 TS 伴 OCD 患者疗效不如对只患 OCD 者好
认知行为学治疗	成人和儿童的破坏性行为	初步试验研究表明其能明显减少 TS 的症状	需要患者的积极配合
外科治疗			
脑深部电刺激（苍白球内部，丘脑底核，丘脑中央中核 - 束旁核复合体，伏隔核，内囊前肢）	严重、无法控制、自我伤害的抽动	研究表明其能降低抽动的严重程度和频率，并能减少抽动产生的伤害	最近才被研究但有前景的治疗方法 有不良反应和并发症，如合并主要的神经外科并发症（感染，脑卒中，出血） 如有适应证，脑深部电刺激将严格用于严重抽动患者和耐药患者
补充和替代治疗			
包含替代，锻炼	没有报道	一些个案报道其可降低抽动严重程度	没有临床试验表明其对 TS 患者有效

（1）行为学方法：包括意外事件管理，松弛训练，认知，行为学治疗，行为反向训练，抽动症的综合行为干预等。

（2）饮食调整和环境治疗：如注意妥善安排日常作息时间，避免过度紧张疲劳，适当参加一定的体育和文娱活动，使其尽量处于一种轻松愉快的环境之中。食物添加剂等可促使这类儿童行为问题的发生，包括活动过度和学习困难。含咖啡因的饮料可加重抽动症状。为此，对这些儿童的食物应避免应用食物添加剂、色素、咖啡因和水杨酸等。

（3）其他：针灸及 rTMS，小样本研究对 TS 治疗有效。

2. 药物治疗　药物治疗方案见图 7-1、表 7-7、表 7-8。

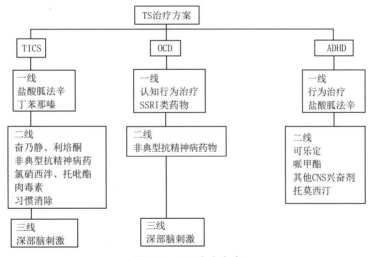

图 7-1　TS 治疗方案

表 7-7　抽动障碍常用的治疗药物选择

一线药物	二线药物	其他药物
可乐定	匹莫齐特	丁苯那嗪
胍法辛	氟奋乃静	多巴胺受体激动剂
巴氯芬	利培酮	BTX
托吡酯	奥氮平	

一线药物	二线药物	其他药物
左乙拉西坦	阿立哌唑	
氯硝西泮	齐拉西酮	
	喹硫平	
	舒必利	
	硫必利	

表 7-8 TS 和其他慢性抽动障碍最常见和最重要的药物治疗指南（欧洲指南）

药物	适应证	开始剂量（mg）	治疗剂量（mg）	常见的不良反应	开始服药及治疗中监测指标	循证医学证据
α肾上腺素能受体激动剂						
可乐定	ADHD/TS	0.05	0.1~0.3	直立性低血压、镇静、嗜睡	血压、ECG	A
胍法辛	ADHD/TS	0.5~1.0	1.0~4.0	直立性低血压、镇静、嗜睡	血压、ECG	A
典型的抗精神病药物						
氟哌啶醇	TS	0.25~0.5	0.25~15.0	EPS、镇静、食欲增加	血细胞计数、ECG、体重、转氨酶、神志、催乳素	A
匹莫齐特	TS	0.5~1.0	1.0~6.0	EPS、镇静、食欲增加	血细胞计数、ECG、体重、转氨酶、神志、催乳素	A
非典型的抗精神病药物						
阿立哌唑	TS	2.50	2.5~30	镇静、静坐不能、EPS、头痛、食欲增加，较其他抗精神病药物轻，直立性低血压	血常规、血压、ECG、体重、转氨酶、血糖	C
奥氮平	TS/OCB	2.5~5.0	2.5~20.0	镇静，静坐不能，食欲增加	血常规、血压、ECC、体重、电解质、转氨酶、催乳素、血脂、血糖	B
喹硫平	TS	100~150	100~600	镇静，食欲增加，焦虑，直立性低血压	血常规、血压、ECG、体重、电解质、转氨酶、催乳素、血脂、血糖	C
利培酮	TS/DBD	0.25	0.25~6.0	EPS，镇静，食欲增加，直立性低血压	血常规、血压、ECG、体重、电解质、转氨酶、催乳素、血脂、血糖	A
齐拉西酮	TS	5.0~10.0	5.0~10.0	EPS，食欲增加	血常规、ECG、体重、转氨酶、催乳素	A
苯酰胺类						
舒必利	UTS/OCB	50~100（2 mg/kg）	2~10 mg/kg	睡眠障碍，焦虑，食欲增加	血常规、ECG、体重、转氨酶、催乳素、电解质	B
硫必利	TS	50~100（2 mg/kg）	2~10 mg/kg	镇静，食欲增加	血常规、ECG、体重、转氨酶、催乳素、电解质	B

注：A. 超过两项双盲对照研究实验；B. 一项对照、双盲实验；C. 病例研究，开放性实验；DBD：（儿童）破坏性行为障碍；OCB：强迫症；TS：抽动秽语综合征；EPS：锥体外系症状；ECG：心电图。

3. 其他药物治疗 大麻（△-9 四氢大麻酚）及免疫调节治疗，小样本研究部分有效。

4. 外科治疗 深部脑刺激是目前可能有潜在治疗前景的治疗方法。有小样本研究其可以减少70%~90%的抽动发生频率。但由于是有创的方法，需要严格选择病例，也需要进一步的临床实验研究证实。其他神经外科治疗方法包括额叶、边缘系统、小脑、丘脑损毁术被尝试用于治疗难治性抽动障碍。

第五节 帕金森病

一、概述

帕金森病（PD）或称震颤麻痹，是一种多发于中老年期的中枢神经系统变性疾病。本病首先由英国医生帕金森于1817年报道。1960年，科学家在实验动物中偶然发现利舍平可引起类似帕金森病的一系列症状，受这一事实的启发，他们对震颤麻痹死亡之病例的脑组织进行了单胺类物质的测定，才了解到这种患者纹状体内多巴胺含量较正常人为低，从此该病的研究大幅加速。目前，已知黑质和纹状体中多巴胺能神经元变性是本病的主要病理变化。震颤、肌强直和运动障碍为其主要特征。

本病在欧美国家60岁以上人群患病率为0.1%，在我国为81/10万，目前我国有帕金森患者120万，患病率随年龄增长而增高。患者寿命明显缩短，起病后10年内约有2/3患者严重残废或死亡，主要死亡原因是支气管肺炎和尿路感染。

二、病理

主要病理改变是在黑质、苍白球、纹状体和蓝斑。黑质和蓝斑脱色是其肉眼变化特点。显微镜下最明显的变化是神经细胞变性和减少，黑色素细胞中的黑色素消失，胞体变性，黑质和纹状体中多巴胺含量显著减少，其减少与黑质变性的程度成正比，同时伴有不同程度神经胶质细胞增生。据报道，纹状体多巴胺含量下降到50%以上时才出现症状。残留的神经细胞胞内有Lewy小体形成，所有这些改变以黑质最明显，且黑质的致密带改变比网状带重。另一病理变化是进行性弥漫性脑萎缩，有脑萎缩者占90%以上，并且脑萎缩程度与年龄的大小、疾病的严重程度、类型和病程的长短有明显关系。

免疫细胞化学也揭示黑质多巴胺能神经元减少。帕金森病不仅多巴胺含量减少，而且基底节中多巴胺代谢产物高香草酸（HVA）、多巴胺合成的限速酶（酪氨酸羟化酶）和多巴胺脱羧酶也明显减少。脑内多巴胺能神经元大量丧失，多巴胺含量下降，使多巴胺绝对和相对不足而乙酰胆碱的兴奋作用相对增强，引起震颤麻痹。

三、临床表现

1. 震颤 为静止性、姿势性震颤，多从一侧上肢的远端开始，后渐扩展到同侧下肢及对侧上、下肢。早期随意运动时震颤减轻，情绪激动时加重，睡眠时消失。手部可形成搓丸样动作。

2. 肌强直 因患肢肌张力增高，关节被动运动时，可感到均匀的阻力，称为"铅管样强直"；若合并有震颤则似齿轮样转动，称为"齿轮样强直"。躯干、颈面部肌肉均可受累，患者出现特殊姿势，头部前倾，躯干俯屈，上肢之肘关节屈曲、腕关节伸直、前臂内收，下肢之髋及膝关节均略为弯曲。手足姿势特殊，指间关节伸直，手指内收，拇指对掌。

3. 运动障碍 是平衡反射、姿势反射和翻正反射等障碍以及肌强直导致的一系列运动障碍。运动缓慢和减少，不能完成精细动作，出现"写字过小征"。步态障碍甚为突出，首先下肢拖曳，然后步伐变慢变小，起步困难，一旦迈步则向前冲，且越走越快，出现慌张步态。

4. 其他 自主神经系统症状可表现为大量出汗和皮脂腺分泌增加，且出汗仅限于震颤一侧。食管、胃以及小肠的运动障碍导致吞咽困难和食管反流，患者可有顽固性便秘。精神异常可表现为忧郁、多疑、智能低下及痴呆等。有时患者也有语言障碍。少数患者可有动眼危象。

四、诊断

(一) 诊断要点

原发性帕金森病的诊断主要根据以下几点：①至少具备 4 个典型症状和体征（静止性震颤、少动、强直和位置性反射障碍）中的 2 个；②是否存在不支持诊断原发性帕金森病的不典型症状和体征，例如锥体束征、失用性步态障碍、小脑症状、意向性震颤、凝视麻痹、严重的自主物神经功能障碍、明显的痴呆伴有轻度锥体外系症状等；③脑脊液中多巴胺的代谢产物高香草酸减少。

(二) 诊断分级

目前分级的方法有多种，如 Hoehn 和 Yahr 修订分级、Schwab 和 England 日常活动修订分级、联合帕金森病评分分级和 Webster 评分。临床常用以评价病情程度和治疗效果较客观全面的是 Webster 评分法，其详细内容如下。

1. 手部动作和书写　0 分：无异常。1 分：患者自述在拧毛巾、系衣扣、写字时感到困难，检查时手内转外转动作缓慢。2 分：明显或中等程度手的轮替动作缓慢，一侧或双侧肢体有中等程度的功能障碍，书写明显困难。3 分：严重的轮替动作困难，不能书写，不能系衣扣，应用食具明显困难。

2. 僵硬　0 分：未出现。1 分：可出现颈肩部僵硬，反复运动后僵硬增加，一侧或双侧上肢有轻度休止状态下的僵硬。2 分：颈肩关节中等度僵硬，患者在不服用药物情况下有休止性全身性僵硬。3 分：颈肩严重僵硬，全身的休止性僵硬用药后也不能缓解。

3. 震颤　0 分：未出现。1 分：休止状态下手、头部震颤，振幅 < 2.5 cm。2 分：振幅 < 10 cm，但患者能采取某种姿势控制震颤。3 分：振幅 > 10 cm，持续不能控制（小脑性意向性震颤除外），不能自己进食。

4. 面部　0 分：正常，无惊恐、嘴紧闭、忧郁、焦虑等表情。1 分：面部表情障碍，嘴紧闭、忧虑、焦虑。2 分：中等程度的面肌运动障碍，情绪变化引起面部表情变化迟钝，中等程度的焦虑、忧郁，有时出现张口流涎的表情。3 分：面具脸，张口程度仅能张开 0.6 cm。

5. 姿势　0 分：正常，头部前倾，离开中线不超过 10 cm。1 分：驼背，头部前倾，离开中线超过 12.5 cm。2 分：开始上肢屈曲，头前屈明显，超过 15 cm，一侧或双侧上肢曲线形，但腕关节的水平位置低于肘关节的水平位置。3 分：猿猴样步态，手呈屈曲样，指间关节伸直，掌指关节屈曲，膝关节屈曲。

6. 上肢摆动　0 分：双上肢摆动正常。1 分：一侧上肢摆动不如对侧（行走时）。2 分：一侧上肢在行走时无摆动，另一侧摆动变弱。3 分：行走时双上肢无摆动。

7. 步态　0 分：步幅 45～75 cm，转身不费力。1 分：步幅 30～45 cm，转身缓慢，时间延长，走路有时脚跟碰脚跟。2 分：步幅 15～30 cm，两脚跟拖地。3 分：拖曳步态，步幅 < 7.5 cm，有时走路常停步，转弯时非常慢。

8. 皮脂腺分泌　0 分：正常。1 分：面部出汗多，无黏性分泌物。2 分：面部油光样，为黏性分泌物。3 分：头面部皮脂腺分泌明显增多，整个头面部为黏性分泌物。

9. 语言　0 分：声音清楚、响亮，别人可以理解。1 分：声音开始嘶哑，音量、音调、语调变小，但能理解。2 分：中等度嘶哑，声音弱，音量小，语调单调，音调变化迟缓，别人理解困难。3 分：明显声音嘶哑，无力。

10. 生活自理能力　0 分：正常。1 分：能自己单独生活，甚至从事原来的工作，但缓慢。2 分：生活自理能力减退（尚能缓慢地完成大多数日常工作），在软床上翻身困难，从矮椅上站起困难等。3 分：生活不能自理。

以上各项分为正常（0 分）、轻度障碍（1 分）、中度障碍（2 分）及严重障碍（3 分）。临床病情轻重程度按总分值可分为：轻度（1～10 分）、中度（11～20 分）、重度（21～30 分）。治疗效果按下列公式计算：疗效 =（治疗前分数 − 治疗后分数）/治疗前分数，计算结果 100% 为痊愈，50%～99% 为明显进步，20%～49% 为进步，0～19% 为改善，0 为无效。

五、治疗

帕金森病治疗的原则是使脑内多巴胺－乙酰胆碱系统重获平衡，或是补充脑内多巴胺的不足，抑或是抑制乙酰胆碱的作用而相对提升多巴胺的效应，或二者兼用，以达到缓解症状的目的。临床医生根据这一原则采用药物治疗和手术治疗。

（一）药物治疗

1. 多巴胺替代疗法　此类药主要是补充多巴胺的不足，使乙酰胆碱－多巴胺系统重新获得平衡，而改善症状。多巴胺本身不能通过血脑屏障，故选用其能够通过血脑屏障的前体——左旋多巴，或者应用多巴胺脱羧酶抑制剂。

（1）左旋多巴：可透过血脑屏障，经多巴胺脱羧酶脱羧转化为多巴胺而发挥作用。开始应用时，125 mg/次，每日3次，在一周内渐增至250 mg/次，每日4次，以后每日递增125 mg，直至治疗量达3～6 g/d。不良反应有食欲差、恶心、呕吐、低血压及心律不齐。服药期间禁止与单胺氧化酶抑制剂和麻黄碱同时应用，与维生素 B_6 或氯丙嗪合用将降低疗效。

（2）卡比多巴（又称 α-甲基多巴胺）：外周多巴胺脱羧酶抑制剂本身不透过血脑屏障，从而使低剂量的左旋多巴即可产生有效的多巴胺脑内浓度，并降低外周多巴胺的不良反应。主要与左旋多巴合用［信尼麦（Sinemet），卡比多巴∶左旋多巴＝1∶4 或者1∶10］治疗帕金森病。有10/100、25/250和25/100三种片剂，分别含左旋多巴 100 mg、250 mg 和 100 mg，以及卡比多巴 10 mg、25 mg 和25 mg。开始时用信尼麦 10/100 半片，每日3次，以后每隔数日增加一片，直至最适剂量为止。苄丝肼也是多巴胺脱羧酶抑制剂，与左旋多巴合用［美多巴（Madopar），苄丝肼∶左旋多巴＝1∶4］治疗帕金森病，美多巴的用法与信尼麦类似。强直、呕吐、恶心、厌食、失眠、肌痉挛、异常动作为其不良反应。妊娠期间避免使用卡比多巴和左旋多巴。

长期服用左旋多巴可产生开关现象等不良反应，"开"是指多动，"关"是指本病三主征中的不动，出现开关现象的患者可于原来不动状态中突然变为多动，或于多动中突然变为不动。产生该现象的原因尚不清楚，但多巴胺受体状况的改变是值得注意的。因为多巴胺受体一方面神经超敏，另一方面又失敏。超敏很可能是突触后多巴胺受体（D_2）亚型增多，失敏可能是突触前多巴胺受体（D_3）亚型丧失，失去反馈调控功能，不能调节多巴胺的适度释放。目前对这类患者的有效药物是多巴胺受体激动剂麦角碱类衍生物。其中溴隐亭较常用，其作用机制不同于左旋多巴。溴隐亭作用时程较长，减少开关现象出现机会；它能有效地直接兴奋突触后多巴胺受体，而不涉及突触前多巴胺受体功能；溴隐亭是伴有部分阻滞作用的混合型激动剂，有多巴胺受体激动剂与阻滞剂的双重特性，这种混合型作用可能有助于阻滞多巴胺受体出现低敏反应。

2. 抗胆碱能药物　此类药物抑制乙酰胆碱的作用，相应提升多巴胺的效应。常用的有：苯海索 2 mg，每日3次，可酌情适量增加；丙环定 5～10 mg，每日3次；东莨菪碱0.2 mg，每日3～4次；甲磺酸苯扎托品 2～4 mg，每日1～3次。本药物通过阻滞纹状体突触对多巴胺的重摄取而起作用，治疗强直的疗效比震颤好，运动不能的疗效最差。此类药有头昏、眩晕、视物模糊、瞳孔散大、口干、恶心和精神症状等不良反应。老年人偶有尿潴留。青光眼和重症肌无力患者忌用。

3. 溴隐亭　激动纹状体的多巴胺受体，其疗效比左旋多巴差，但可用于对左旋多巴失效者。现多与左旋多巴或复方多巴合用，作为它们的加强剂。与左旋多巴合用时可产生幻觉。开始时每日0.625 mg，缓慢增加，但每日量不超过30 mg。不良反应有恶心、头痛、眩晕、疲倦。肝功能障碍时慎用，禁用于麦角碱过敏者。

各种药物治疗虽然能使患者的症状在一定时间内获得一定程度好转，但皆不能阻止本病的自然进展。长期服用药物均存在疗效减退或出现严重不良反应的问题。另外约15%患者药物治疗无效。

（二）外科治疗

对于药物治疗无效的患者，常采用外科治疗。学者们曾进行脊髓外侧束切断术、大脑脚切断术、大脑皮质区域切除术、脉络膜前动脉结扎术、开颅破坏豆状襻和豆状束等手术，终因手术风险大、疗效差而废弃。立体定向手术治疗帕金森病始于 20 世纪 40 年代，丘脑腹外侧核毁损术和苍白球毁损术曾是治疗帕金森病的热门手段，但疗效不能够长期维持，且双侧损毁术并发永久性构音障碍和认知功能障碍的概率较高，逐渐被脑深部电刺激术取代。脑深部电刺激术是 20 世纪 70 年代发展起来的，它最早用于疼痛的治疗，具有可逆性、可调节性、非破坏性、不良反应小和并发症少等优点，可以通过参数调整达到对症状的最佳控制，长期有效，不存在复发问题，并保留新的治疗方法的机会，现已成为帕金森病外科治疗的首选方法。该技术于 1998 年在国内开展并逐渐推广，取得了良好的临床效果。

1. 丘脑毁损术

（1）手术原理：毁损丘脑腹外侧核可阻断与帕金森病发病相关的两个神经通路。一个是苍白球导出系，即从苍白球内侧部，经豆状襻、豆状束、丘脑腹外侧核前下部到达大脑皮质（6 区）。阻断此通路，对解除肌强直有效。另一个来自对侧小脑，经结合臂核丘脑腹外侧核后部，到达大脑皮质（4 区）。阻断此通路，对解除震颤有效。根据帕金森病的发病机制，肌强直系因 γ 运动系统受抑制所致，震颤系因 α 运动系统亢进所致，阻断此两通路可恢复 α 和 γ 运动系统的平衡，达到治疗效果。这两个系统均经丘脑下方 Forel 区，然后向上和稍向外，进入丘脑腹外侧核的下部。此区为毁损灶所在。

（2）手术适应证和禁忌证。

1）手术适应证：①诊断明确的帕金森病，以震颤为主，严重影响生活和工作能力；②躯体一侧或双侧具有临床症状；③一侧曾行 Vim 损毁手术的，另一侧可行电刺激手术；④年龄在 75 岁以下，无重要器官严重功能障碍；⑤无手术禁忌证。

2）手术禁忌证：①严重精神智能障碍、自主神经功能障碍及有假性球麻痹者；②严重动脉硬化、心肾疾病，严重高血压、糖尿病、血液系统疾病及全身情况很差者；③主要表现为僵直、中线症状以及单纯的运动减少或运动不能者；④症状轻微，生活及工作无明显影响者。

（3）术前准备和评价：手术前应注意进行全面的体格检查。在手术过程中需要患者的完全配合，因此，对于言语表达能力困难的患者，术前应进行必要的训练，以便在手术过程医生和患者之间能顺利交流。由于手术在局部麻醉下进行，可不给予术前用药，以保证整个手术过程中观察患者症状。一般在术前 1 天停药，对用药剂量大、对药物有依赖性的患者，可逐渐停药或不完全停药，只要在术中观察到症状即可；如果即使在"开"状态下患者症状仍然非常明显，则没有必要停药。术中应进行监护，保持生命体征平稳。术前应进行 PD 的震颤评分。

（4）手术步骤。

1）靶点选择：丘脑腹外侧核包括腹嘴前核（Voa）、腹嘴后核（Vop）和腹内侧中间核（Vim），一般认为毁损 Voa 及 Vop 对僵直有效，毁损 Vop 及 Vim 对震颤有效，靠近内侧对上肢效果好，靠近外侧对下肢效果好。靶点选择一般在 AC-PC 平面，后连合前 5~8 mm，中线旁开 11~15 mm。

2）靶点定位：①安装立体定向头架，患者取坐位将立体定向头架固定于颅骨上，安装时要使头架不要左右倾斜，用耳锥进行平衡；前后方向与 AC-PC 线平行；②MRI 扫描，安装好定位框后，将患者头部放入 MRI 扫描圈内，调整适配器，使扫描线与头架保持平行；进行轴位 T_1 和 T_2 加权像扫描，扫描平面平行于 AC-PC 平面，扫描层厚为 2 mm，无间隔，将数据输入磁带或直接传输到计算机工作站；③靶点坐标计算，各种立体定向仪的靶点计算方法不尽相同，可以用 MRI 或 CT 片直接计算，但较烦琐，可采用先进的手术计划系统，这套系统具有准确、直观和快速的特点；④微电极记录和电刺激，微电极技术可以直接记录单个细胞的电活动，可以根据神经元的放电类型，提供良好的丘脑核团生理学分析基础。

一般认为，丘脑内治疗震颤有效的部位是：①聚集着自发放电频率与震颤频率一致的神经元（震颤细胞）；②电极通过时，机械的损伤或小的电流刺激能够抑制震颤。试验性的靶点位置位于生理学资料确定的 Vim 核。由于 Vim 核被认为是运动觉的中继核，Vim 核高频刺激引起对侧肢体的感觉异常。刺激 Vim 核还可引起对侧肢体的运动幻觉，如果电极针位置太低，也可引起其他特殊感觉，如眩晕、晕厥或恐惧等。判断电极针是否位于正确的另一参数是震颤的反应，在 Vim 核内低频刺激（2 Hz）方可引起震颤加重，而高频刺激则可使震颤减轻，如果高频刺激在 1~4V 电压范围内使震颤减轻，则表明电极针位置良好。在 Vim 核内存在由内到外的体表部位代表区，Vim 最靠内侧为口面部代表区，最外侧即靠近内囊部位是下肢代表区，中部为上肢代表区。靶点位置应与震颤最明显的肢体部位代表区相对应，因此上肢震颤时位置应稍偏内，下肢震颤时偏外，靠近内囊。

3）麻醉、体位和手术入路：患者仰卧位于手术床上，头部的高低以患者舒适为准，固定头架，常规消毒头部皮肤，铺无菌单，头皮切口位于冠状缝前中线旁开 2.5~3 cm，直切口长约 3 cm，局部 1% 利多卡因浸润麻醉，切开头皮，乳突牵开器牵开。颅骨钻孔、电灼硬脑膜表面后，"十"字剪开，电灼脑表面，形成约 2 mm 软膜缺损，用脑穿针试穿，确定无阻力，以使电极探针能顺利通过，将立体定向头架坐标调整至靶点坐标后，安装导向装置。

4）靶点毁损：核对靶点位置后，先对靶点进行可逆性的毁损，射频针直径为 1.1 mm 或 1.8 mm，长度为 2 mm，加热至 45℃，持续 60 秒，此时要密切观察对侧肢体震颤是否减轻，有无意识、运动、感觉及言语障碍。若患者症状明显改善，而又未出现神经功能障碍，则进行永久性毁损，一般温度为 60~85℃，时间 60~80 秒，超过上述温度和时间，毁损灶也不会增大。毁损从最下方开始，逐渐退针，根据丘脑的大小，可毁损 4~6 个点，毁损期间仍要密切注意患者肢体活动、感觉及言语情况，一旦出现损害症状，立即终止加热。毁损完毕后，缓慢拔除射频针，冲洗净术野，分层缝合皮肤。

5）术后处理：手术结束后，在手术室内观察约 30 分钟，若无异常情况，将患者直接送回病房。最初 24~72 小时，继续进行心电监护及血压监测，并观察患者瞳孔、神志及肢体活动情况，直至病情稳定为止。应将血压控制在正常范围，以防颅内出血。患者可取侧卧位或仰卧位，无呕吐反应者可取头高位。手术当日即可进食，有呕吐者暂禁食。切口 5~7 天拆线，患者一般术后 7~10 天出院。

6）术后是否服药应根据具体情况，若手术效果满意，患者本人认为不用服药已经可达到满意效果，即使另一侧仍有轻微症状，也可不服药或小剂量服用非多巴胺类制剂。当然，如果另一侧症状仍很明显，严重影响患者生活，则需继续服用抗帕金森病药物，服药原则是以最小剂量达到最佳效果。

（5）手术疗效：丘脑毁损术能改善对侧肢体震颤，在一定程度上改善肌强直。而对运动迟缓、姿势平衡障碍、同侧肢体震颤无改善作用。

（6）手术并发症：①运动障碍，运动障碍多为暂时性，但少数可长期存在；偏瘫发生率约 4%，平衡障碍约 13%，异动症发生率为 1%~3%；多因定位误差、血管损伤、血栓和水肿等累及邻近结构所致；②言语障碍，术后发生率为 8%~13%；言语障碍表现为音量减小、构音障碍和失语症 3 种形式，多见于双侧手术与主侧半球单侧手术患者；言语功能障碍的发生与否，与术前言语功能无关；多为暂时性，常于数周后自行改善或消失；不过不少患者长期遗留有命名困难、持续言语症、言语错乱等；③精神障碍，发生率为 7%~8%；④脑内出血，可因穿刺时直接损伤血管或损毁灶局部而出血，CT 检查可及时确诊而得到相应处理。

2. 苍白球毁损术

（1）手术原理：在 PD 患者，由于黑质致密部多巴胺能神经元变性，多巴胺缺乏使壳核神经元所受到的正常抑制减弱，引起壳核投射于外侧苍白球（Gpe）的抑制性冲动过度增强，从而使 Gpe 对丘脑底核（STN）的抑制减弱，引起 STN 及其纤维投射靶点内侧苍白球（Gpi）的过度兴奋。STN 和 Gpi 的过度兴奋被认为是 PD 的重要生理学特征。这已被 MPTP 所致猴 PD 模型上的微电极记录和 2-脱氧葡萄糖摄取等代谢研究所证实。在 PD 患者也发现了类似的生理学和代谢改变。Gpi 过度兴奋的结果是通过其投射纤维使腹外侧丘脑受到过度抑制，从而减弱丘脑大脑皮质通路的活动，引起 PD 症状。一般认为 Gpi 电刺激术同苍白球毁损术（PVP）的作用原理一样，也是通过减弱内侧苍白球的过度兴奋或阻断到达腹外侧丘脑的抑制性冲动而实现抗 PD 作用的。

（2）手术适应证和禁忌证。

1）手术适应证：①原发性帕金森病至少患有下列 4 个主要症状中的 2 个：静止性震颤、运动迟缓、齿轮样肌张力增高和姿势平衡障碍（其中之一必须是静止性震颤或运动迟缓）；没有小脑和锥体系损害体征，并排除继发性帕金森综合征；②患者经过全面和完整的药物治疗，对左旋多巴治疗有明确疗效，但目前疗效明显减退，并出现症状波动（剂末和开关现象）和（或）运动障碍等不良反应；③患者生活独立能力明显减退，病情为中或重度；④无明显痴呆和精神症状，CT 和 MRI 检查没有明显脑萎缩；⑤以运动迟缓和肌强直为主要症状。

2）手术禁忌证：①非典型的帕金森病或帕金森综合征；②有明显的精神和（或）智能障碍；③有明显的直立性低血压或不能控制的高血压；④CT 或 MRI 发现有严重脑萎缩，特别是豆状核萎缩、脑积水或局部性脑病变；⑤近半年内用过多巴胺受体阻滞剂；⑥伴有帕金森病叠加症状如进行性核上性麻痹及多系统萎缩；⑦进展型帕金森病迅速恶化；⑧药物能很好控制症状。

（3）术前准备和评价：患者要进行全面的术前检查，所有患者术前应进行 UPDRS 评分、Schwab 和 England 评分、Hoehn 和 Yahr 分级，还应对患者进行心理学测试、眼科学检查，术前常规进行 MRI 检查，以排除其他异常。术前 12 小时停用抗帕金森病药物，以便使患者的症状能在手术中表现出来，至少术前 2 周停用阿司匹林及非激素类抗炎药物。全身体检注意有无心血管疾病，常规行血尿常规、心电图、胸透等检查，长期卧床及行动困难的患者，应扶助下床活动，进行力所能及的训练，以增强心功能。高血压患者应用降压药物使血压降至正常范围。如果患者精神紧张，手术前晚应用适量镇静药物。

（4）手术步骤。

1）靶点选择和定位：MRI 检查的方法基本上与丘脑电刺激术相同。由于 Gpi 位于视盘后缘水平、视束外侧的上方，为了精确计算靶点，MRI 检查要清楚地显示视束。为使 MRI 能够很好地显示基底核的结构，可将 Gpe 和 Gpi 分别开来。在轴位像上，Gpi 通常占据一个矩形的前外侧的三角部分，这个矩形的范围是中线旁开 10～20 mm，在前后位像上 Gpi 从前连合一直延伸到前连合后 10 mm。Gpi 的靶点坐标是 AC-PC 中点前方 2～3 mm，AC-PC 线下方 4～6 mm，第三脑室正中线旁开 17～23 mm。

2）微电极记录和微刺激：微电极记录和微刺激对于基底核的功能定位是一种重要手段。利用微电极单细胞记录的方法先后在猴和人证实，苍白球内、外侧核团的放电特征不同，并发现 PD 患者通常在苍白球腹内侧核放电活动明显增加。因此，通过记录和分析单细胞放电特征、主被动关节运动和光刺激对细胞放电影响以及电刺激诱发的肢体运动和感觉反应，可以确定电极与苍白球各结构及与其相邻的视束和内囊的关系及其准确部位。微电极记录通常在预定靶点 Gpi 上方 20～25 mm 就开始，根据神经元的不同放电形式和频率，可以确定不同的神经核团和结构（如内、外侧苍白球）。根据由外周刺激和自主运动所引起的电活动，可以确定 Gpi 感觉运动区的分布，而且微电极记录可以确定靶点所在区域神经元活动最异常的部位。微电极还可以被用于微刺激以确定视束和内囊的位置。应用微电极和微刺激在不同部位（内、外侧苍白球，视束，内囊）可记录到特征性电活动，通过微刺激所诱发的视觉反应（如闪光、各种色彩的亮点）和所记录到的闪光刺激诱发的电活动，可以确定视束的位置。微刺激所引起的强直性收缩、感觉异常等表现则可用于内囊的定位。

3）体位、麻醉与入路：基本同丘脑毁损术，头皮切口应为中线旁开 3～3.5 cm。

4）靶点毁损：基本同丘脑毁损术。

5）术后处理：术后处理同丘脑电刺激术。

（5）手术疗效：苍白球毁损术对帕金森病的主要症状都有明显改善作用，尤其对运动迟缓效果好，它一般对药物无效或"关"期的症状效果明显，对药物引起的症状波动和运动障碍也有很好的效果，对步态障碍也有作用。苍白球毁损术能够改善帕金森病患者个人生活质量，提高其生命活力和社会功能，而又不引起明显的认知和精神障碍。

（6）手术并发症：最近的许多研究表明，苍白球毁损术是一种死亡率和致残率较低的相对比较安全的手术。苍白球毁损术有可能损伤视束及内囊，因为这些结构就在苍白球最佳毁损位点附近，发生率为 3%～6%。苍白球毁损术急性并发症包括出血、癫痫、视觉障碍、术后语言困难或构音障碍、意识模糊、感觉丧失、偏瘫、认知障碍等；远期并发症很难预测，需定期随访和仔细询问。

3. 脑深部电刺激术（DBS）

（1）手术原理如下。①丘脑腹中间内侧核（Vim）电刺激术：由于 DBS 核毁损术作用于 Vim 都能减轻震颤，因而有学者认为 DBS 可能是通过使受刺激部位失活发挥作用，而这种失活可能是通过一种去极化阻滞的机制而发生的。此外，DBS可能是激活神经元，但这种激活可能通过抑制或改善节律性神经元活动来阻滞震颤性活动。②苍白球内侧部（Gpi）电刺激术：Gpi电刺激术治疗帕金森病的机制可能与丘脑电刺激术类似。Gpi电刺激术引起的帕金森病运动症状改善，很可能是因Gpi输出减少引起的。而Gpi输出的减少是通过去极化阻滞直接抑制（或阻滞）神经元活动，或者是激活对Gpi神经元有抑制作用的其他环路（即逆行激活）而产生的。③丘脑底核（STN）电刺激术：与Gpi电刺激术类似，STN电刺激术对帕金森病的治疗作用也有几种可能的机制。包括：①电刺激直接使STN失活；②改变Gpi的神经元活动来激活STN，这种改变可能是降低，也可能是阻滞其传导或使其活动模式趋于正常化；③逆行激动Gpe，从而抑制STN及（或）丘脑的网状神经元，并最终导致丘脑神经元活动的正常化。

（2）电刺激装置与手术方法。

1）脑深部电刺激装置的组成：①脉冲发生器（IPG），它是刺激治疗的电源；②刺激电极由4根绝缘导线统成一股线圈，有4个铝合金的电极点，每个电极长1.2 mm，间隔0.5 mm；③延伸导线连接刺激电极和脉冲发生器；④程控仪和刺激开关（磁铁）。

2）手术方法：①局部麻醉下安装头架；②CT或MRI扫描确定靶点坐标；③颅骨钻孔，安装导向装置；④微电极进行电生理记录及试验刺激，进行靶点功能定位；⑤植入刺激电极并测试，然后固定电极；⑥影像学核实电极位置；⑦锁骨下方植入脉冲发生器并连接刺激电极。

3）刺激参数的设置：DBS的刺激参数包括电极的选择，电压幅度、频率及宽度，常用的刺激参数为：幅度为1~3 V，频率为135~185 Hz，脉宽为60~90 μsec。患者可以根据需要自行调节，以获得最佳治疗效果而无不良反应或不良反应可耐受。可以24小时连续刺激，也可以夜间关机。

（3）脑深部电刺激术的优点：①高频刺激只引起刺激电极周围和较小范围（2~3 mm）内神经结构的失活，创伤性更小；②可以进行双侧手术，而少有严重及永久性并发症；③通过参数调整可以达到最佳治疗效果，并长期有效，即使有不良反应，也可通过调整刺激参数使之最小化；④DBS手术具有可逆性、非破坏性；⑤为患者保留新的治疗方法的机会。

（4）脑深部电刺激术的并发症：①设备并发症，发生率为12%，其中较轻微的并发症占了一半以上；感染的发生率仅为1%，而且仅在手术早期出现；设备完好率为99.8%；②手术本身的并发症，与毁损手术并发症类似，但发生率低于毁损手术；③治疗的不良反应，包括感觉异常、头晕等，多较轻微且能为患者接受。

（5）脑深部电刺激术的应用。

1）Vim电刺激术。①患者选择：以震颤为主的帕金森患者是Vim慢性电刺激术较好的适应证，双侧或单侧DBS手术都有良好的效果，Vim慢性电刺激术对帕金森综合征患者的运动不能、僵直、姿势和步态障碍等是无效的。对一侧行毁损手术的患者，需要进行第二次另一侧手术以控制震颤，也是慢性电刺激术一个较好的适应证。②术前准备：同丘脑毁损术。③手术步骤：丘脑Vim慢性电刺激术的靶点选择和定位程序与丘脑毁损术是完全一致的，只是在手术的最后阶段，当靶点已经确定并进行合理验证之后，采用了另外两种不同的技术。丘脑Vim慢性电刺激术的手术程序可以分为4个步骤：a. 影像学解剖定位；b. 微电极记录和刺激；c. 电极植入并固定；d. 脉冲发生器的植入。④靶点选择：同丘脑毁损术一样，进行丘脑刺激术时其刺激电极置于丘脑Vim，其最初解剖靶点位置为AC-PC平面、AC-PC线中点后方4~5 mm，中线旁开11~15 mm。由于丘脑的解剖位置中存在个体差异，手术过程中还需对靶点进行生理学定位。⑤靶点定位：同丘脑毁损。⑥DBS电极植入：将一个经过特殊设计的C形塑料环嵌入骨孔，这个C形环上有一个槽，可以卡住DBS电极，并可用一个塑料帽将电极固定在原位。将一个带针芯的套管插入靶点上10 mm处，套管的内径略大于DBS电极针。拔出针芯，将电极针通过套管内插入，经过丘脑的脑实质推进剩余的靶点上10 mm到达靶点。用一个电极固定装置，用于当拔出套管时将DBS电极固定在原位，保证DBS电极不移位。去除套管后，电极嵌入骨孔环上的槽内，用塑料帽将电极固定在原位。在这一阶段，电极针通过一个延伸导线连接在一个手持式的脉冲发生器上，并进行刺激，以测试治疗效果和不良反应。在许多情况下，由于植入电极时对靶点的微小的机械性损伤，有时出现微毁损效应，即患者的症状减轻或消失，这说明靶点定位准确。如果在一个很低的阈值出现不良反应，应该将电极重新调整到一个更加适当的位置。当保证电极位于满意的位置时，将 DBS 电极连接在一个经皮导线上，待术后调试，也可直接进行脉冲发生器的植入。⑦脉冲发生器的植入：常用的脉冲发生器是埋入式的，可程控，配有锂电池，可以发送信号维持几年。其植入的程序类似于脑室腹腔分流，患者全身麻醉，消毒头皮、颈部及上胸部皮肤，术前给予静脉应用抗生素，患者取仰卧位，头偏向对侧，在锁骨下 3 cm 处作一长 6 cm 的水平切口。在锁骨下切口与头皮之间做一皮下隧道，将电极线从锁骨下切口经皮下隧道送到皮下切口。电极线用 4 个螺钉与脉冲发生器相连并固定，在头皮切口处将 DBS 电极与电极线相连，缝合切口。⑧手术并发症：DBS 治疗震颤的并发症主要有 3 类：a. 与手术过程有关的并发症；b. 与 DBS 装置有关的并发症；c. 与 DBS 刺激有关的并发症。

立体定向手术导致的颅内出血发生率仅为 1%～2%。与 DBS 装置有关的并发症是机器失灵、电极断裂、皮肤溃烂及感染，这些并发症并不常见，发生率为 1%～2%。

与 Vim 刺激有关的并发症有感觉异常、头痛、平衡失调、对侧肢体轻瘫、步态障碍、构音不良、音调过低、局部疼痛等。应该注意的是，这些并发症是可逆的，而且症状不重。如果刺激强度能良好地控制震颤，这些并发症也是可以接受的。实际上，Vim 慢性电刺激术的不良反应本质上与丘脑毁损术的并发症相似，二者最大的区别是由 DBS 引起的不良反应是可逆的，而丘脑毁损术的不良反应是不可逆的。⑨手术效果：与丘脑毁损术相比，DBS 的优点是其作用是可逆的。治疗震颤所用电刺激引起的任何作用，可以通过减少、改变或停止刺激来控制。DBS 另一个重要特征是可调整性，完全可以通过调整刺激参数使之与患者的症状和体征相适应。因此，DBS 技术的应用为药物难以控制震颤的手术治疗提供了新的手段。

Vim 刺激的效果已得到充分的证实，对帕金森病患者，控制震颤是 Vim 刺激唯一能够明显得到缓解的症状。治疗震颤最佳的刺激频率是 100 Hz 以上，抑制震颤的刺激强度为 1～3 V。

2）Gpi 电刺激术：靶点选择和定位同苍白球毁损术。Gpi 位于 AC-PC 中点前 2～3 mm，AC-PC 平面下方 5～6 mm，中线旁开 17～21 mm 处。研究发现，STN 活动的增强及其导致的 Gpi 活动增强在帕金森病中起重要的作用。应用苍白球腹后部切开术（PVP）对运动不能及僵直进行的有效治疗中得到证实，一组 117 例患者综合分析显示，UPDRS 运动评分改善率为 29%～50%。Laitinen 统计苍白球切开术的并发症发生率为 14%，主要有偏瘫、失用、构音困难、偏盲等。双侧苍白球切开术更易致严重不良反应及并发症。而应用微电极记录及刺激术只能使这些并发症的发生率略有下降。尽管如此，用双侧 Gpi 刺激术治疗左旋多巴引起的运动障碍或开关运动症状波动时，所有患者的运动障碍都有改善。因此，Gpi 刺激术为双侧苍白球切开术的一种替代治疗，但 Gpi 刺激术后患者抗帕金森药物用量无明显减少。

3）STN 电刺激术：STN 电刺激术的靶点参数为 AC-PC 中点下方 2～7 mm，中线旁开 12～13 mm，但因为 STN 为豆状，体积小（直径约为 8 mm），而且周围没有标志性结构，故难以将刺激电极准确植入 STN。

Benabid 及其同事对有严重僵直及运动迟缓的患者进行 STN 刺激术证实，包括步态紊乱的所有 PD 特征性症状均有明显效果。

STN 电刺激术较少有严重的不良反应。年老及晚期的帕金森病患者术后可能有一段意识模糊期，偶而伴有幻觉，时间从 3 周到 2 个月不等。近年来，STN 刺激术已被用于临床，与丘脑电刺激术及苍白球电刺激术相比，STN 刺激术似乎能对帕金森病的所有症状都起作用，还可以显著减少抗帕金森病药物的用量，并且其治疗效果比 Gpi 电刺激术更理想，STN 电刺激术主要适应证是开关现象，也能完全控制震颤。

总之，应用 DBS 治疗帕金森病，应根据需治疗的症状选择靶点。DBS 仅仅是在功能上阻滞了某些产生特殊帕金森病症状中发挥重要作用的靶点，但由于它具有疗效好、可逆、永久性创伤轻微、适于个人需要、能改变用药等优点，DBS 正成为立体定向毁损手术的替代治疗方法。

第八章

神经系统变性疾病

第一节　概述

　　神经系统变性疾病是一组原因不明、慢性进行性发展的中枢神经系统疾病，迄今缺乏十分有效的治疗手段。它包括了一大类常见的慢性病，如阿尔茨海默病、帕金森病、运动神经元病、多系统萎缩等。随着医学诊断技术的不断发展和提高，人们对神经变性疾病中原有的一些疾病的病因和发病机制有了更加深入的认识和了解，由此产生了新的疾病分类，例如，原属神经变性疾病的皮质纹状体变性（又称 Creutzfeldt-Jakob 病）归于朊蛋白病、肝豆状核变性（又称 Wilson 病）归于铜代谢障碍疾病等。

　　现代医学认为，神经元的退化变性，与细胞内（特别是线粒体内）能量代谢障碍有着密切的联系。在临床上，神经变性疾病有着某些共同的临床特点：①发病隐匿，患者常不能回忆准确的起病日期；②缓慢进行性发展；③病程较长，通常以年数计算；④病灶呈选择性，常常是一定解剖部位的一个或几个系统的神经元损害，如帕金森病主要累及中脑－纹状体的多巴胺能神经元，而运动神经元病则主要累及皮质、脑干及脊髓的运动神经元；⑤症状多样化，几个系统损害的临床症状常常互相重叠；⑥实验室检查变化较少，通常缺乏具有临床诊断价值的特定生物学标志；⑦影像学改变可以正常，或从轻度至严重的脑萎缩性改变。

　　本章主要讨论神经系统变性病中的几个常见病：阿尔茨海默病、运动神经元病和多系统萎缩。

第二节　阿尔茨海默病

一、概述

　　流行病学调查发现，阿尔茨海默病（AD）是痴呆最常见的原因。65 岁以后，每增加 5 岁，AD 的发病率就会增加 1 倍；85 岁以上的老年人中，约 50% 患有 AD。预计 2050 年以后，AD 的患病率将是目前的 4 倍，将给患者家庭和整个社会造成越来越沉重的负担。

　　人们一直以来都认为痴呆是年龄增长不可避免的结局，由于缺乏对痴呆早期诊断重要性的认识，并且认为治疗措施有限，所以 AD 患者通常都难以得到最佳的诊断和治疗。研究显示，只有不到 50% 的患者进行过正规的诊断，而接受正规治疗的患者就更少。

二、病因、发病机制与危险因素

　　AD 病因迄今不明，发病与脑内 β 淀粉样蛋白异常沉积有关。β 淀粉样蛋白是在形成 β 淀粉样前体蛋白过程中形成的，是后者的一个长约 42 个氨基酸的短片断。由于这个片断的三级结构是一个 β 皱褶层，使其具有不溶性。研究发现，β 淀粉样蛋白对它周围的突触和神经元具有毒性作用，可破坏突触膜，最终引起神经细胞死亡。

　　随着神经元的丢失，各种神经递质也随之缺失，其中最早也最明显的是乙酰胆碱。随着疾病逐步发展，AD 患者脑内乙酰胆碱水平迅速下降。这个发现支持胆碱能假说：即 AD 患者乙酰胆碱的缺失与认知功能障碍密切相关。这也是目前 AD 治疗获得有限疗效的重要基础。

流行病学研究已经揭示了 AD 的几个危险因素，其中，最主要的是年龄增长、阳性家族史及载脂蛋白 E 基因型 3 个方面。载脂蛋白 E 的 5 个等位基因 $\varepsilon 1 \sim \varepsilon 5$ 均由 19 号染色体编码，最常见的是 $\varepsilon 3$，其次是 $\varepsilon 4$ 和 $\varepsilon 2$。$\varepsilon 4$ 与 AD 发病危险增加有关，相反，$\varepsilon 2$ 则起部分保护作用。$\varepsilon 4$ 与发病危险增加之间相关的机制尚不明确，猜测可能与载脂蛋白 E 的细胞膜修复作用有关。

三、病理

AD 可见颞叶、顶叶及前额叶萎缩。组织病理学特征主要是老年斑和神经元纤维缠结等，确诊 AD 最常用的病理学标准就是在尸检的时候见到老年斑和神经元纤维缠结。

1. 老年斑　β 淀粉样结构形成的弥漫的不成熟斑，可通过银染清楚看到，但这些弥漫的斑并不足以导致痴呆。许多正常老年人也存在弥漫斑的显著沉积，这种情况被称为"病理性老化"。当这些斑成熟为"老年斑"或神经斑时，就会出现痴呆。老年斑的核心是 β 淀粉样物质，周围缠绕着无数的蛋白和细胞碎片。老年斑在大脑皮质广泛分布，通常是从海马和基底前脑开始，逐渐累及整个大脑皮质和皮质下灰质。老年斑形成的同时，伴随着广泛的进行性大脑突触丢失，这与最早的临床表现即短时记忆障碍有关。

2. 神经元纤维缠结　神经元纤维缠结是 AD 的第二个病理学标志，其数目和分布直接影响痴呆的严重程度。神经元纤维缠结在细胞内形成，含有一个微管相关蛋白——tau 蛋白，后者对神经元细胞骨架和功能的维持起至关重要的作用。AD 患者的 tau 是高度磷酸化的，这使得它与细胞骨架分离，并形成双螺旋结构，导致细胞骨架结构分解破坏。

四、临床表现

在疾病早期，AD 患者症状轻微，呈隐匿起病。患者社交礼仪通常保持良好，一般都很善于隐藏自己的症状缺陷，因此可能蒙蔽一些经验欠丰富的医生。记忆力缺失常常容易被忽略或仅仅认为是老年人爱忘事，但会逐渐开始影响和妨碍患者的日常生活，如忘记电话号码或关煤气，经常找不到东西等，有些患者可能会因此而怀疑周围的人，以为他们找不到的东西是被人拿走了。家人会逐渐注意到患者经常有重复性的行为，如反复问同一个问题等。同时，患者的语言功能也会逐步受损，早期可出现找词和找名字困难的现象。此外，部分患者还可出现地点定向力障碍，表现为对不熟悉的环境感到糊涂。

在疾病中期，患者无法再继续维持其日常生活和工作能力，常常会出现迷路的情形，因而需要家人的日常监护。语言功能障碍也越来越明显，如言语不流畅、理解及复述能力差。可出现不同程度的失用，如穿衣、吃饭、猜谜语及抄写几何数字等感到困难。患者对简单的计算也感到困难，或无法说出时间，情绪此时通常会受到影响，常可以见到情绪激动，具有攻击性、易激惹、挫折感和焦虑等。事实上，有一些患者并不是因为早期进行性的记忆障碍去看病，而是由于家人发现其行为改变才就诊的。精神症状表现有时可能会比较突出，一些患者会出现幻觉和错觉，最常见的是自身的视听幻觉。

在疾病晚期，患者虽可行走但为无目的地徘徊，可能出现判断力、认知力的完全丧失，因而幻觉和幻想更为常见。这些症状经常混合在一起，从而使患者行为显得复杂古怪，如无端指责配偶、不认识自己的老朋友、认为来访者是盗贼、被镜子中自己的影像吓到等。自我约束能力的丧失会使患者显得好战，或完全相反，处于一种远离社会的消极状态。最后，患者在包括个人卫生、吃饭、穿衣和洗漱等各个方面，都完全需要他人照料。在此阶段，患者常常会出现帕金森病样表现，约 20% 的患者可出现癫痫发作，随着病程进展，肌阵挛抽搐的发生率也越来越高。

五、辅助检查

迄今尚无直接诊断 AD 的特殊检测方法。①早期 AD 患者的脑电图是正常的。②头颅 CT 或 MRI 只是除外其他潜在颅内病变的重要手段，但 MRI 对选择部位的体积定量可能比较有用，如海马萎缩，这是 AD 的早期征象。脑活检并不用于 AD 的诊断。③认知功能测试，需要对所有主要的认知领域进行评价，包括注意力、定向力、语言、记忆力、空间构造力、操作能力及执行功能，如简易精神状态检查（MMSE）、韦氏成年人智力量表（WAISRC）、临床痴呆评定量表（CDR）等。

六、诊断与鉴别诊断

诊断主要根据患者详细的病史、临床症状、精神量表检查等，诊断的准确性为 85% ~ 90%。目前，临床上常用的诊断标准包括：疾病国际分类第十版（ICD-10），美国精神病学会精神障碍诊断和统计手册（DSM-IV-R），美国神经病学、语言障碍和卒中 – 老年性痴呆和相关疾病学会（NINCDS-ADR-DA）等标准。

AD 诊断标准包括：①发病年龄为 40 ~ 90 岁，多在 65 岁以后；②临床症状确认痴呆；③进行性加重的近记忆力及其他智能障碍；④必须有 2 种或 2 种以上认知功能障碍；⑤无意识障碍，可伴精神、行为异常；⑥排除可导致进行性记忆和认知功能障碍的脑病。

AD 应注意与以下疾病鉴别。①轻度认知障碍（MCI）：一般仅有记忆力减退，无其他认知功能障碍。②抑郁症：表现为心境恶劣，对各种事物缺乏兴趣，易疲劳无力，注意力难以集中而导致近记忆力减退，但抑郁症导致的所谓"假性痴呆"通常不是进行性的。③其他疾病导致的痴呆，包括健忘综合征（Korsakoff 脑病）、血管性痴呆、Pick 病、路易体痴呆、帕金森病痴呆等。

七、治疗

目前尚无特效治疗可以逆转或阻止 AD 的病情进展。对症治疗可用如下药物。

（1）胆碱酯酶抑制药（AChE-I）：一项使用多奈哌齐 6 ~ 12 个月治疗后的临床试验发现，治疗组患者的认知水平下降比安慰剂组有所减轻，但是却并不能减慢疾病的变性进程。服用此类药物的远期效果是可能延迟家庭护理的时间，如服用多奈哌齐 9 ~ 12 个月的临床试验显示可推迟家庭护理时间将近 20 个月。多奈哌齐在 5 mg/d 时起效，但要达到 10 mg/d 才能达到最佳效果。常见的导致停药的不良反应是胆碱能效应，如呕吐、便秘。

（2）抗精神病药、抗抑郁药及抗焦虑药：对于控制 AD 伴发的行为异常有作用。抗精神病药可用利培酮 2 ~ 4 mg/d 口服；抗抑郁药有氟西汀 10 ~ 20 mg/d，或舍曲林 50 mg/d 口服；抗焦虑药则有丁螺环酮 5 mg，分 3 次口服。

（3）神经保护性治疗：可用维生素 E 以及单胺氧化酶抑制药司林吉兰，有延缓 AD 进展的轻微疗效证据。

（4）鼓励患者尽量维持生活能力，加强家庭和社会对患者的照顾和帮助，进行康复治疗和训练。

八、预后

患者最终的死亡原因多为营养不良、继发感染或心脏病。典型的 AD 患者病程为 8 ~ 10 年，但个体间存在很大的差异，有些患者可存活 20 年或更久。但对于绝大多数患者来说，后期都需要他人看护照料。

第三节　路易体痴呆

一、概述

路易体痴呆（DLB）是以进行性痴呆合并波动性认知功能障碍、帕金森综合征以及反复发作的以视幻觉为突出表现的精神症状 3 种主征为临床特点，以神经元胞质内路易小体形成为病理特征的神经系统变性疾病，是仅次于阿尔茨海默病的第二位常见痴呆。

本病最早由德国学者 Lewy 于 1912 年在一例帕金森病患者的脑干黑质细胞内发现路易小体，但当时并未进行深入研究。直到1961年日本学者Okazaki等在一例严重痴呆患者的皮质神经元中发现了路易小体，才开始探讨其和痴呆间可能存在的关系。国外尸检统计资料显示，路易体痴呆占痴呆病因的10%~20%。本病多在老年期发病，仅少数为中青年患者，起病年龄为50~80岁，平均患病年龄74.7岁，男女患病比例接近，很少有家族遗传倾向。本病病程一般6年左右，病情进展快于阿尔茨海默病。国内尚缺乏相关统计资料。

二、病因与发病机制

病因迄今不清。研究发现，其临床表现和路易小体在皮质神经元的分布有密切关系。路易小体在皮质神经元的分布引起皮质的信息处理功能和传递功能障碍，导致痴呆发生。研究证实，路易体痴呆患者脑内存在多种神经递质的功能障碍，包括乙酰胆碱、多巴胺、5-羟色胺和去甲肾上腺素等，这些递质水平显著下降导致许多神经元回路受损，如多巴胺能神经元丢失，新皮质乙酰胆碱转移酶活性下降，乙酰胆碱不足，多巴胺能-胆碱能递质失衡，使患者出现锥体外系运动功能及认知功能障碍等相关的临床症状，但路易体痴呆特征性的波动性认知功能障碍的原因仍不清楚。

三、病理

皮质和皮质下有大量的路易小体为本病特征性的病理改变，路易小体是神经元胞质内球形、嗜酸性的小体，主要由不溶性α突触核蛋白异常聚集而形成。α突触核蛋白在正常神经元突触中表达，目前认为与突触末梢囊泡释放有关。虽然因何引起α突触核蛋白的异常聚集尚未清楚，但是研究发现α突触核蛋白由正常可溶状态成为异常折叠的丝状蛋白的因素及过程，是发病的中心环节。路易小体中同时含有大量泛素，蛋白酶对泛素依赖性蛋白质的降解作用障碍，也可能促进该病的发生，但它却并无tau蛋白和淀粉样蛋白。故目前多用α突触核蛋白免疫组化染色以显示常规HE染色不易发现的路易小体，用tau蛋白免疫组化染色以区别路易小体及神经元内小的球形神经元纤维缠结，后者的tau蛋白染色呈阳性。

经典型路易小体是神经元胞质内球形的嗜伊红性包涵体，直径多为15~25 μm，有球形玻璃样致密的核心，环绕清晰的苍白"晕环"；电镜下表现为中心部位嗜锇颗粒混有"螺旋管"或"双螺旋丝"，周围聚集直径为8~10 nm的神经丝，近周边部呈放射状排列。主要分布于脑干核团（如黑质、蓝斑）、Meynert基底核、下丘脑的残存神经元内，可为1个或数个。大脑皮质型路易小体则直径较小，较少嗜伊红性包涵体，缺乏清晰的"晕环"，无典型的同心圆样结构，由直径为8~10 nm的细纤维构成；皮质型路易小体见于较深皮质的中型、小型非锥体神经元中，多见于扣带回、脑岛皮质、杏仁核和额叶皮质。

本病大体病理与阿尔茨海默病相似，但大脑皮质萎缩相对不明显，仅呈轻中度萎缩，枕叶相对不受累及，边缘系统萎缩严重。光镜下见黑质、蓝斑等色素细胞丢失，偶有老年斑和神经原纤维缠结，皮质、边缘系统和脑干的神经元胞质内有路易小体，其α突触核蛋白染色阳性而tau蛋白染色阴性。电镜显示更为清楚。

四、临床表现

1. 进行性痴呆　进行性加重的认知功能损害常常是最早、最明显的症状。路易体痴呆患者认知功能障碍的特点以注意力、视空间能力、词语流畅性等方面差较为突出，特别是视空间损害的程度与其他认知功能损害不成比例。在总体认知功能损害程度很轻时，就可见搭积木、画钟等项目很难完成，记忆力减退的症状并不突出。路易体痴呆早期认知减退症状较轻，但其认知功能较阿尔茨海默病衰退得更快。

2. 波动性认知功能障碍　路易体痴呆的认知功能损害其最主要特点是波动性。波动性认知功能障碍是该病早期出现且持续存在的症状，发生于80%~90%的患者。患者认知功能在正常与异常间波动，可发生在1天之中，也可在数天或数周内出现波动。因为之前无先兆而且症状发生的时间不定，故症状发生时患者多被认为在撒谎。这种波动性认知功能障碍和阿尔茨海默病的"日落症候群"不同。

3. 反复发作的视幻觉　70%以上的路易体痴呆患者存在视幻觉，通常在出现认知功能障碍的第一年内就出现。视幻觉是最突出的精神症状，是诊断本病最重要的证据之一，而且往往成为患者最感困扰的症状。视幻觉内容形象、具体、生动，有如亲身经历，常为人或动物，往往反复出现，但需排除药物源性因素。相对于阿尔茨海默病来说，路易体痴呆的视幻觉出现得更早，而且具有鉴别诊断价值。错觉也是本病常见的精神症状，约24%的患者出现错觉，可能导致其行为异常，如进攻和激惹。部分患者还可合并听幻觉。

4. 自发性帕金森病样症状　可出现于70%以上的患者，患者多表现为肌张力增高，运动迟缓，姿势步态异常，如呈拖曳步态，或走路姿势刻板，而静止性震颤相对少见。面具脸、特殊屈曲体姿、音调低沉、反复跌倒也较常见。该症状用左旋多巴治疗效果不佳。部分患者可先出现帕金森样症状而后才出现认知功能障碍。

5. 对神经安定药高度敏感　约33%的路易体痴呆患者对神经安定药呈现高敏反应，主要表现为骤然发生的帕金森综合征加重、意识状态改变、恶性高热等，具有极高的致残率和致死率，可使患者的死亡率增加2～3倍。应当注意的是，对抗精神病药物治疗的耐受性并不能除外路易体痴呆诊断，但对该类治疗的高敏感性则高度提示路易体痴呆，这也是本病区别于其他类型痴呆的特点。其原因可能与抗精神病药的抗胆碱作用阻滞了中脑－边缘系统通路和锥体外系及丘脑的多巴胺受体有关。

6. 快速眼动期睡眠障碍　男性多于女性，常在痴呆及帕金森综合征起病前多年即存在。患者常经历生动而恐怖的梦境，并伴呓语、剧烈运动，醒后患者通常不能回忆，故对同睡者的询问很重要。使用氯硝西泮后症状多能改善。由于帕金森病、多系统萎缩患者也常有此症存在，有学者认为这可能系突触核蛋白病的共同表现。

7. 其他　约1/3的路易体痴呆患者有反复发生的跌倒和晕厥，并可伴有心血管自主神经功能障碍和颈动脉窦敏感性提高。短暂意识丧失持续时间很短（数分钟），常易误诊为TIA或癫痫。

五、辅助检查

1. 神经心理学测验　路易体痴呆患者认知功能各方面均有损害，而且临床表现千差万别。相对于阿尔茨海默病，路易体痴呆患者记忆功能障碍可以不明显，但有明显的视知觉、视空间觉和视觉重建功能障碍。通过画五边形和画时钟测试可以发现这些功能障碍。路易体痴呆患者认知功能障碍并没有固定模式，但借助上述神经心理学测验和波动性认知功能障碍可以和阿尔茨海默病鉴别。

2. 影像学检查　路易体痴呆患者海马和颞叶萎缩与阿尔茨海默病相比并不明显，其海马及颞叶中部结构相对保留，壳核萎缩，SPECT/PET灌注及代谢低下，对路易体痴呆诊断均有一定提示意义。多巴胺转运体（DAT）功能显像技术的发展，为观察黑质纹状体多巴胺系统提供了新手段。在路易体痴呆患者中，黑质纹状体系统的多巴胺转运体摄取减少，且多巴能系统活性的减低程度与临床认知及运动功能的缺损呈良好的相关性，而阿尔茨海默病患者多巴胺转运体显像则正常。因此，该检查可用于路易体痴呆与AD的鉴别诊断。

3. 脑电图检查　早期脑电图多正常，少数背景波幅降低，颞叶 α 波减少伴短暂性慢波。由于其认知功能障碍具有波动性，脑电节律也可呈现相应的变化。多导睡眠仪（PSG）作为快速眼动期睡眠行为障碍的确诊依据，表现为快速眼动期睡眠期间间断性或持续性颏下肌和（或）肢体肌张力增高，而脑电图无痫样放电，有一定诊断价值。

六、诊断与鉴别诊断

1. 诊断　1996年第一届路易体痴呆国际工作组会议制定了路易体痴呆的诊断标准，2005年又对该标准进行了修订。其临床诊断的必要条件是必须具备进行性认知功能减退，以致影响患者正常的社会、职业能力。

有3组核心症状：①波动性认知功能障碍，尤其表现为注意力和警觉随时间有显著变化；②反复发作的视幻觉，具有形象、具体、生动等特点，反复发作；③帕金森综合征，呈典型的运动迟缓，肌张力增高，姿势异常，而静止性震颤少见。

诊断标准：①可能的路易体痴呆，进行性痴呆合并上述一组临床特征；②很可能的路易体痴呆，进行性痴呆合并上述两组临床特征；③排除其他可能引起痴呆的病因。

提示路易体痴呆诊断的其他体征包括：①快速眼动期睡眠障碍；②对镇静药高度敏感；③SPECT/PET 显像提示基底节区多巴胺转运体摄取减少。

2. 鉴别诊断　路易体痴呆临床诊断的特异度和灵敏度还不高，存在许多鉴别诊断问题，其中最主要的是与帕金森病痴呆（PDD）和阿尔茨海默病鉴别。

（1）帕金森病痴呆：帕金森病痴呆与路易体痴呆在临床和病理表现上均有许多重叠，除了症状出现次序、起病年龄不同以及对左旋多巴制剂反应的些微差别外，帕金森病痴呆与路易体痴呆患者在认知损害领域、神经心理学表现、睡眠障碍、自主神经功能损害、帕金森病样症状、神经阻断药高敏性及对胆碱酯酶抑制药的疗效等诸多方面均十分相似，因此，有学者指出帕金森病痴呆与路易体痴呆可能是广义 Lewy 体疾病谱中的不同表现。从临床实践的角度而言，常根据锥体外系症状和痴呆出现的时间顺序来鉴别帕金森病痴呆和路易体痴呆，如果痴呆在锥体外系症状 1 年后出现，倾向于诊断为帕金森病痴呆，反之，痴呆若发生于锥体外系症状前或者后 1 年内则倾向于诊断为路易体痴呆。然而另有专家支持以下观点：如痴呆症状出现早且为疾病的突出症状，考虑为路易体痴呆；若认知功能障碍是随典型的帕金森病症状出现，并且逐渐加重，则考虑为帕金森病痴呆。此外，PPD 视幻觉和错觉较少出现，且部分是药物治疗的不良反应所致。

（2）阿尔茨海默病：隐匿起病，进行性智能衰退，多伴有人格改变，无本病的波动性认知功能障碍和形象具体生动的视幻觉等症状；偶有锥体外系功能异常，常出现在病程晚期，且程度较轻。路易体痴呆患者与阿尔茨海默病相比，短中期记忆及再认功能均相对保留，而言语流畅性、视觉感知及操作任务的完成等方面的损害更严重。正电子发射计算机断层扫描（PET）研究发现路易体痴呆患者小脑半球、颞－顶－枕交界区皮质，尤其是枕叶的葡萄糖代谢降低较阿尔茨海默病更为显著，而后者主要表现为颞叶中和扣带回区葡萄糖代谢降低。

（3）血管性痴呆：急性起病，有局灶性神经功能缺损体征，影像学可明确显示缺血性病灶。如为多发性脑梗死，偶可呈波动性意识或认知功能障碍。

（4）Creutzfeldt-Jakob 病：早期可出现精神症状，如抑郁、焦虑、错觉，随后出现痴呆和神经系统症状及体征，如肌阵挛、小脑性共济失调、锥体外系和锥体系表现，病程进展较快，脑电图在慢波背景上出现广泛双侧同步双相或三相周期性尖慢复合波（PSWCs）。

（5）其他需要鉴别的疾病还有进行性核上性麻痹、多系统萎缩以及皮质－基底节变性等。

七、治疗

无特效治疗，以支持、对症治疗为主。了解患者以哪种症状为主，采用相应药物治疗，如帕金森样症状可从小剂量开始用抗震颤麻痹药物，痴呆可用抗胆碱酯酶药如多奈哌齐、利斯的明等，将有助于改善患者的行为障碍和认知功能。视幻觉可用奥氮平、利培酮等药物，有抑郁症状的可用选择性 5-羟色胺再摄取抑制药如西酞普兰、氟西汀等。因患者对地西泮及抗精神病药物敏感性增加，而此类药物又可使锥体外系症状加重，故需谨慎使用或不用。

由于没有明确有效的治疗药物，生活护理指导及康复，如语言、进食、走路等各种训练和指导，对改善患者生活质量十分重要。晚期卧床患者应加强护理，减少并发症的发生。

八、预后

因本病病程进展快，尚无有效治疗，故预后较差，后期多需长期卧床，患者多死于肺部感染、压疮和深静脉血栓形成等并发症。病程一般为 6 年。

参考文献

[1] 黄勇华，石文磊. 脑小血管病 [M]. 北京：人民卫生出版社，2018.

[2] 饶明俐. 脑血管疾病影像诊断 [M]. 北京：人民卫生出版社，2018.

[3] 冷冰. 神经系统血管性疾病 DSA 诊断学 [M]. 北京：人民卫生出版社，2018.

[4] 丁新生. 神经系统疾病诊断与治疗 [M]. 北京：人民卫生出版社，2018.

[5] 曲鑫，王春亭，周建新. 神经重症医学 [M]. 北京：人民卫生出版社，2018.

[6] 曾昭龙，陈文明. 神经内科常见疾病诊断与治疗 [M]. 郑州：河南科技出版社，2018.

[7] 王拥军. 神经病学新进展 [M]. 北京：人民卫生出版社，2018.

[8] 王强. 神经内科疾病临床诊治与进展 [M]. 北京：中国纺织出版社有限公司，2020.

[9] 庞潇虎，包华，李艾. 神经内科疾病临床诊治 [M]. 南昌：江西科学技术出版社，2020.

[10] 蒋小玲. 神经内科疾病诊疗与处方手册 [M]. 北京：化学工业出版社，2018.

[11] 周衡. 北京天坛医院神经内科疑难病例 [M]. 北京：北京大学医学出版社，2020.

[12] 王维治，王化冰. 临床神经病学 [M]. 北京：人民卫生出版社，2021.

[13] 李金元. 神经重症监护学精要 [M]. 北京：科学出版社，2021.

[14] 梁名吉. 神经内科急危重症 [M]. 北京：中国协和医科大学出版社，2018.

[15] 孙淑娟. 神经系统疾病治疗药物处方集 [M]. 北京：人民卫生出版社，2019.

[16] 吕佩源. 血管性认知障碍 [M]. 北京：人民卫生出版社，2019.

[17] Stephen L. Hauser. 哈里森神经内科学 [M]. 王拥军，译. 北京：科学出版社，2018.

[18] 胡晓丽，秦霞，杨波，等. 神经内科疾病诊断与临床 [M]. 北京：科学出版社，2018.

[19] 保罗·W. 布拉扎斯. 临床神经病学定位 [M]. 王维治，王化冰，译. 北京：人民卫生出版社，2018.

[20] 王璇，胡兰，陈峰，等. 神经内科诊断与治疗学 [M]. 西安：西安交通大学出版社，2018.

[21] 高志国，张玉伟，李永豪. 三叉神经痛临床诊断与治疗 [M]. 北京：化学工业出版社，2015.

[22] 杨艺. 意识障碍：脑功能与响应性 [M]. 武汉：湖北科学技术出版社，2017.

[23] 王丽华，陈立杰，芮德源. 中枢神经系统疾病定位诊断图解 [M]. 北京：人民卫生出版社，2014.

[24] 胡学强. 神经免疫性疾病新进展 [M]. 广州：中山大学出版社，2016.

[25] 王伟，卜碧涛，朱遂强. 神经内科疾病诊疗指南 [M]. 北京：科学出版社，2019.

[26] 董为伟. 神经系统与全身性疾病 [M]. 北京：科学出版社，2015.

[27] 吴江，贾建平. 神经病学 [M]. 北京：人民卫生出版社，2015.

[28] 周继如. 实用临床神经病学 [M]. 北京：科学出版社，2015.

[29] 黄永锋. 神经内科危重症及监护监测 [M]. 南京：东南大学出版社，2014.

[30] 王刚. 痴呆及认知障碍神经心理测评量表手册 [M]. 北京：科学出版社，2014.

[31] 蒲传强，崔丽英，霍勇. 脑卒中内科治疗 [M]. 北京：人民卫生出版社，2016.

[32] 李建章. 脑小血管病诊断与治疗 [M]. 北京：人民卫生出版社，2016.

[33] 田新英. 脑血管疾病 [M]. 北京：军事医学科学出版社，2015.

[34] 朱丹. 癫痫的诊断与治疗·临床实践与思考 [M]. 北京：人民卫生出版社，2017.

[35] 肖波，崔丽英. 神经内科常见病用药 [M]. 北京：人民卫生出版社，2016.

[36] 陈生弟. 神经病学 [M]. 5 版. 北京：科学出版社，2018.

［37］陈红霞．神经系统疾病功能障碍［M］．北京：人民卫生出版社，2016．

［38］吴尚洁，张智博．神经系统常见疾病最新诊治指南解读［M］．长沙：中南大学出版社，2018．

［39］史玉泉．实用神经病学［M］．5 版．上海：上海科学技术出版社，2015．

［40］王拥军．神经内科学高级教程［M］．北京：中华医学电子音像出版社，2016．